甲状腺結節取扱い診療ガイドライン 2013

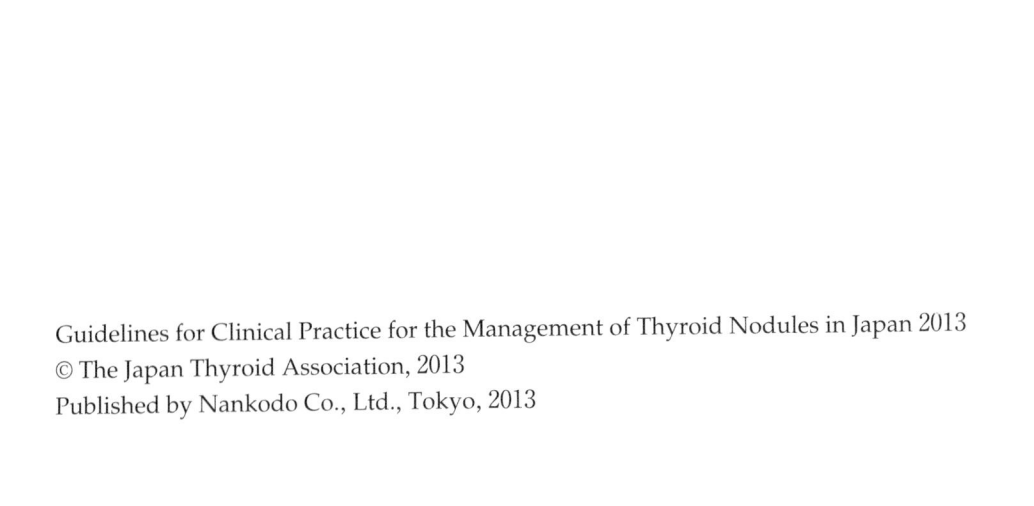

Guidelines for Clinical Practice for the Management of Thyroid Nodules in Japan 2013
© The Japan Thyroid Association, 2013
Published by Nankodo Co., Ltd., Tokyo, 2013

# 甲状腺結節取扱い診療ガイドライン 2013

編集 日本甲状腺学会

南江堂

● 「甲状腺結節取扱い診療ガイドライン2013」作成委員会 (50音順, ＊：委員長)

| | | |
|---|---|---|
| 今井　常夫 | 独立行政法人国立病院機構東名古屋病院乳腺・内分泌外科 |
| 内田　豊義 | 順天堂大学大学院代謝内分泌内科学 |
| 内野　眞也 | 野口病院外科 |
| 岡本　高宏 | 東京女子医科大学病院乳腺・内分泌外科 |
| 尾本きよか | 自治医科大学附属さいたま医療センター総合医学第1講座（臨床検査部） |
| 覚道　健一 | 近畿大学奈良病院中央臨床検査部病理 |
| 加藤　良平 | 伊藤病院病理診断科 |
| 上條　桂一 | 上條甲状腺クリニック |
| 亀山　香織 | 慶應義塾大学病院病理診断科 |
| 貴田岡正史 | イムス三芳総合病院内分泌・代謝センター |
| 窪田　純久 | くぼたクリニック |
| 志村　浩己 | 福島県立医科大学臨床検査医学講座 |
| 杉谷　巌 | 日本医科大学内分泌外科 |
| 杉野　公則 | 伊藤病院外科 |
| 鈴木　眞一 | 福島県立医科大学甲状腺内分泌学講座 |
| 髙野　徹 | 大阪大学大学院医学系研究科内分泌代謝内科学 |
| 田尻　淳一 | 田尻クリニック |
| 中条　哲浩 | 鹿児島大学医歯学総合研究科腫瘍学講座消化器・乳腺甲状腺外科学 |
| 中駄　邦博 | 北光記念病院放射線科 |
| 中村　浩淑＊ | 隈病院 |
| 浜田　昇 | 元すみれ病院 |
| 廣川　満良 | 隈病院病理診断科 |
| 福成　信博 | 昭和大学横浜市北部病院外科・甲状腺センター |
| 宮内　昭 | 隈病院 |
| 宮川めぐみ | 宮川病院内科 |
| 宮本　幸夫 | 元東京慈恵会医科大学放射線科 |
| 村上　司 | 野口病院内科 |
| 山下　俊一 | 福島県立医科大学／量研高度被ばく医療センター／長崎大学 |
| 吉村　弘 | 伊藤病院内科 |

● 執筆協力者

| | |
|---|---|
| 宇留野　隆 | 伊藤病院外科 |

# 「甲状腺結節取扱い診療ガイドライン2013」の刊行に寄せて

　日本甲状腺学会では，日常診療における問題解決を図るために臨床重要課題を指定し，これまでも関連するガイドラインをいくつか取り纏めてきた．今回，中村浩淑委員長の下で足掛け5年にわたる協議の結果，「甲状腺結節取扱い診療ガイドライン2013」発刊に際し，会員を代表して関係者のご尽力に心から感謝とお礼を申し上げる．すでに国内外では，甲状腺癌に関する異なる視点からのガイドラインが出版されているが，甲状腺結節の取扱いを主体としたものは少ない．一般臨床家の初期対応から専門的な対応まで含めて，甲状腺結節の日常診療に貢献する目的で本ガイドラインが取り纏められ，過去の文献も含めてエビデンスベースのグレード化により，極めて丁寧に検討され，現状では最も信頼できる診療情報が集約されている．

　甲状腺結節という臨床所見が持つ意味は多彩であり，良悪性の鑑別を中心に，それら異常所見の検出方法や検出感度の違いにより有病率も容易に変化する．触診と超音波画像診断機器の活用では甲状腺結節の検出率は当然大きく異なり，また最終診断といわれる病理診断の精度管理の違いによっても有病率の頻度は大きく異なる．今回のガイドラインの特徴は，甲状腺結節の種類と疫学から結節性病変に対する具体的な診断の進め方までを現在の診療状況に沿って評価し，良悪性に関する治療方針と長期的フォローアップについて具体的なガイドラインとなっていることである．単純に甲状腺結節という場合と比較して，その鑑別に苦慮する腺腫様甲状腺腫や嚢胞成分を伴う結節の取扱い，さらに他の甲状腺疾患との合併についても特論の項目で詳述されている．また画像診断学的なアプローチが中心ではあるものの，血液マーカーや分子マーカーの機能的な診断も紹介されている．ただ議論の余地が残る小児甲状腺結節の取扱いについては，国内でのエビデンスが乏しく，さらに予後良好な甲状腺癌との関係からその治療方針については，潜伏微小癌の取扱い同様に更なる調査研究が不可欠である．特に，東日本大震災直後の福島原発事故による県民健康管理調査事業のひとつである甲状腺検査は，貴重な臨床データを提供しているが，これらの知見がガイドラインに反映されるには次の改訂版を待つ必要がある．

　日進月歩どころか秒針分歩の医学，医療の進歩の中でも，少子高齢化社会での甲状腺癌の発見頻度は極めて高く，予後良好な甲状腺結節への注目度もある意味，一病息災の健康管理として重要な鑑別疾患といえる．幸いに海外で多くみられるヨウ素欠乏症も国内では皆無に近く，日本の甲状腺診療レベルの高さには定評があるが，本ガイドラインを参考に更なる診療技術の研鑽に努め，適切な治療方針と長期フォローアップの充実が大いに期待されている．最後に，国内の代表的甲状腺専門病院の診療実績と海外のガイドラインも紹介されているので，総合的にバランスの取れた本ガイドラインの活用をお願いしたい．

2013年5月

日本甲状腺学会理事長
山下俊一

# 目 次

「甲状腺結節取扱い診療ガイドライン」について ………………………… viii

## Ⅰ. 甲状腺結節の種類と疫学 …………………………………………… 1
  1. 病理組織学的分類とその問題点 …………………………………… 2
  2. 甲状腺結節性病変の疫学 …………………………………………… 8

## Ⅱ. 結節性病変に対する具体的な診断の進め方 ……………………… 23
  1. 臨床的評価 …………………………………………………………… 24
  2. 甲状腺超音波検査 …………………………………………………… 29
    A. Bモード画像（グレースケール断層像）……………………… 29
    B. 血流評価（ドプラ法）…………………………………………… 44
    C. 組織弾性評価（エラストグラフィ）…………………………… 54
  3. 穿刺吸引細胞診 ……………………………………………………… 59
    A. 穿刺吸引細胞診を行うべき対象者 …………………………… 59
    B. 実施方法と注意点 ……………………………………………… 65
    C. 穿刺吸引細胞診分類について ………………………………… 71
    D. 穿刺吸引細胞診所見の読み方 ………………………………… 83
    E. 甲状腺細胞診：依頼書，診断書（報告書）の記載方法 ……… 94
  4. その他の画像診断 …………………………………………………… 99
    A. CT，MRI ………………………………………………………… 99
    B. FDG-PET/CT …………………………………………………… 103
    C. 各種シンチグラフィ …………………………………………… 112
  5. 血中および分子マーカー …………………………………………… 117
    A. 血清TSH ………………………………………………………… 117
    B. 血清サイログロブリン（Tg）…………………………………… 120
    C. 血清カルシトニン ……………………………………………… 125
    D. 分子マーカー診断 ……………………………………………… 130

## Ⅲ. 甲状腺結節の治療方針および長期的フォローアップ ……………139
1. 穿刺吸引細胞診分類をもとにした治療方針 ……………………140
2. 「良性」結節に手術を選択する条件 ……………………………151
3. 乳頭癌が疑われたとき …………………………………………156
4. 甲状腺良性結節に対するTSH抑制療法 ………………………166

## Ⅳ. フローチャートによる診断・治療の具体的方法 ………………173

## Ⅴ. 特　論 …………………………………………………………177
1. 腺腫様甲状腺腫 …………………………………………………178
2. 囊胞成分を伴う結節 ……………………………………………188
3. 機能性甲状腺結節 ………………………………………………198
4. バセドウ病，橋本病に合併した結節性病変 …………………205
    A. バセドウ病と結節 …………………………………………205
    B. 橋本病と結節 ………………………………………………216
5. 妊婦に合併した結節性病変 ……………………………………227
6. 小児の甲状腺結節・甲状腺癌 …………………………………234

## Ⅵ. 代表的医療機関におけるわが国の臨床データ …………………241

## Ⅶ. 海外のガイドラインについて ……………………………………267

索　引 ………………………………………………………………273

# 「甲状腺結節取扱い診療ガイドライン」について

ガイドライン作成委員会 委員長　中村浩淑

## ●ガイドライン作成の背景と目的

　甲状腺結節の頻度は極めて高い．甲状腺超音波検査の進歩と普及のおかげで，触診に依っていた頃とは比べられないほど結節の検出は高まり，わずか数ミリ径の小さな結節も容易に同定されるようになった．最近は，頸動脈超音波検査やCT，MRIで偶然発見される甲状腺結節も非常に多い．甲状腺結節の大部分は良性であるが，当然甲状腺癌も含まれる．したがって，甲状腺結節の診療において最も重要なことは，非常に数多い結節の中から甲状腺癌を的確に鑑別することである．しかし，現在われわれが持つ診断技術では，すべての甲状腺癌を術前に"的確に見つけ出す"ことは不可能，と認めざるを得ないのが事実であり，これが日常診療において甲状腺結節の取扱いに混乱をもたらしている．

　甲状腺癌の大部分を占める乳頭癌には形態的な特徴的所見があり，術前診断は基本的に可能であるが，濾胞癌の確定診断は腫瘍細胞の被膜浸潤，脈管侵襲，甲状腺外への転移所見に依存し，細胞異型，核異型は診断根拠とならない．このことは，濾胞癌の確定診断は組織診に委ねられることを意味し，術前に濾胞癌を確実に診断することは不可能ということになる．したがって，濾胞腺腫と濾胞癌は濾胞性腫瘍として一括され，穿刺吸引細胞診分類では「鑑別困難」のカテゴリーに入れられる．さらに，濾胞性腫瘍と腺腫様結節との区別がはっきりしないことも珍しくはない．したがって，"良性"結節と考えられても，濾胞癌や濾胞型乳頭癌ではないかという懸念は払拭しきれず，放置してよいか，切除すべきかの判断が常に問われることになる．多くの甲状腺癌は悪性度が低く，生命予後がよいが，このことが逆に判断を難しくしている面も否定できない．もし悪性度がはるかに高く予後が悪ければ，少しでも疑わしければ切除すべきと判断されるであろうからである．

　世界的にも，甲状腺結節，甲状腺癌の取扱いに対する関心は高く，いくつものガイドラインがすでに発表されている．2006年には米国甲状腺学会（ATA）と欧州甲状腺学会（ETA）からそれぞれ独自に，甲状腺癌に重きを置いたガイドラインが発表され，2009年にATAにETAの主要メンバーが加わり改訂版が出された．2010年には米国臨床内分泌医学会（AACE）にイタリア臨床内分泌学会（AME），ETAがジョイントし，甲状腺結節に対するガイドラインが出されている（AACE/AME/ETA）．これ以外にもラテンアメリカ甲状腺学会からのガイドラインが2010年に出され，NCCN（National Comprehensive Cancer Network）からは甲状腺癌のガイドラインが毎年インターネット上で公開されている．さらに穿刺吸引細胞診の診断・分類に関して，2008年に行われたカンファランスをもとにベセスダ診断システムが発表されている．

　このように種々のガイドラインが出されている状況下で，あえてわが国から結節の取扱いガイドラインを出す意義は何であろうか．ひとつには，甲状腺疾患に関する海外のデータをそのままわが国に適用することには問題があるためである．たとえばわが国では甲状

腺乳頭癌が多く，濾胞癌や髄様癌が欧米より少ない，あるいは機能性結節がはるかに少ないといった相違点はよく知られている．また，国による医療経済的側面の違いも大きい．わが国では甲状腺超音波検査と穿刺吸引細胞診は3,000円足らずの患者負担（3割自己負担）で行うことができるが，米国でははるかに高額な検査である．一方，わが国では$^{131}$I内用療法を行える施設数が著しく限られている．ガイドラインは最善の治療を目指すための指針であるが，あくまでそれぞれの国に適したものでなければならない．わが国での「甲状腺結節取扱い診療ガイドライン」を発表する所以である．

わが国では日本内分泌外科学会・日本甲状腺外科学会による「甲状腺腫瘍診療ガイドライン」が2010年に出版されている．これは外科系のガイドラインであり，圧倒的に甲状腺癌の取扱いにウエイトが置かれている．したがって，本ガイドラインは甲状腺癌に関しては最小限にとどめ，結節の取扱いを主体とした．9名の委員が両方のガイドラインの作成にかかわっていることからも明らかなように，両者は整合性を保ち，互いに補塡しあう性格のものとなっている．

## ● ガイドラインの構成と作成過程

2008年5月16日の日本甲状腺学会理事会で「甲状腺結節取扱い診療ガイドラインの作成」が臨床重要課題に決まり，外科，内科，検査・放射線科，病理の計29名からなる作成委員会が設立された．以来，メールでの意見交換とともに，日本内分泌学会，日本甲状腺学会のつど長時間にわたるミーティングをもち討議を重ねた．基本的な作成方法は「バセドウ病治療ガイドライン2011」に準じ，全体の構成を決めたあと，それぞれの項目の担当者に初稿を作成してもらい，それを中村と数名からなる査読委員がコメントし，2稿，3稿を全委員が査読し，さらに書き改める作業を重ねた．全体が整った段階で再度数名の監修委員を中心に全項目を修正し，最終的に中村の責任で文章を整えた．

ガイドラインのスタイルは「バセドウ病治療ガイドライン2011」と同様，「ポイント」，「ステートメント」，「ステートメントの根拠」，「解説」，「主要な臨床論文の紹介」，「文献」となっている．ただ本ガイドラインには，"推奨する"というステートメント方式にはそぐわない項目も含まれている．これは本書に，ガイドラインであると同時に，日常臨床で役立つ参考書としての機能も持たせたいと考えたからである．このような項目には，ステートメントのかわりにキーセンテンスが記載されている．

ガイドラインの作成は予想外に手間取り，企画から5年もの時間が費やされた．各項目の初稿作成に非常に時間がかかったことと，査読・修正の作業が大変だったためであるが，ガイドラインをまとめる上で必須の「エビデンスレベルの高い論文」が極めて少ないことが作業を困難にした最大の原因である．甲状腺結節の治療方法に関しては，結果を得るのに非常に長い年月を要するため，質の高い前向き臨床研究を行うことが大変難しい事情がある．困難な作業ではあったが，エビデンスを重視する基本方針を守りつつ，なんとか出版できる運びとなった．作成に予想以上の長時間を要したが，できるだけ早い時期に改訂作業を開始したいと考えている．

## ●ガイドラインの利用に望むこと

　ガイドラインはもとより，個々の患者に対する治療を拘束するものではない．ガイドラインに沿って診療を行うことを絶対条件として求めるものでは決してなく，また，ガイドラインに従ってさえいればよい，というものでも決してない．いうまでもなく，診療は患者一人一人に最も適したものであらねばならない．ガイドラインは，現時点で「より良い」と考えられる方法を提示し，個々の患者の診療を組み立てる上で，「参考」にされる性質のものにすぎない．日本甲状腺学会が出してきたこれまでのガイドライン同様，歪められた使用がないことを強く切望する．

　利用対象者として一般内分泌医を想定し作成作業を行ってきた．かなり専門的な項目もあるが，甲状腺結節診療の優れた参考書となっていることを自負している．広く利用されることを期待している．

## ●用語について

　甲状腺結節（nodule），甲状腺腫瘤，甲状腺腫瘍などの用語はしばしば同意語的に用いられているが，本ガイドラインでは結節と腫瘤は完全な同義語として，良性，悪性を問わず，嚢胞，過形成，腺腫，癌などを含めた，広く mass の意味で使用している．一方，腫瘍はあくまで腺腫および癌に限定したものとして用いている．

　被爆と被曝に関しては，直接的な原爆によるものを「被爆」，それ以外の放射線などによるものを「被曝」として用いた．

## ●エビデンスレベルと推奨グレードについて

### エビデンスレベル（EL）

　ステートメントやキーセンテンスのもとになった論文がどの程度のものかわかるように，3段階からなるエビデンスレベルをつけた．

　　レベル1（ EL1 ）（high quality）
　　　　良質なメタ解析がある．
　　　　方法論的にしっかりした RCT がある．
　　　　しっかりデザインされた前向きコホート研究がある．

　　レベル2（ EL2 ）（moderate quality）
　　　　メタ解析や RCT があるが方法論的に弱点がある．
　　　　前向きコホート研究があるが数・質に弱点がある．
　　　　数・質にしっかりした後ろ向きコホート研究がある．

　　レベル3（ EL3 ）（low quality）
　　　　症例対照研究やレベル2に達しない後ろ向きコホート研究がある．
　　　　症例報告や臨床観察がある．

　　コンセンサス（ コンセンサス ）（expert consensus）
　　　　患者データがなくエキスパートの経験によるコンセンサス．
　　　　理論的に導かれた結論．

## 推奨グレード

　ステートメントには3段階の強さの推奨グレードをつけた．本来，推奨グレードはエビデンスレベルの高さに依存するが，甲状腺結節の場合これに準ずることが難しく，臨床的判断を加えて作成した．

- A（グレードA）＝Strong（for or against）
    - レベル1に相当するしっかりしたエビデンスに基づく場合．
    - 臨床的に強く推奨すべきものと判断される場合．
- B（グレードB）＝Moderate（for or against）
    - レベル2に相当するエビデンスに基づく場合．
    - 臨床的に推奨してよいものと判断される場合．
- C（グレードC）＝Weak（for or against）
    - レベル3に相当するエビデンスに基づく場合．
    - 臨床的に推奨を考慮してよいものと判断される場合．

# I
# 甲状腺結節の種類と疫学

# 1 病理組織学的分類とその問題点

## キーセンテンス

1. 2004年WHOより甲状腺腫瘍分類が発行され，日本甲状腺外科学会はこのWHO分類に沿って「甲状腺癌取扱い規約（第6版）」を2005年に刊行した．本ガイドラインでも病理組織診断はこのWHO分類と甲状腺癌取扱い規約分類（以下，規約分類）に準拠する．
2. 濾胞上皮細胞由来の非腫瘍性病変は，腺腫様結節(adenomatous nodule)/腺腫様甲状腺腫(adenomatous goiter)，良性腫瘍性病変は，濾胞腺腫(follicular adenoma)，高分化悪性腫瘍性病変は，乳頭癌(papillary carcinoma)と濾胞癌(follicular carcinoma)に分類される．
3. 乳頭癌の組織診断は，核所見（微細顆粒状クロマチン，核溝，核内細胞質封入体）による．
4. 濾胞癌の組織診断は，浸潤所見（被膜浸潤像，脈管侵襲像）による．
5. 低分化癌の組織診断は，充実性，索状，島状構造などの低分化構造による．
6. 未分化癌の組織診断は，結合性が乏しい多形な腫瘍細胞による．
7. 髄様癌の組織診断は，腫瘍細胞のカルシトニン産生を証明することによる．

## 解説

### a. WHO分類と甲状腺癌取扱い規約分類の相違点（表1，表2）[1,2]

#### 1) 乳頭癌亜型

WHO分類では，乳頭癌の15亜型が同列に記載されている．わが国の規約分類では，濾胞型乳頭癌，被包型乳頭癌，大濾胞型乳頭癌，好酸性（膨大）細胞型乳頭癌，びまん性硬化型乳頭癌，高細胞型乳頭癌，篩（・モルラ）型乳頭癌の代表的な7亜型だけを掲載している．なお，WHO分類における乳頭癌の円柱細胞亜型(columnar cell variant)は，わが国の規約分類では乳頭癌の亜型には含まれず，円柱細胞癌としてその他の腫瘍のなかに分類される．円柱細胞癌は予後不良な甲状腺癌として報告されている．

#### 2) 低分化癌

わが国の規約分類では，低分化癌は悪性と診断されうる濾胞上皮由来の腫瘍のなかで，低分化な構造（充実性，索状ないし島状構造）を有する甲状腺癌と定義される．しかし，WHO分類では，充実性増殖を示す腫瘍でも明瞭な乳頭癌核を有するものは乳頭癌の充実亜型(papillary carcinoma, solid variant)と診断され，低分化癌の範疇には入れないことになっている．この充実亜型の乳頭癌は若年者（20歳未満）に発生することが多く，その10年生存率は通常の乳頭癌と5%程度の差しかみられないとされている[3]．

表1　WHO histological classification of thyroid tumours（2004年）

| Thyroid carcinomas |
| --- |
| 1. Papillary carcinoma |
| 2. Follicular carcinoma |
| 3. Poorly differentiated carcinoma |
| 4. Undifferentiated (anaplastic) carcinoma |
| 5. Squamous cell carcinoma |
| 6. Mucoepidermoid carcinoma |
| 7. Sclerosing mucoepidermoid carcinoma with eosinophilia |
| 8. Mucinous carcinoma |
| 9. Medullary carcinoma |
| 10. Mixed medullary and follicular cell carcinoma |
| 11. Spindle cell tumour with thymus-like differentiation |
| 12. Carcinoma showing thymus-like differentiation |
| **Thyroid adenoma and related tumours** |
| 1. Follicular adenoma |
| 2. Hyalinizing trabecular tumour |
| **Other thyroid tumours** |
| 1. Teratoma |
| 2. Primary lymphoma and plasmacytoma |
| 3. Ectopic thymoma |
| 4. Angiosarcoma |
| 5. Smooth muscle tumours |
| 6. Peripheral nerve sheath tumours |
| 7. Paraganglioma |
| 8. Solitary fibrous tumour |
| 9. Follicular dendritic cell tumour |
| 10. Langerhans cell histiocytosis |
| 11. Secondary tumours |

### 3) まれな腫瘍

　WHO分類では，まれな腫瘍も通常の組織型とともに並列羅列しているが，わが国の規約分類では硝子化索状腫瘍，円柱細胞癌，粘液癌，粘表皮癌，好酸性増多を伴う硬化性粘表皮癌，胸腺様分化を示す癌，胸腺様分化を伴う紡錘形細胞腫瘍，扁平上皮癌については「その他の腫瘍」として一括して分類している．

## b. 乳頭癌

　近年，乳頭癌の濾胞亜型の診断における診断者間での違い（inter-observer variation）が大きな問題になっている[4,5]．乳頭癌の診断は特徴的な核所見によるが，核所見の特徴が不十分な場合や，核所見が腫瘍組織の一部にのみみられる場合に診断が分かれることが多い．米国では濾胞型乳頭癌と診断する傾向が強く認められる．英国のWilliamsは，このような腫瘍を「高分化腫瘍で悪性性格が不明確な腫瘍（well-differentiated tumor of uncertain malignant potential：WDT-UMP）」と呼んでいる[6]．現在ではWDT-UMPという名称を用いる施設もあるが，乳頭癌としての分子遺伝学的特色を欠き，葉切除による摘出により転移再発もみられないとの報告もある[7,8]．

表2 甲状腺腫瘍の組織分類

1. 良性腫瘍
    濾胞腺腫
    特殊型
        1) 好酸性細胞型濾胞腺腫
        2) 明細胞型濾胞腺腫
        3) 異型腺腫
2. 悪性腫瘍
    a. 乳頭癌
        特殊型
            1) 濾胞型乳頭癌
            2) 被包型乳頭癌
            3) 大濾胞型乳頭癌
            4) 好酸性(膨大)細胞型乳頭癌
            5) びまん性硬化型乳頭癌
            6) 高細胞型乳頭癌
            7) 篩(・モルラ)型乳頭癌
            付) 微小癌
    b. 濾胞癌
        浸潤様式から見た分類
            1) 微少浸潤(被包)型濾胞癌
            2) 広汎浸潤型濾胞癌
        特殊型
            1) 好酸性細胞型濾胞癌
            2) 明細胞型濾胞癌
    c. 低分化癌
    d. 未分化癌
    e. 髄様癌(C細胞癌)
            付) 混合性髄様・濾胞細胞癌
    f. 悪性リンパ腫
3. その他の腫瘍
    a. 硝子化索状腫瘍
    b. 円柱細胞癌
    c. 粘液癌
    d. 粘表皮癌
    e. 好酸球増多を伴う硬化性粘表皮癌
    f. 胸腺様分化を示す癌
    g. 胸腺様分化を伴う紡錘形細胞腫瘍
    h. 扁平上皮癌
    i. 肉腫
    j. その他
    k. 続発性(転移性)腫瘍
4. 分類不能腫瘍
5. 腫瘍様病変
    a. 腺腫様甲状腺腫
    b. アミロイド甲状腺腫
    c. 囊胞

(甲状腺癌取扱い規約, 第6版, 金原出版, 2005, WHO分類2004年より改変)

### c. 濾胞癌

#### 1) 被膜浸潤像と脈管侵襲像

　濾胞癌の診断は, 被膜における浸潤所見(被膜浸潤像, 脈管侵襲像)による. 被膜浸潤像とは腫瘍組織が被膜を越えていることを意味している. これは腫瘍組織が被膜内にとどまる場合には, 浸潤像か被膜形成時に内部に取り残された腫瘍組織かの鑑別が難しいためである. 脈管侵襲については偽脈管侵襲像に留意する必要がある. 真の脈管侵襲像では, 腫

瘍組織は血管壁に接し，その表面は血管内皮細胞に囲まれる．偽脈管侵襲像は，それらの所見は不明確で，主に標本作製時に小さな組織片が人工的に血管内に混入したものである．これまで，被膜浸潤像のみで診断された濾胞癌は，術後に転移や再発をきたす例はないことが指摘されている[9]．一方，脈管侵襲像は臨床的な予後と相関するとされ，特に脈管侵襲像が4個以上みられるものはangioinvasive carcinomaと呼ばれ，予後不良の濾胞癌とされている[10]．濾胞癌の組織診断に際しては，被膜浸潤像よりも脈管侵襲像をより注意深く観察するべきである[10〜12]．

### 2）微少浸潤型と広汎浸潤型

濾胞癌は，微少浸潤型（minimally invasive）と広汎浸潤型（widely invasive）に細分類される．広汎浸潤型は，肉眼的にも（画像診断でも）確認可能であることが多い．また，脈管侵襲が広い範囲にみられれば本型に分類される．一方，微少浸潤型は，術前の穿刺吸引細胞診（fine-needle aspiration：FNA）や超音波検査などでの鑑別診断は困難で，術後の組織学的な検索により被膜浸潤像，脈管侵襲像のいずれかが見出された濾胞癌である．両型の間には臨床的予後に明確な差があり，微少浸潤型濾胞癌は一般的に生命予後が著しく良好で，特に被膜浸潤像のみで診断されたものは，術後の再発転移は起こりにくい．一方，広汎浸潤型濾胞癌の予後は不良で，再発や遠隔転移の率も高い[13,14]．注意すべきは，以前に広汎浸潤型濾胞癌と診断された腫瘍は，現在の診断基準では低分化癌に再分類されるものが少なからずみられることである．

## d．低分化癌

組織診断には，腫瘍全体あるいは一部に低分化構造を認めることが必要である．低分化構造とは，腫瘍細胞が充実性，索状あるいは島状に配列する所見を指す．

低分化癌の診断は，腫瘍が悪性（癌）であることが前提条件となる（濾胞腺腫でも索状ないし充実性構造はみられることがある）．すなわち，腫瘍細胞が明瞭な乳頭癌核所見を示すか，濾胞癌の診断基準である被膜浸潤像ないしは脈管侵襲像が証明されることである．わが国における低分化癌の組織診断には，低分化成分の量的な規定はない．しかし，低分化成分は客観的に認識できる範囲（量）でなければならない．

乳頭癌の定型的な核所見を示し腫瘍細胞が充実性配列をしている腫瘍は，WHO分類では乳頭癌の充実亜型に分類されるが，わが国の規約分類では低分化癌と診断される．

低分化癌の診断基準は，わが国の規約分類，WHO分類，トリノ提言（Turinで開かれた甲状腺低分化癌のコンセンサス会議における基準）でそれぞれ異なる．前述の定義は，規約分類の診断基準で，最も厳密なトリノ提言（Turin proposal）では，低分化癌の診断には前述の所見に加えて，壊死の存在や核分裂像の数（10視野で3個以上）などが重視されている．WHO分類はトリノ提言に近い．

## e．未分化癌

未分化癌は，高悪性度の腫瘍で，分化した配列（濾胞構造や乳頭状構造）を欠く未分化上皮性腫瘍細胞が組織学的に証明されるものを呼ぶ．まれに被膜を持つ早期病変も報告があるが，多くの場合は進行期で発見され，予後は不良である．紡錘形細胞（spindle cell），巨細胞（pleomorphic giant cell），類上皮細胞（epithelioid cell），扁平上皮細胞（squamous cell），乏細胞（paucicellular）などの亜型分類は，予後の点から差がないためWHO分類では重要

でないとされた[1,2]．しかし，未分化癌よりも予後が良好な腫瘍（甲状腺内胸腺癌，低分化癌，リンパ腫，肉腫，転移性腫瘍など）との病理組織学的鑑別診断として，病理医にとっては必須の所見である．

### f．髄様癌

C細胞に由来する甲状腺癌である．髄様癌の診断は，腫瘍細胞にC細胞分化の指標であるカルシトニンを免疫組織化学的（免疫染色）に証明することである．

注意すべきは，C細胞に由来する腫瘍には良性腫瘍の概念は存在しないことである．すなわち，C細胞への分化が証明できる細胞からなる結節は，たとえ小型であっても髄様癌と診断される．濾胞内にC細胞が増加する所見をC細胞過形成と呼ぶが，この存在は遺伝性腫瘍（家族性髄様癌か多発性内分泌腫瘍症2型）を強く示唆する．

髄様癌の基本的な組織像は，腫瘍細胞が髄様に増殖することであるが，ときに乳頭状，腺腔状，索状など種々の形態を示す．また，間質にはアミロイド物質を認めることが多い．増殖細胞は多角形の他に紡錘形を示すことが多く，なかには好酸性細胞，粘液産生細胞，巨細胞からなる腫瘍もある．

### g．甲状腺悪性腫瘍の組織型別頻度

わが国の甲状腺悪性腫瘍手術例の95％程度が濾胞上皮細胞由来の高分化癌である乳頭癌（高分化癌の90〜95％）と濾胞癌（高分化癌の5〜10％）であり，残りの約5％に，高悪性度の低分化癌および未分化癌（1〜3％），C細胞由来の髄様癌（1〜2％），組織発生の異なる悪性リンパ腫（1〜3％），甲状腺胸腺腫，転移性癌などがみられる[15]．

## 主要な臨床研究論文の紹介

### ▼ Ghossein R, 2009 [16]

Update to the college of American pathologists reporting on thyroid carcinomas. Head Neck Pathol 2009；**3**：86-93

【目的】米国（College of American Pathologists）での甲状腺癌の取扱いについて病理医に向けて解説する．

【方法】甲状腺癌の病理診断の問題点のなかから，被膜浸潤，脈管侵襲，甲状腺被膜外浸潤の判定，組織学的悪性度（核分裂の増加，腫瘍壊死）について論文検索によるエビデンスをもとに解説する．

【結果】濾胞癌の診断では，浸潤の有無（被膜浸潤，脈管侵襲）だけでなく浸潤の程度（focal or extensive）が予後と相関した．組織学的悪性度では，乳頭癌での核分裂の増加（＞2 mitosis/10 High Power Fields），低分化癌における腫瘍壊死と核分裂の増加（＞5/HPF）が予後との相関を示した．甲状腺被膜外浸潤について，minimally extrathyroid extension と extensive extrathyroid extension に区別することが必要である．

【結論】濾胞癌では浸潤の有無（被膜浸潤，脈管侵襲）だけでなく浸潤の程度（focal or extensive）について記載すること，乳頭癌や低分化癌では核分裂の有無と程度，低分化癌では腫瘍壊死の有無について記載することが重要である．

【コメント】濾胞癌の浸潤の程度は現行の分類でも記載することになっている．乳頭癌での核分裂像の意義については新しい知見である．なお，Ghosseinらはその後の検討において，脈管侵襲像の数に注目し，4個以上の脈管侵襲像がみられる症例は予後不良であることを示し，米国でのコンセンサスを得ている．

## 文 献

1) DeLellis RA et al (eds)：Pathology and Genetics：Tumour of Endocrine Organs, WHO classification of Tumours, IARC Press, Lyon, 2004
2) 日本甲状腺外科研究会（編）：甲状腺癌取扱い規約．第6版．金原出版．東京．2005
3) Nikifolov YE et al：Solid variant of papillary thyroid carcinoma：incidence, clinical-pathologic characteristics, molecular analysis, and biologic behavior. Am J Surg Pathol 2001；**25**：1478-1484
4) Hirokawa M et al：Observer variation of encapsulated follicular lesions of the thyroid gland. Am J Surg Pathol 2002；**26**：1508-1514
5) Lloyd RV et al：Observer variation in the diagnosis of follicular variant of papillary thyroid carcinoma. Am J Surg Pathol 2004；**28**：1336-1340
6) Williams ED：Guest editorial：two proposals regarding the terminology of thyroid tumors. Int J Surg Pathol 2000；**8**：181-183
7) Liu J et al：Follicular variant of papillary carcinoma：a clinicopathologic study of a problematic entity. Cancer 2006；**107**：1255-1264
8) Liu Z et al：Encapsulated follicular thyroid tumor with equivocal nuclear changes, so-called well-differentiated tumor of uncertain malignant potential：a morphological, immunohistochemical, and molecular appraisal. Cancer Sci 2011；**102**：288-294
9) VanHeerden JA et al：Follicular thyroid carcinoma with capsular invasion alone：a nonthreatening malignancy. Surgery 1992；**112**：1130-1138
10) Collini P et al：Extensive vascular invasion is a marker of risk of relapse in encapsulated non-Hurthle cell follicular carcinoma of the thyroid gland：a clinicopathological study of 18 consecutive cases from a single institution with a 11-year median follow-up. Histopathol 2004；**44**：35-39
11) D'Avanzo A et al：Follicular thyroid carcinoma：histology and prognosis. Cancer 2004；**100**：1123-1129
12) Sugino K et al：Prognosis and prognostic factors for distant metastases and tumor mortality in follicular thyroid carcinoma. Thyroid 2011；**21**：751-757
13) Mete O, Asa SL：Pathological definition and clinical significance of vascular invasion in thyroid carcinomas of follicular epithelial deriviation. Mod Pathol 2011；**24**：1545-1552
14) Ito Y et al：Biological behavior of papillary carcinoma of the thyroid including squamous cell carcinoma components and prognosis of patients who underwent curative surgery. J Thyroid Res 2012：230283, Epub 2011
15) Kakudo K et al：Classification of follicular cell tumors of thyroid gland：analysis involving Japanese patients from one institute. Pathol Int 2009；**59**：359-367
16) Ghossein R：Update to the college of American pathologists reporting on thyroid carcinomas. Head Neck Pathol 2009；**3**：86-93

# 2 甲状腺結節性病変の疫学

## キーセンテンス

1. 甲状腺結節の発見率は，触診では男性0.64％，女性1.64％，超音波検査では男性16.63％，女性28.14％であり，超音波検査での発見率は触診の約20倍である．また，甲状腺癌の発見率は，触診では男性0.08％，女性0.18％，超音波検査では男性0.26％，女性0.66％であり，超音波検査での発見率は触診の約3.5倍である．なお，結節における甲状腺癌の頻度は，触診で発見されたものでは男性14.41％，女性11.34％，超音波検査で発見されたものでは男性1.90％，女性3.18％である．　EL3

2. 甲状腺は，ラテント癌（剖検時にはじめて発見される癌）が高頻度にみられる臓器である．ラテント癌の多くは結節径5mm以下である．　EL3

3. わが国の甲状腺癌罹患率は最近ほぼ一定で，死亡率は低下傾向にある．一方，欧米における甲状腺癌罹患率は上昇している．　EL3

4. 触診および超音波検査によるスクリーニングにおいて発見される甲状腺結節と甲状腺癌の頻度は，男性に比較して女性のほうが高い．甲状腺癌罹患率も女性のほうが高いが，甲状腺癌死亡率とラテント癌発見率においては男女差は少ない．高齢者では，甲状腺結節および甲状腺癌の頻度，甲状腺癌罹患率，ラテント癌の頻度いずれも若年者より高い傾向にある．　EL2

5. 家系内の第一度近親者に甲状腺癌が2名以上認められる場合には，甲状腺癌の発症リスクが高い．甲状腺癌の家族歴がある場合は，家族性非髄様癌性甲状腺癌（familial nonmedullary thyroid carcinoma：FNMTC），家族性大腸ポリポーシス（familial adenomatous polyposis：FAP），Cowden症候群などの家族性甲状腺癌の可能性を考慮する．　EL2

6. 甲状腺癌発症リスクを高めるものとして，19歳以下の若年者に対する放射線体外照射がある．診断・治療目的で投与される$^{131}$Iによる甲状腺癌発症リスクの上昇は認められていないが，チェルノブイリ原子力発電所事故により放出された放射性ヨウ素による甲状腺癌発症リスクの上昇が若年者で認められている．また，ヨウ素欠乏あるいは過剰は甲状腺結節の頻度および甲状腺癌組織型の比率に影響を及ぼす可能性がある．　EL2

7. 日本人と欧米人では甲状腺結節の性質が必ずしも同一ではない．海外の結節に関するガイドラインや論文を読む際はその点を注意する必要がある．　EL3

## 解 説

### a. 甲状腺結節，甲状腺癌の発見率と頻度
#### 1）甲状腺結節の発見率

　触診による甲状腺結節の発見率は，わが国においては 0.78〜1.87％（男性 0.33〜0.83％，女性 0.96〜4.16％）と報告されている（引用文献は 10,000 名以上を対象者とした報告に限定）[1〜6]．一方，超音波検査によるスクリーニングでは，甲状腺結節の発見率は 6.9〜31.6％（男性 4.4〜18.5％，女性 9.2〜31.6％）と報告されており（引用文献は 1,000 名以上を対象者とした報告に限定）[7〜16]，触診より高い頻度を示している．甲状腺結節の頻度には性差が存在するため，性別頻度が示されている論文に限定し，検討対象となった対象者数と有所見者数の総和を求め，触診および超音波検査による甲状腺結節の発見頻度を求めた結果（表 1），触診による発見頻度は男性 0.64％，女性 1.64％であり，超音波検査による頻度は男性 16.63％，女性 28.14％であった．超音波検査と触診の発見率の比は，男性約 26 倍，女性約 17 倍であった．

　海外の報告においても，触診による甲状腺結節の頻度は 0.47〜6.9％と報告されている（引用文献は 2,000 名以上を対象者とした報告に限定）[17〜23]．また，超音波検査によるスクリーニングにおいても 10.3〜34.7％と報告されている（引用文献は 1,000 名以上を対象者とした報告に限定）[24〜27]．一方，比較的少数の母集団における検討において，触診あるいは超音波検査にて非常に高い頻度を示す報告もある（触診にて 21％[28]，超音波検査にて 67％[28]，68％[29]）．1,000 名以上を対象者とした論文の集計を行った結果（表 1），触診による甲状腺結節の頻度は男性 0.76％，女性 3.10％，超音波検査では男性 20.08％，女性 26.73％となり，わが国の

表 1　触診および超音波検査による甲状腺結節性病変の発見率

| 検査方法 | 地域 | 性別 | 結節 n | 結節 発見率 | 癌 n | 癌 発見率 | 癌/結節 n（結節） | 癌/結節 発見率 |
|---|---|---|---|---|---|---|---|---|
| 触診 | 日本 | 男性 | 88,858 | 0.64% | 128,664 | 0.08% | 569 | 14.41% |
| 触診 | 日本 | 女性 | 289,973 | 1.64% | 469,070 | 0.18% | 4,752 | 11.34% |
| 触診 | 海外 | 男性 | 9,080 | 0.76% | | | | |
| 触診 | 海外 | 女性 | 9,990 | 3.10% | | | | |
| 超音波検査 | 日本 | 男性 | 16,811 | 16.63% | 37,459 | 0.26% | 2,795 | 1.90% |
| 超音波検査 | 日本 | 女性 | 21,907 | 28.14% | 38,524 | 0.66% | 6,164 | 3.18% |
| 超音波検査 | 海外 | 男性 | 45,500 | 20.08% | | | | |
| 超音波検査 | 海外 | 女性 | 40,658 | 26.73% | | | | |

既報の論文において記載されている各所見陽性者と，その母集団数の総和を求め，男女別発見率を求めた．小児・20 歳以下の若年者を対象とした論文，研究対象者延べ人数のみ記載されている論文は除外した．また対象文献は，触診による甲状腺結節および癌の発見率を示した文献のうち，わが国では 10,000 名以上を検査対象とした文献，海外では 2,000 名以上を検査対象とした文献に限定した．また，超音波検査による甲状腺結節および癌の発見率を示している文献では，わが国・海外ともに 1,000 名以上を検査対象とした文献に限定した．甲状腺癌の発見率を示した海外の論文は，該当論文がないため空欄とした．
対象文献：
1. 触診・日本：①結節頻度[1〜6]，②癌頻度[1〜6, 30〜32]，③癌/結節[1〜6]
2. 触診・海外：①結節頻度 17, 18, 20, 21
3. 超音波検査・日本：①結節頻度[8, 9, 12, 14, 16]，②癌頻度[8〜10, 12, 14〜16, 33〜35]，③癌/結節[8, 9, 12, 14〜16]
4. 超音波検査・海外：①結節頻度 24, 25, 27

結果とほぼ同様であった.

### 2) 甲状腺癌の発見率

触診による甲状腺癌の発見率は，わが国からの報告によると 0.08〜0.23％（男性 0.05〜0.13％，女性 0.14〜0.36％）であり（引用文献は 10,000 名以上を対象者とした報告に限定）[1〜6,30〜32]，これらの報告を上記のごとく集計を行うと，男性 0.08％，女性 0.18％と算出された（表1）．一方，超音波検査による検討では，甲状腺癌は 0.1〜1.5％（男性 0.12〜0.53％，女性 0.15〜1.5％）であり（引用文献は 1,000 名以上を対象者とした報告に限定）[7〜16,33〜35]，これらの報告を集計すると，男性 0.26％，女性 0.66％と算出された（表1）．以上の結果から，超音波検査による甲状腺癌の発見率は，触診によるスクリーニングの約 3.5 倍であることが示唆された.

一方，海外の報告では，触診あるいは超音波検査による甲状腺癌の発見率を示している報告はほとんどなく，比較は困難であった.

### 3) 結節における甲状腺癌の頻度

わが国からの報告のうち，触診による甲状腺結節と甲状腺癌の発見例数が記載されている 6 論文[1〜6]においては，触診により発見された結節における甲状腺癌の頻度は 10.0〜15.5％（男性 8.7〜15.5％，女性 10.1〜15.9％）であった．これらの論文における報告例を集計した結果，甲状腺結節を触知された有所見者における甲状腺癌の頻度は男性 14.41％，女性 11.34％であった（表1）.

一方，超音波検査による甲状腺結節と甲状腺癌の発見例数を記載している報告は，わが国から 8 論文[8〜12,14〜16]あり，結節における甲状腺癌の頻度は 1.69〜8.38％（男性 1.64〜2.54％，女性 1.62〜7.10％）であった．これらの論文の集計により，超音波検査により結節が発見された有所見者における甲状腺癌の頻度は男性 1.90％，女性 3.18％と算出された（表1）.

## b. 甲状腺におけるラテント癌の存在頻度と平均結節径

### 1) ラテント癌の存在頻度

剖検時に発見されるラテント癌は，わが国の報告によると，広島・長崎の被爆地域では 2.9〜20.7％[36〜38]，その他の地域では 11.3〜28.4％[39〜41]と報告されている．また，海外の報告でも，フィンランド人剖検例において，2.5 mm 間隔で甲状腺組織を検討した結果，剖検例の 35.6％に甲状腺癌が発見されたと報告されている[42].

### 2) ラテント癌の平均結節径

平均結節径は，5.0 mm 以下と報告されていることが多く[38,41〜43]，最も高頻度にラテント癌を認めた Harach らの報告[42]においては，発見されたラテント癌の 77％の結節が 1 mm 以下であった．また，Martinez-Tello ら[43]は 2〜3 mm 間隔で全割し，組織学的にスクリーニングした結果，発見されたラテント癌の 79％が 1 mm 以下と報告している.

## c. 甲状腺癌の罹患率と死亡率

### 1) わが国における罹患率と死亡率

国立がん研究センターの「地域がん登録全国推計によるがん罹患データ（1975〜2005 年）」によると，甲状腺癌の年齢調整罹患率は 1975 年において 10 万人あたり 1.8 であったが，その後増加傾向を示し，1990 年には 5.8 まで上昇した[44]．その後は 4.5〜5.9 で推移しており，ほぼ横ばいである（図1）[44]．一方，「人口動態統計によるがん死亡データ（1958〜2008

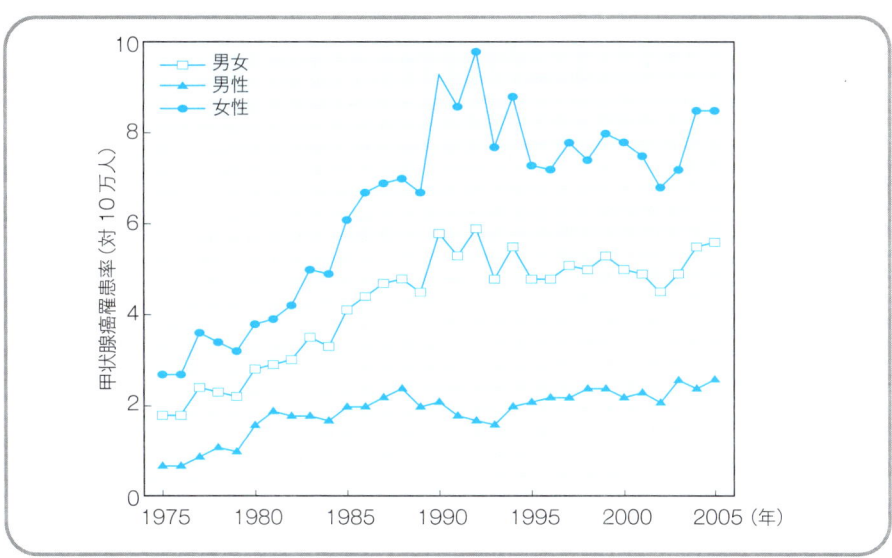

**図1 甲状腺癌罹患率の年次推移**
（文献44より）

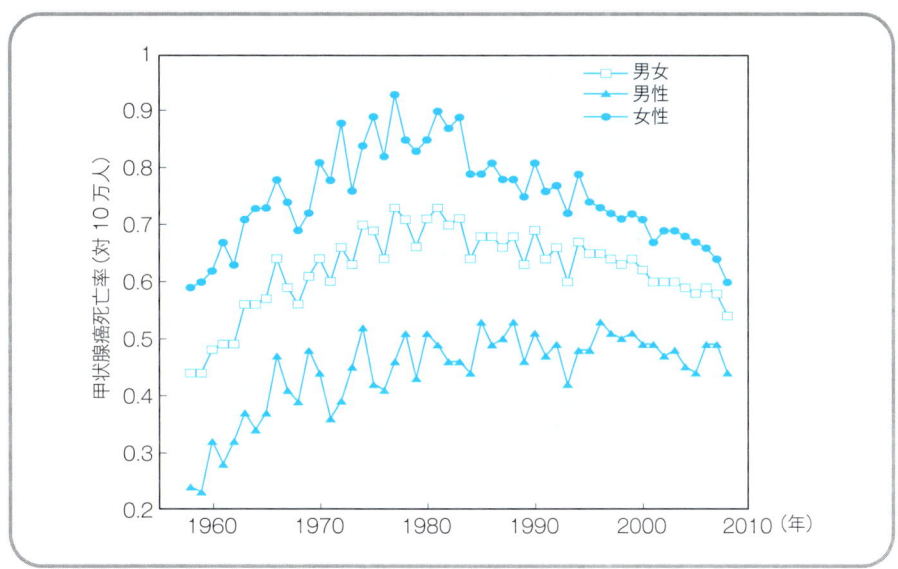

**図2 甲状腺癌死亡率の年次変化**
（文献45より）

年）」[45]によると甲状腺癌による年齢調整死亡率は，1960年前後は10万人あたり0.5前後であったが，1980年には0.7まで増加している．その後，漸減傾向を示し，2008年には0.5まで減少している（図2）．

### 2）欧米における罹患率

米国における甲状腺癌の罹患率の年次変化については，US National Cancer Institute's Surveillance Epidemiology and End Results (SEER) データベースによると増加傾向にあり[46,47]，欧州においても同様の傾向があると報告されている[48]．甲状腺癌罹患率の上昇傾向は，小

さいサイズの乳頭癌の増加によるものであり，診断能力の向上に起因すると結論する報告がある一方[49,50]，1cm未満の甲状腺癌のみならず，4cm以上の甲状腺癌を含めたすべてのサイズにおいて増加傾向にあることが，米国[51]やスペイン[52]のデータベースで示されており，医療の変化以外の要因の存在が示唆されている．

### d．甲状腺結節の性差と年齢による影響
#### 1）甲状腺結節の性差
　甲状腺結節の男女差については，触診による頻度を報告しているわが国からの論文[1,4,6]すべてにおいて女性の頻度が高いことが示されており，表1の集計にて女性/男性比＝2.6であった．また，海外の報告[17,18,20,21]においてもすべて女性の頻度が高く，女性/男性比＝4.1であった（表1）．さらに，超音波検査による検討を行っている国内外の報告[7〜9,14,16,24,25,29]でもすべて女性のほうで頻度が高いが，わが国の報告の集計では女性/男性比＝1.7，海外の報告の集計では1.3と，触診における男女比より差が小さい傾向があった．
　甲状腺癌の男女差については，触診によるスクリーニングにおいてわが国の報告[1,4,6,31,32]すべてで女性における頻度が高く，表1の集計でも女性/男性比＝2.2であった．超音波検査での検討でも，わが国の報告[7〜10,14,16,33〜35]すべてで女性における頻度が高く，女性/男性比＝2.5であった．
　わが国の癌統計における甲状腺癌罹患率（2005年）は女性/男性比＝3.2であるが，死亡率（2008年）は1.3であり男女差は少ない傾向がある．

#### 2）甲状腺結節の年齢による影響
　成人において，触診による甲状腺結節[1,4,20,21]および甲状腺癌[1,3,30]の発見率は年齢に比例して上昇することが報告されている．さらに超音波検査における甲状腺結節[12,16,29]および甲状腺癌[10,34]の発見率も同様であることが報告されている．
　2005年の癌統計[44]によると，甲状腺癌の罹患率は年齢に比例して上昇している．20〜25歳では人口10万人あたり2.0であるのに対し，75〜79歳には最大となり人口10万人あたり14.0で，約7倍の上昇がみられる．

### e．甲状腺結節の遺伝性・家族性
　家族内（親または兄弟）に甲状腺癌患者がいる場合，甲状腺分化癌のリスクが有意に上昇することが，カナダのケースコントロール研究[53]およびスウェーデンのデータベースの研究[54]にて報告されている．さらに，日本人被爆者を対象とした研究においても甲状腺癌の家族歴が甲状腺癌のリスクファクターであることが示されている[55]．
　甲状腺癌（非髄様癌性）の一卵性双生児における発症[56]や家族内集積[57]が報告され，現在は甲状腺癌（特に乳頭癌）が患者本人を含めて第1度近親者に少なくとも2名以上みられる場合は，家族性非髄様癌性甲状腺癌（FNMTC）と定義されている[58,59]．わが国での非症候性FNMTC家系の無症状血縁者を対象に超音波検査によるスクリーニングを行った結果，10.1％と高頻度に臨床癌を発見したと報告されている[60]．複数の報告により，頻度は1.8〜10.8％と報告されており，若年発症が多く，多発性良性結節の合併や腺内多発，局所浸潤およびリンパ節転移が有意に多いことが示されている[58,61]．一方，非家族性乳頭癌との臨床像の差を認めなかったとする報告もある[62]．原因遺伝子はいまだ不明であるが，数家系の解析によりいくつかの候補遺伝子（TCO[63]，PRN1[64]，NMTC1[65]）が報告されている．

濾胞性甲状腺結節の誘因となりうる遺伝子疾患としては，家族性大腸ポリポーシス，Cowden症候群などが知られている．家族性大腸ポリポーシスは *APC* 遺伝子の点変異に起因する常染色体優性遺伝疾患であり，大腸の多発性ポリープを主徴とする．本疾患には甲状腺乳頭癌の合併頻度が高く[66]，特に35歳以下の女性では健常者の160倍の罹患率があると報告されている[67]．さらに，家族性大腸ポリポーシス51例を超音波検査により詳細に検討した結果，12%の患者に甲状腺癌が認められたと報告されている[68]．また，本疾患に合併する乳頭癌は篩（・モルラ）型と呼ばれる組織像を呈することが多く，この組織型を認めたときは家族性大腸ポリポーシスを疑うべきである[69,70]．

Cowden症候群は *PTEN* 遺伝子変異を原因とし，全身性に三胚葉由来の過誤腫が多発する疾患である[71]．腺腫様甲状腺腫などの甲状腺結節を約半数に，濾胞癌などの甲状腺癌を約10%に合併する[72]．

## f．甲状腺癌のリスクファクター
### 1）放射線体外照射
広島・長崎の被爆者調査により，被爆放射線線量に比例して甲状腺癌罹患率が上昇すること，特に被爆時年齢が19歳以下の場合，甲状腺癌発症リスクが高いことが明らかになっている[73,74]．また，小児の頭部白癬[75]，胸腺腫[76]，扁桃腫大[77]，頸部悪性腫瘍[78,79]などに対する治療目的の頸部放射線外照射も，甲状腺癌発症リスクを上昇させることが報告されている．さらに，原子爆弾による放射線被爆を含めた7種類の放射線外照射に関する研究のメタ解析の報告[80]は，女性において甲状腺癌の発症率が高いこと，甲状腺への被爆量と甲状腺癌罹患率に比例関係があること，被爆後40年間はリスクの上昇が持続すること，20歳以上での被爆はリスクの上昇をもたらさないことを示している．

### 2）放射性ヨウ素被曝
1986年に発生したチェルノブイリ原子力発電所事故により，大量の放射性ヨウ素が周辺地域に放出された．当初，$^{131}$Iによる発癌性は低いと考えられていたが，被曝地域であるベラルーシにおいて小児甲状腺癌の増加が報告された[81,82]．さらに，小児甲状腺癌276例のケースコントロール研究[83]とウクライナの18歳未満（被曝時）の住民を対象としたコホート研究[84]において，事故後の小児甲状腺癌の増加が証明され，甲状腺への被曝量と甲状腺癌発症率には有意な相関があることが示された．一方，治療・診断目的により投与された$^{131}$Iによる甲状腺結節および癌の発症率の上昇は認められていない[85,86]．

### 3）食品からのヨウ素摂取量
食品からのヨウ素摂取不足により，甲状腺結節の頻度上昇，甲状腺濾胞癌および未分化癌の発症頻度が上昇することが報告されている[87]．一方，ヨウ素欠乏地域において甲状腺機能低下症予防の目的で食塩あるいは牛乳内へのヨウ素添加を行いヨウ素の摂取量を増加させると，甲状腺乳頭癌（特に微小乳頭癌）の発症頻度が高まり，相対的に甲状腺濾胞癌および未分化癌の頻度が低下することが証明されている[88〜90]．

ヨウ素摂取量と甲状腺癌の発症率との関連については，ヨウ素摂取不足が甲状腺癌発症を増加させるという報告と影響はないという報告があり，一定の結論が出ていなかった[91]．しかし最近，国立がん研究センターによる多目的コホート研究（JPHC study）により，女性において週3〜4回以上海藻を摂取している群では全甲状腺癌リスクが上昇する傾向を認め，特に乳頭癌のリスクが有意に上昇することが判明した[92]．また，ラテント癌の頻度につ

いても，ヨウ素過剰摂取地域での上昇が報告されている[40]．

ヨウ素摂取量の甲状腺癌の男女差への影響については，Kovacs ら[93]がハンガリー内のヨウ素欠乏地域とヨウ素充足地域のラテント癌の頻度の比較を行っている．それによると，ヨウ素欠乏地域では男性における頻度が高かったのに対し，ヨウ素充足地域では男女同頻度であった．さらに，ヨウ素欠乏地域において，食塩へのヨウ素添加を行った結果，男性における甲状腺癌の発症率が減少したと報告されている[90]．

### 4）その他に検討されているリスクファクター

#### ①甲状腺腫，甲状腺結節

ケースコントロール研究を集計した報告によると，甲状腺腫あるいは甲状腺結節の存在は有意に甲状腺癌のリスクを上昇させることが示されている[94]．わが国においても，甲状腺腫および結節の既往は甲状腺癌のリスクファクターであることが示されている[55]．

#### ②body mass index（BMI）

5論文のメタ解析にてBMI上昇は甲状腺癌のリスクファクターであることが示されており[95]，本邦においてもBMI上昇が甲状腺癌のリスクであると報告されている[96]．さらに，メタボリックシンドロームも甲状腺結節のリスクファクターであることも報告されている[97]．一方，穿刺吸引細胞診で鑑別困難の症例では，BMI高値群で甲状腺癌の頻度が低いという報告もある[98]．

#### ③喫煙

喫煙は，甲状腺癌の頻度を減少させるという報告[55]，甲状腺癌の頻度に影響しないという報告[99]，甲状腺結節のリスクを増加させるという報告[100,101]があり，一定の結論が出ていない．

#### ④アルコール

アルコール摂取量増加は，甲状腺結節[102]あるいは甲状腺癌[55,103,104]の頻度を低下させる報告がある一方，否定的な論文[99]もあり，一定の結論が出ていない．

#### ⑤月経（初経年齢，人為的な閉経，閉経年齢），妊娠（妊娠回数，分娩回数，初回妊娠年齢，初回分娩年齢），不妊治療薬，女性ホルモン補充療法

人為的な早期閉経は甲状腺癌のリスクを上昇させることを示した報告[105]，5名以上の出産を経験した女性は甲状腺癌発症の頻度が低いことを示した報告[99]などがあるが，関連性を否定している報告も多く，一定の結論が出ていない．

また，不妊治療薬（クロミフェン，プロゲステロン）による甲状腺癌のリスク上昇を示した報告[106]があるが，他の報告では不妊治療および女性ホルモン補充療法による甲状腺癌のリスク上昇は示されていない[107]．

#### ⑥先端巨大症，IGF-1高値

GH産生下垂体腺腫などによる先端巨大症では，甲状腺結節[108]および甲状腺癌[109,110]の頻度が増加することが報告されている．さらに一般住民を対象とした大規模コホート研究により，IGF-1濃度高値群において甲状腺結節の頻度が上昇することが示されている[111]．

#### ⑦脂質異常症治療薬

スタチン系薬剤は甲状腺結節の頻度・個数・体積を低下させることが報告されているが[112]，研究対象症例数が135例と少ないため，今後の検討を要すると考えられる．

#### ⑧Cushing症候群，原発性アルドステロン症

ケースコントロール研究によりCushing症候群患者に甲状腺結節の頻度が高いこと[113]，

原発性アルドステロン症患者において多結節性甲状腺腫の頻度が高いこと[114]が報告されているが，症例数が比較的少なく，今後の検討を要すると考えられる．

⑨C型肝炎，輸血，肝疾患

ケースコントロール研究により，C型肝炎ウイルスが甲状腺癌のリスクであることが報告されており[115]，さらに前向きコホート研究にて，輸血の既往または肝疾患の存在が甲状腺癌のリスクを高めることが報告されている[116]．まだ，他の報告はないため，今後の検討を要する．

### g. 日本人と欧米人における甲状腺結節の相違点

最近，欧米の各学会より，甲状腺結節の取扱いガイドラインが発表されている[117〜120]．これらをわが国の甲状腺結節患者の診断・治療に適用するためには，欧米人と日本人の甲状腺結節の性質の違いを理解する必要がある．

第一にあげられる相違点は甲状腺癌の組織型別頻度の相違である．上述したように，ヨウ素摂取量が多い人種・地域においては，乳頭癌の比率が高く，濾胞癌と未分化癌の比率が低いことが示されている．これは，予後のよい組織型の比率が高いということでもある．

第二に，機能性甲状腺結節（autonomously functioning thyroid nodule：AFTN，プランマー病）の頻度の相違があげられる．わが国における頻度は甲状腺中毒症の0.3％と報告されているが[121]，ヨウ素不足地域ではその頻度は上昇する．Laurbergら[122]は，デンマークの中等度のヨウ素不足地域では甲状腺中毒症における機能性結節の頻度が47.3％であるのに対し，ヨウ素充足地域であるアイスランドでは6.2％にとどまることを示している．

第三としては，甲状腺超音波検査のコストの違いがあげられる．わが国における甲状腺超音波検査の検査料は米国の1/10前後であるため，超音波診断装置が日常臨床や健診の現場に広く普及し，甲状腺超音波検査が行われる頻度が高いと考えられる．そのため，わが国では甲状腺偶発腫が発見される頻度が高く，より小さい結節が多く発見されていると考えられる．

## 主要な臨床研究論文の紹介

### ▼ Harach RH et al, 1985 [42]

Occult papillary carcinoma of the thyroid：a "normal" finding in Finland：a systemic autopsy study. Cancer 1985；**56**：531-538

【目的】occult papillary carcinoma（OPC）の頻度を明らかにする．

【方法】対象はフィンランドのヘルシンキ大学において連続した101例の病理解剖例．甲状腺をホルマリン固定後，2〜3mm間隔にスライスし，それぞれのスライスから厚さ4μmの病理標本を作製しこれを1名の判定者が40倍の拡大にてスクリーニングを行い，2名の判定者が病理診断を行った．

【結果】全剖検例の35.6％（36症例，52病変）にOPCが認められた．性差に有意差はないが，男性において頻度が高かった（男性43.3％，女性27.1％）．また，年齢に比例した頻度の上昇傾向は認められなかった．癌の最大径は77％において1mm未満であり，5mm未満は96％を占めていた．本論文では2〜3mm間隔での検討のため，1mm未満のOPCの多

くは発見できていないと考えられ，推定される OPC の個数は 308 と計算された．

【結論】OPC の頻度が非常に高いことから，OPC は正常所見とみなし，必要のない手術は避けるべきである．

【コメント】5 mm 未満の乳頭癌はラテント癌である可能性が高く，取扱いに配慮が必要と考えられる．

### ▼ Imaizumi M et al, 2006 [73]

Radiation dose-response relationships for thyroid nodules and autoimmune thyroid diseases in Hiroshima and Nagasaki atomic bomb survivors 55-58 years after radiation exposure. JAMA 2006；**9**：1011-1022

【目的】原爆被爆者において，被曝線量と甲状腺疾患の頻度との関係を明らかにする．

【方法】原爆被爆者コホート 4,091 名に対し，被爆 55～58 年後にあたる 2000～2003 年の期間に甲状腺検査を行った．甲状腺結節のスクリーニングは超音波検査により行われ，結節径が 1cm 以上の場合のみ結節ありとみなし，細胞診や病理診断を行った．

【結果】充実性結節の頻度は 14.6％，甲状腺癌は 2.2％，良性結節は 4.9％，囊胞は 7.7％であった．これらの結節性病変の頻度は，すべて被曝放射線量と統計学的に有意な比例関係にあり，充実性結節の 28％，癌の 37％，良性結節の 28％，囊胞の 25％は放射線被曝に起因することが推定された．さらに，被爆時年齢が 19 歳以下の場合，被曝線量と充実性結節・癌・良性結節の頻度に相関関係が認められるが，20 歳以上では有意な相関は認められなかった．

【結論】原爆による放射線被曝は，甲状腺癌のみならず，甲状腺良性結節の頻度とも相関が認められる．

【コメント】19 歳以下が放射線を被曝した場合，被爆後 50 年以上経過した時点においても被曝線量に比例して甲状腺癌のみならず良性結節の頻度も上昇することを明確に示している．

### ▼ Tronko MD et al, 2006 [84]

A cohort study of thyroid cancer and other thyroid diseases after the chernobyl accident：thyroid cancer in Ukraine detected during first screening. J Natl Cancer Inst 2006；**98**：897-903

【目的】1986 年のチェルノブイリ原子力発電所事故にて放出された $^{131}$I による甲状腺癌発症状況をコホート研究にて明らかにする．

【方法】ウクライナの高度汚染地域の事故当時 18 歳未満だった若年住民 32,385 名のコホートを調査対象とした．1998～2000 年の期間内に 13,127 名を超音波検査と触診にて甲状腺疾患のスクリーニングを行った．各個人における甲状腺吸収線量は，事故直後の放射線量測定と問診結果より推定した．

【結果】上記調査期間内に 55 例の甲状腺癌が発見され，推定甲状腺吸収線量と甲状腺癌発症率には統計学的に有意な直線的相関関係を認めた（$p<0.001$）．過剰相対リスク（ERR）は 5.25/Gy（95％CI：1.70～27.5）と推定された．

【結論】小児および思春期における放射性ヨウ素の摂取は，甲状腺吸収線量に比例した甲状腺癌発症頻度の上昇をもたらす．

【コメント】本論文のみならず，他の報告においても同様の結論が得られており，若年期に被曝した住民は，現在も甲状腺癌の発症は増加傾向にある[123]．

### ▼ Franceschi S, 1998 [91]

Iodine intake and thyroid carcinoma：a potential risk factor. Exp Clin Endocrinol Diabetes 1998；**106**：S38-S44

【目的】ヨウ素摂取量と甲状腺癌の関係を明らかにする．

【方法】網羅的な論文調査により，ヨウ素摂取の異なる地域間での甲状腺癌罹患率の相違，予防的ヨウ素投与による甲状腺癌罹患率の変化の検討を行った．また，甲状腺癌症例と同じ地域のコントロール群において，食事内容の調査によるヨウ素摂取状況を比較した7報のケースコントロール研究を集計した．

【結果】ヨウ素欠乏地域ではヨウ素充足地域と比較して甲状腺腫の増加が報告されているが，甲状腺癌の罹患率の増加を示す報告がある一方，ヨウ素摂取量の多い地域における高い甲状腺癌罹患率を示す報告もある．また，ヨウ素予防投与を行った地域（スイス）は非投与地域（イタリア）と比較して，甲状腺癌による死亡率が減少したと報告されているが，米国では低下は認められていない．また，ヨウ素予防投与により，乳頭癌の増加と濾胞癌と未分化癌の減少が報告されている．また，ケースコントロール研究では，コネチカット（米国），ハワイ（米国）および中国では魚の摂取による甲状腺癌のリスク上昇が認められているが，イタリア，スイスおよびイタリアでは魚の摂取は甲状腺癌罹患率を抑制していた．

【結論】ヨウ素摂取量と甲状腺癌のリスクとの関係は一定した結果が得られなかった．

【コメント】ヨウ素欠乏および過剰による甲状腺癌リスクの上昇が示唆されているが，これに相反する報告も認められ，結論に至ることはできない．さらに詳細かつ大規模な疫学研究が求められる．

## 文 献

1) Maruchi N et al：Population surveys on the prevalence of thyroid cancer in a non-endemic region, Nagano, Japan. Int J Cancer 1971；**7**：575-583
2) 野口昌邦ほか：集検で発見された甲状腺癌症例の検討．内分泌外科 1985；**2**：231-236
3) 山下純一ほか：熊本県における甲状腺癌集団検診—過去11年間の成績．臨牀と研究 1993；**70**：2477-2480
4) 石川万佐子ほか：甲状腺超音波スクリーニングについて—触診との比較．健康医学 1995；**10**：64-70
5) Miki H et al：Value of mass screening for thyroid cancer. World J Surg 1998；**22**：99-102
6) Suehiro F：Thyroid cancer detected by mass screening over a period of 16 years at a health care center in Japan. Surg Today 2006；**36**：947-953
7) 小俣好作ほか：成人病検診によって発見された甲状腺癌の臨床病理学的研究—超音波画像と吸引細胞診．癌の臨床 1986；**32**：740-748
8) 斎藤守弘：腹部超音波検査時の甲状腺スクリーニングについて．超音波医学 1991；**18**：262-268
9) 矢野原邦生ほか：人間ドックにおける超音波を用いた甲状腺腫瘍スクリーニング．頭頸部腫瘍 1991；**17**：117-121
10) 仲松　宏ほか：超音波検査による甲状腺癌検診のこころみ．沖縄医学会雑誌 1993；**31**：233-234
11) 宗　栄治ほか：甲状腺超音波検診における結節性病変について—10MHz高解像プローブを用いて．健康医学 1994；**9**：61-63
12) 武部晃司ほか：各領域癌における集団検診の限界—超音波検査を用いた甲状腺癌検診の実際とその問題

点．KARKINOS 1994；**7**：309-317
13) 柄松章司ほか：当科の甲状腺癌手術症例の変遷―甲状腺検診の導入でどのように変化したか．内分泌外科 1996；**13**：273-277
14) 志村浩己ほか：甲状腺超音波検診による結節性甲状腺疾患及び甲状腺機能異常のスクリーニング．健康医学 2001；**16**：146-152
15) 西　正晴ほか：市民健診・人間ドックにおける乳癌検診時の甲状腺超音波検診．逓信医学 2008；**60**：311-313
16) 宮崎朝子ほか：人間ドック全受診者に対する甲状腺超音波健診の結果と，結節性病変の経年的変化．人間ドック 2011；**25**：789-797
17) Matovinovic J et al：Goiter and other thyroid diseases in Tecumseh, Michigan；studies in a total community. JAMA 1965；**192**：234-240
18) Vander JB et al：The significance of nontoxic thyroid nodules：final report of a 15-year study of the incidence of thyroid malignancy. Ann Intern Med 1968；**69**：537-540
19) Rallison ML et al：Thyroid nodularity in children. JAMA 1975；**233**：1069-1072
20) Tunbridge WM et al：The spectrum of thyroid disease in a community：the Whickham survey. Clin Endocrinol (Oxf) 1977；**7**：481-493
21) Parham M et al：Prevalence of palpable thyroid nodule in Isfahan, Iran, 2006：a population based study. Exp Clin Endocrinol Diabetes 2009；**117**：209-213
22) Trowbridge FL et al：Iodine and goiter in children. Pediatrics 1975；**56**：82-90
23) Wiest PW et al：Thyroid palpation versus high-resolution thyroid ultrasonography in the detection of nodules. J Ultrasound Med 1998；**17**：487-496
24) Bruneton JN et al：Very high frequency (13 MHz) ultrasonographic examination of the normal neck：detection of normal lymph nodes and thyroid nodules. J Ultrasound Med 1994；**13**：87-90
25) Reiners C et al：Prevalence of thyroid disorders in the working population of Germany：ultrasonography screening in 96,278 unselected employees. Thyroid 2004；**14**：926-932
26) Knudsen N et al：Goitre prevalence and thyroid abnormalities at ultrasonography：a comparative epidemiological study in two regions with slightly different iodine status. Clin Endocrinol (Oxf) 2000；**53**：479-485
27) Chung WY et al：Ultrasonographic mass screening for thyroid carcinoma：a study in Women Scheduled to Undergo a Breast Examination. Surg Today 2001；**31**：763-767
28) Ezzat S et al：Thyroid incidentalomas：prevalence by palpation and ultrasonography. Arch Intern Med 1994；**154**：1838-1840
29) Guth S et al：Very high prevalence of thyroid nodules detected by high frequency (13 MHz) ultrasound examination. Eur J Clin Invest 2009；**39**：699-706
30) Ishida T et al：Evaluation of mass screening for thyroid cancer. Jpn J Clin Oncol 1988；**18**：289-295
31) 松原正直，藤本吉秀：甲状腺癌の早期診断 集団検診における甲状腺癌．医学のあゆみ 1990；**155**：6-9
32) 伊藤勅子ほか：人間ドックにおける甲状腺癌検診の成績．日本臨床外科学会雑誌 2002；**63**：1853-1856
33) 河野浩二ほか：超音波スクリーニングにて発見された甲状腺癌の検討．日本臨床外科医学会雑誌 1992；**53**：1261-1264
34) 那須　繁ほか：超音波検査による甲状腺癌検診の成績について．健康医学 1997；**12**：61-64
35) 荻原　毅ほか：脳ドック時に同時実施した甲状腺超音波スクリーニング結果の検討．日本農村医学会雑誌 2009；**58**：73-78
36) Sampson RJ et al：Thyroid carcinoma in Hiroshima and Nagasaki：Ⅰ. Prevalence of thyroid carcinoma at autopsy. JAMA 1969；**209**：65-70
37) Yoshimoto Y et al：Prevalence rate of thyroid diseases among autopsy cases of the atomic bomb survivors in Hiroshima, 1951-1985. Radiat Res 1995；**141**：278-286
38) 入江準二：甲状腺微小癌―剖検例からみた甲状腺微小癌（ラテント癌）．内分泌外科 1997；**14**：185-189
39) 高橋真二：潜在性甲状腺癌の臨床病理学的研究．日本内分泌学会雑誌 1969；**45**：65-79
40) Fukunaga FH, Yatani R：Geographic pathology of occult thyroid carcinomas. Cancer 1975；**36**：1095-1099
41) Yamamoto Y et al：Occult papillary carcinoma of the thyroid：a study of 408 autopsy cases. Cancer 1990；**65**：1173-1179
42) Harach HR et al：Occult papillary carcinoma of the thyroid：a "normal" finding in Finland：a systemat-

ic autopsy study. Cancer 1985；**56**：531-538
43) Martinez-Tello FJ et al：Occult carcinoma of the thyroid：a systematic autopsy study from Spain of two series performed with two different methods. Cancer 1993；**71**：4022-4029
44) Matsuda T et al：Cancer incidence and incidence rates in Japan in 2005：based on data from 12 population-based cancer registries in the Monitoring of Cancer Incidence in Japan（MCIJ）Project. Jpn J Clin Oncol 2010；**41**：139-147
45) 厚生労働省大臣官房統計情報部：人口動態統計によるがん死亡データ（1958年～2008年）．人口動態統計，2010
46) Hundahl SA et al：A National Cancer Data Base report on 53,856 cases of thyroid carcinoma treated in the U.S., 1985-1995 [see commetns]. Cancer 1998；**83**：2638-2648
47) Sipos JA, Mazzaferri EL：Thyroid cancer epidemiology and prognostic variables. Clin Oncol（R Coll Radiol）2010；**22**：395-404
48) Kilfoy BA et al：International patterns and trends in thyroid cancer incidence, 1973-2002. Cancer Causes Control 2009；**20**：525-531
49) Davis S et al：Thyroid neoplasia, autoimmune thyroiditis, and hypothyroidism in persons exposed to iodine 131 from the hanford nuclear site. JAMA 2004；**292**：2600-2613
50) Enewold L et al：Rising thyroid cancer incidence in the United States by demographic and tumor characteristics, 1980-2005. Cancer Epidemiol Biomarkers Prev 2009；**18**：784-791
51) Chen AY et al：Increasing incidence of differentiated thyroid cancer in the United States, 1988-2005. Cancer 2009；**115**：3801-3807
52) Rego-Iraeta A et al：Time trends for thyroid cancer in northwestern Spain：true rise in the incidence of micro and larger forms of papillary thyroid carcinoma. Thyroid 2009；**19**：333-340
53) Pal T et al：Increased risk for nonmedullary thyroid cancer in the first degree relatives of prevalent cases of nonmedullary thyroid cancer：a hospital-based study. J Clin Endocrinol Metab 2001；**86**：5307-5312
54) Hemminki K et al：Familial risks for nonmedullary thyroid cancer. J Clin Endocrinol Metab 2005；**90**：5747-5753
55) Nagano J et al：A case-control study in Hiroshima and Nagasaki examining non-radiation risk factors for thyroid cancer. J Epidemiol 2007；**17**：76-85
56) Robinson DW, Orr TG：Carcinoma of the thyroid and other diseases of the thyroid in identical twins. AMA Arch Surg 1955；**70**：923-928
57) Nemec J et al：Familial occurrence of differentiated（non-medullary）thyroid cancer. Oncology 1975；**32**：151-157
58) Loh KC：Familial nonmedullary thyroid carcinoma：a meta-review of case series. Thyroid 1997；**7**：107-113
59) Musholt TJ et al：Familial papillary thyroid carcinoma：genetics, criteria for diagnosis, clinical features, and surgical treatment. World J Surg 2000；**24**：1409-1417
60) Uchino S et al：Detection of asymptomatic differentiated thyroid carcinoma by neck ultrasonographic screening for familial nonmedullary thyroid carcinoma. World J Surg 2004；**28**：1099-1102
61) Uchino S et al：Familial nonmedullary thyroid carcinoma characterized by multifocality and a high recurrence rate in a large study population. World J Surg 2002；**26**：897-902
62) Leprat F et al：Familial non-medullary thyroid carcinoma：pathology review in 27 affected cases from 13 French families. Clin Endocrinol（Oxf）1999；**50**：589-594
63) Bevan S et al：A comprehensive analysis of MNG1, TCO1, fPTC, PTEN, TSHR, and TRKA in familial nonmedullary thyroid cancer：confirmation of linkage to TCO1. J Clin Endocrinol Metab 2001；**86**：3701-3704
64) Malchoff CD et al：Papillary thyroid carcinoma associated with papillary renal neoplasia：genetic linkage analysis of a distinct heritable tumor syndrome. J Clin Endocrinol Metab 2000；**85**：1758-1764
65) McKay JD et al：Localization of a susceptibility gene for familial nonmedullary thyroid carcinoma to chromosome 2q21. Am J Hum Genet 2001；**69**：440-446
66) Caniel MR et al：Association of thyroid carcinoma with Gardner's syndrome in siblings. N Engl J Med 1968；**278**：1056-1058
67) Plail RO et al：Adenomatous polyposis：an association with carcinoma of the thyroid. Br J Surg 1987；**74**：377-380

68) Herraiz M et al：Prevalence of thyroid cancer in familial adenomatous polyposis syndrome and the role of screening ultrasound examinations. Clin Gastroenterol Hepatol 2007；**5**：367-373
69) Cameselle-Teijeiro J, Chan JK：Cribriform-morular variant of papillary carcinoma：a distinctive variant representing the sporadic counterpart of familial adenomatous polyposis-associated thyroid carcinoma? Mod Pathol 1999；**12**：400-411
70) Tomoda C et al：Cribriform-morular variant of papillary thyroid carcinoma：clue to early detection of familial adenomatous polyposis-associated colon cancer. World J Surg 2004；**28**：886-889
71) Lloyd KM 2nd, Dennis M：Cowden's disease：a possible new symptom complex with multiple system involvement. Ann Intern Med 1963；**58**：136-142
72) Eng C：Genetics of Cowden syndrome：through the looking glass of oncology. Int J Oncol 1998；**12**：701-710
73) Imaizumi M et al：Radiation dose-response relationships for thyroid nodules and autoimmune thyroid diseases in Hiroshima and Nagasaki atomic bomb survivors 55-58 years after radiation exposure. JAMA 2006；**295**：1011-1022
74) Preston DL et al：Solid cancer incidence in atomic bomb survivors：1958-1998. Radiat Res 2007；**168**：1-64
75) Sadetzki S et al：Risk of thyroid cancer after childhood exposure to ionizing radiation for tinea capitis. J Clin Endocrinol Metab 2006；**91**：4798-4804
76) Shore RE et al：Thyroid cancer among persons given X-ray treatment in infancy for an enlarged thymus gland. Am J Epidemiol 1993；**137**：1068-1080
77) Favus MJ et al：Thyroid cancer occurring as a late consequence of head-and-neck irradiation. Evaluation of 1056 patients. N Engl J Med 1976；**294**：1019-1025
78) Hancock SL et al：Thyroid diseases after treatment of Hodgkin's disease. N Engl J Med 1991；**325**：599-605
79) Sigurdson AJ et al：Primary thyroid cancer after a first tumour in childhood (the Childhood Cancer Survivor Study)：a nested case-control study. Lancet 2005；365：2014-2023
80) Ron E et al：Thyroid cancer after exposure to external radiation：a pooled analysis of seven studies. Radiat Res 1995；**141**：259-277
81) Kazakov VS et al：Thyroid cancer after Chernobyl. Nature 1992；**359**：21
82) Baverstock K et al：Thyroid cancer after Chernobyl. Nature 1992；**359**：21-22
83) Cardis E et al：Risk of thyroid cancer after exposure to $^{131}$I in childhood. J Natl Cancer Inst 2005；**97**：724-732
84) Tronko MD et al：A cohort study of thyroid cancer and other thyroid diseases after the chornobyl accident：thyroid cancer in Ukraine detected during first screening. J Natl Cancer Inst 2006；**98**：897-903
85) Hall P et al：Thyroid nodularity after diagnostic administration of iodine-131. Radiat Res 1996；**146**：673-682
86) Dickman PW et al：Thyroid cancer risk after thyroid examination with $^{131}$I：a population-based cohort study in Sweden. Int J Cancer 2003；**106**：580-587
87) Belfiore A et al：The frequency of cold thyroid nodules and thyroid malignancies in patients from an iodine-deficient area. Cancer 1987；**60**：3096-3102
88) Delange F, Lecomte P：Iodine supplementation：benefits outweigh risks. Drug Saf 2000；**22**：89-95
89) Huszno B et al：Influence of iodine deficiency and iodine prophylaxis on thyroid cancer histotypes and incidence in endemic goiter area. J Endocrinol Invest 2003；**26**：71-76
90) Gomez Segovia I et al：Descriptive epidemiology of thyroid carcinoma in Carinthia, Austria：1984-2001. Histopathologic features and tumor classification of 734 cases under elevated general iodination of table salt since 1990：population-based age-stratified analysis on thyroid carcinoma incidence. Thyroid 2004；**14**：277-286
91) Franceschi S：Iodine intake and thyroid carcinoma：a potential risk factor. Exp Clin Endocrinol Diabetes 1998；**106**(Suppl 3)：S38-S44
92) Michikawa T et al：Seaweed consumption and the risk of thyroid cancer in women：the Japan Public Health Center-based Prospective Study. Eur J Cancer Prev 2012；**21**：254-260
93) Kovacs GL et al：Epidemiology of thyroid microcarcinoma found in autopsy series conducted in areas of different iodine intake. Thyroid 2005；**15**：152-157

94) Franceschi S et al：A pooled analysis of case-control studies of thyroid cancer：Ⅳ. Benign thyroid diseases. Cancer Causes Control 1999；**10**：583-595
95) Renehan AG et al：Body-mass index and incidence of cancer：a systematic review and meta-analysis of prospective observational studies. Lancet 2008；**371**：569-578
96) Suzuki T et al：Anthropometric factors at age 20 years and risk of thyroid cancer. Cancer Causes Control 2008；**19**：1233-1242
97) Ayturk S et al：Metabolic syndrome and its components are associated with increased thyroid volume and nodule prevalence in a mild-to-moderate iodine-deficient area. Eur J Endocrinol 2009；**161**：599-605
98) Mijovic T et al：Body mass index in the evaluation of thyroid cancer risk. Thyroid 2009；**19**：467-472
99) Navarro Silvera SA et al：Risk factors for thyroid cancer：a prospective cohort study. Int J Cancer 2005；**116**：433-438
100) Knudsen N et al：High occurrence of thyroid multinodularity and low occurrence of subclinical hypothyroidism among tobacco smokers in a large population study. J Endocrinol 2002；**175**：571-576
101) Galanti MR et al：Cigarette smoking and the risk of goitre and thyroid nodules amongst parous women. J Intern Med 2005；**258**：257-264
102) Knudsen N et al：Alcohol consumption is associated with reduced prevalence of goitre and solitary thyroid nodules. Clin Endocrinol（Oxf）2001；**55**：41-46
103) Allen NE et al：Moderate alcohol intake and cancer incidence in women. J Natl Cancer Inst 2009；**101**：296-305
104) Meinhold CL et al：Alcohol intake and risk of thyroid cancer in the NIH-AARP Diet and Health Study. Br J Cancer 2009；**101**：1630-1634
105) Negri E et al：A pooled analysis of case-control studies of thyroid cancer：Ⅱ. Menstrual and reproductive factors. Cancer Causes Control 1999；**10**：143-155
106) Hannibal CG et al：Risk of thyroid cancer after exposure to fertility drugs：results from a large Danish cohort study. Hum Reprod 2008；**23**：451-456
107) La Vecchia C et al：A pooled analysis of case-control studies of thyroid cancer：Ⅲ. Oral contraceptives, menopausal replacement therapy and other female hormones. Cancer Causes Control 1999；**10**：157-166
108) Gasperi M et al：Prevalence of thyroid diseases in patients with acromegaly：results of an Italian multicenter study. J Endocrinol Invest 2002；**25**：240-245
109) Tita P et al：High prevalence of differentiated thyroid carcinoma in acromegaly. Clin Endocrinol（Oxf）2005；**63**：161-167
110) Kurimoto M et al：The prevalence of benign and malignant tumors in patients with acromegaly at a single institute. Endocr J 2008；**55**：67-71
111) Volzke H et al：Association between serum insulin-like growth factor-I levels and thyroid disorders in a population-based study. J Clin Endocrinol Metab 2007；**92**：4039-4045
112) Cappelli C et al：Reduced thyroid volume and nodularity in dyslipidaemic patients on statin treatment. Clin Endocrinol（Oxf）2008；**68**：16-21
113) Invitti C et al：High prevalence of nodular thyroid disease in patients with Cushing's disease. Clin Endocrinol（Oxf）1995；**43**：359-363
114) Armanini D et al：High prevalence of thyroid ultrasonographic abnormalities in primary aldosteronism. Endocrine 2003；**22**：155-160
115) Montella M et al：Risk of thyroid cancer and high prevalence of hepatitis C virus. Oncol Rep 2003；**10**：133-136
116) Fujino Y et al：Prospective study of transfusion history and thyroid cancer incidence among females in Japan. Int J Cancer 2004；**112**：722-725
117) Cooper DS et al：Revised American Thyroid Association management guidelines for patients with thyroid nodules and differentiated thyroid cancer. Thyroid 2009；**19**：1167-1214
118) Gharib H et al：American Association of Clinical Endocrinologists, Associazione Medici Endocrinologi, and EuropeanThyroid Association Medical Guidelines for Clinical Practice for the Diagnosis and Management of Thyroid Nodules. Endocr Pract 2010；**16**（Suppl 1）：1-43
119) Gharib H et al： American Association of Clinical Endocrinologists and Associazione Medici Endocrinologi medical guidelines for clinical practice for the diagnosis and management of thyroid nod-

ules. Endocr Pract 2006；**12**：63-102
120) Gough J et al：Thyroid incidentaloma：an evidence-based assessment of management strategy. World J Surg 2008；**32**：1264-1268
121) 笠木寛治：甲状腺腫瘍―鑑別診断と治療選択の戦略―疫学　ヨード摂取の影響. 日本臨床 2007；**65**：1953-1958
122) Laurberg P et al：Iodine intake as a determinant of thyroid disorders in populations. Best Pract Res Clin Endocrinol Metab 2010；**24**：13-27
123) Cardis E et al：Cancer consequences of the Chernobyl accident：20 years on. J Radiol Prot 2006；**26**：127-140

# II

# 結節性病変に対する具体的な診断の進め方

# 1 臨床的評価

## ポイント

- 甲状腺結節の臨床的評価に家族歴，被曝歴，病歴，症状および触診所見が大切である．
- 甲状腺癌の家族歴，若年時の被曝歴，嗄声，急速に増大する充実性結節，硬くて可動性のない結節，大きな頸部リンパ節触知などは甲状腺悪性腫瘍の可能性を高める所見である．

## ステートメント

臨床的評価にあたっては以下の項目に留意する． グレードB
1 甲状腺癌の家族歴 EL2
2 若年時の放射線被曝歴 EL3
3 嗄声 EL3
4 充実性結節の短期間での急速な増大 EL3
5 触診上，硬い結節，可動性のない（あるいは周囲に固定している）結節，明らかな頸部リンパ節腫大 EL3

## ステートメントの根拠

1 家族性甲状腺癌は髄様癌と非髄様癌に分けて論じる．髄様癌はまれな悪性腫瘍であるが，家族性の場合には多発性内分泌腫瘍症 2 型の構成病変である．わが国の多発性内分泌腫瘍症症例を集積している多発性内分泌腫瘍症研究コンソーシアムのデータによると，髄様癌は登録症例の 91.2％に診断され，他の構成病変（褐色細胞腫 45.6％，原発性副甲状腺機能亢進症 8.1％）に比べて発症頻度が高い[1]．多発性内分泌腫瘍症 2 型症例の 81.2％は診断時に家族性である[1]．

非髄様癌では，いわゆる家族性腫瘍症候群に関連して発症する場合と，そうでない場合とがある．家族性腫瘍症候群には家族性大腸ポリポーシス，Cowden 症候群をはじめとする PTEN 過誤腫腫瘍症候群（PTEN-hamartoma tumor syndrome：PHTS），Werner 症候群，Carney's complex などがある．家族性大腸ポリポーシスの 51 例を調査した後ろ向き観察研究では甲状腺乳頭癌が 6 例（12％）にみつかった[2]．Cowden 症候群または Cowden 様症候群患者 2,723 例の調査では 664 例の甲状腺癌が診断され，PTEN 変異例では一般人口の 72 倍の罹患率であることが明らかにされた[3]．また，Werner 症候群で甲状腺癌を発症するのはわが国に多いと報告されている[4]．一方，こうした家族性腫瘍症候

群に伴わない家族性甲状腺癌も知られている[5]．甲状腺癌発症者の血縁者と未発症者の血縁者とを比較した症例対照研究では前者での甲状腺癌発症は後者の10倍であったとの報告[6]や，親あるいは兄弟が甲状腺癌と診断されている家系では乳頭癌を発症する標準化罹患率がそれぞれ3.21，6.24であったとの調査結果[7]がある．

**2** 若年者の放射線被曝は甲状腺癌発症の危険を高める．広島，長崎における原爆被爆者10万人あまりを追跡した Life Span Study では371人に甲状腺癌の発症を認め（微小癌を除く），被爆量と発症率には用量反応関係があり，被爆時年齢が若年であるほど発症率が高いことが示された[8]．同様の観察はチェルノブイリ原子力発電所事故の被曝者30万人を追跡したコホート研究でも報告されている[9]．

**3** 甲状腺結節患者に嗄声の症状があれば反回神経麻痺を強く疑う．悪性腫瘍が反回神経に浸潤することによる症状であり，甲状腺乳頭癌で多い．Chanらは甲状腺乳頭癌709例のうち20例（2.8％）に術前反回神経麻痺を認め，うち9例（1.3％）では結節を触知せず，嗄声を契機に発見されたと報告している[10]．甲状腺癌の診断における嗄声または声帯麻痺の感度・特異度は，Hammingらが13％・100％，Atliらが13％・92％と報告している[11, 12]．

**4** 急速に増大する甲状腺結節では未分化癌や悪性リンパ腫を念頭に置く．メイヨークリニックの報告では134例の未分化癌のうち130例（97％）で頸部腫瘍の急速増大を認めている[13]．わが国の未分化癌症例を集積している未分化癌コンソーシアムのデータでは通常型未分化癌547例のうち325例（59％）に急性症状（嗄声，嚥下障害，呼吸苦，あるいは1ヵ月以内の腫瘍急速増大）を認めた[14]．

**5** 甲状腺結節の触診では，結節が①（非常に）硬い，②可動性がない，あるいは③明らかな頸部リンパ節腫大を認める，などの所見が重要である．良性悪性鑑別における①②③の感度は3～31％と高くないが[11, 12]，特異度は88～99％と非常に高い[11, 12]．これらの所見を認める場合には悪性の可能性を考えるべきである．総合的な触診の感度と特異度はそれぞれ63％，98％と報告されている[15]．

## 解 説

甲状腺結節における診療の基本は，家族歴や病歴を聴取したうえで，身体所見を的確に把握することである．診断において，深い経験に基づく臨床判断の妥当性は多くの専門医によって確信されるところであるが，必ずしも十分なエビデンスが整っていないのも現状である．

ガイドラインに示された"エビデンスレベル"や"推奨グレード"を読むにあたっては，実臨床と研究成果（エビデンス）との間にこうしたギャップがあることを理解する必要がある．

甲状腺結節の患者に髄様癌の家族歴があれば多発性内分泌腫瘍症2型の可能性が高いこと，嗄声があれば反回神経麻痺を疑うこと，硬くて可動性のない触診所見では乳頭癌に特徴的であることなどは臨床判断として極めて妥当であるが，必ずしも質の高いエビデンス

（正確な数値）があるわけではない．特に甲状腺結節の触診所見に関するエビデンスは少なく，これらを十分に通覧した報告もない．診察の基本である触診所見を的確な臨床判断に結びつけるために，今後新たな調査・研究が行われることを期待したい．

なお，肥満が癌の発生と関連し，甲状腺癌もその例外ではないことがメタ解析で示唆されているが[16]，BMI 5 kg/m² ごとのリスク比は男性で1.33（95％CI：1.04〜1.70），女性で1.14（95％CI：1.06〜1.23）と報告されており，肥満（BMI高値）が甲状腺結節で癌の可能性を高める臨床的に重要な評価項目であるとは言い難い．家族性甲状腺癌の分子生物学や疫学についての知見は近年蓄積されつつあるが，その他にリスク因子として明らかなものは報告されていない．

## 主要な臨床研究論文の紹介

### ▼ Hamming JF et al, 1990 [11]

The value of fine-needle aspiration biopsy in patients with nodular thyroid disease divided into groups of suspicion of malignant neoplasms on clinical grounds. Arch Intern Med 1990；**150**：113-116

【目的】甲状腺結節の良性悪性鑑別における，臨床症状・所見の感度と特異度を明らかにする．

【方法】病理組織学的診断が確定している甲状腺結節患者169例（良性130例，悪性39例）における後ろ向き観察研究

【結果】表1に示す．

表1　臨床症状・所見の感度と特異度

|  | 感度 | 特異度 |
| --- | --- | --- |
| 腫瘍の急速増大 | 13%（2〜23%） | 100% |
| 非常に硬い結節 | 3%（0〜8%） | 99%（98〜100%） |
| 可動性なし | 13%（2〜23%） | 99%（96〜100%） |
| 声帯麻痺 | 13%（2〜23%） | 99%（98〜100%） |
| リンパ節腫大 | 31%（16〜45%） | 96%（93〜99%） |

（　）：95% CI

【結論】上記の所見を1つでも有する「悪性を強く疑う」群の71%で病理診断が悪性であった．

【コメント】①5つの臨床症状あるいは所見の感度は低いが，特異度は高い．したがって，いずれかを認めれば悪性の可能性が高い．②悪性症例がどのような病理組織診断であったかは記載がなく，不明である．

### ▼ Atli M et al, 2006 [12]

Thyroid incidentalomas：prediction of malignancy and management. Int Surg 2006；**91**：237-244

【目的】甲状腺結節の良性悪性鑑別における，臨床症状・所見の感度と特異度，そして尤度比を明らかにする．

【方法】対象は甲状腺結節性病変で手術を受けた815例．うち悪性63例（乳頭癌52例，濾胞癌7例，髄様癌3例，未分化癌1例），濾胞腺腫33例．残る719例（良性）の病理組織学的診断については記載なし．

【結果】表2に示す．

表2 臨床症状・所見の感度と特異度

| | 感度 | 特異度 |
|---|---|---|
| 嗄声 | 13%（5〜21%） | 92%（90〜94%） |
| 硬い結節 | 22%（12〜33%） | 88%（86〜91%） |
| 可動性なし | 11%（3〜19%） | 99%（99〜100%） |
| 頸部リンパ節腫大 | 18%（8〜27%） | 99%（98〜100%） |
| 甲状腺機能正常 | 83%（73〜92%） | 29%（26〜33%） |

（　）：95% CI

年齢については23歳未満，23〜45歳，46歳以上の尤度比はそれぞれ1.6（95%CI：0.9〜3.0），0.6（95%CI：0.4〜0.9），1.4（95%CI：1.1〜1.8）であった．

【結論】①「嗄声」，「可動性なし」，「頸部リンパ節腫大」の特異度は高く，これらが陽性であれば悪性の可能性が高い．②良性とされる752例のうち719例（96%）について病理組織診断が不明である．

### ▼ Okamoto T et al, 1994 [15]

Test performances of three diagnostic procedures in evaluating thyroid nodules：physical examination, ultrasonography and fine needle aspiration cytology. Endocr J 1994；**41**：243-247

【目的】甲状腺結節の良性悪性鑑別における，触診の感度と特異度を明らかにする．

【方法】後ろ向き観察研究．対象：甲状腺結節性病変で手術を受けた252例．うち悪性126例（乳頭癌114例，濾胞癌12例），良性126例（濾胞腺腫または腺腫様甲状腺腫）．全例が甲状腺機能正常で触診，超音波検査，穿刺吸引細胞診の3診断手技を受けた．悪性例は明らかな頸部リンパ節転移や遠隔転移を認めない症例である．

【結果】表3に示す．

表3 触診の感度と特異度

| | 感度 | 特異度 |
|---|---|---|
| 触診 | 63%（55〜72%） | 98%（95〜100%） |

（　）：95% CI

触診の感度は病理組織型によって異なる．乳頭癌では68%（95%CI：59〜76%）であるのに対し，濾胞癌では25%（95%CI：0.5〜50%）であった．

【結論】触診の特異度は高い．

【コメント】触診で悪性を疑う所見として，「硬い」，「不整形」，「表面不平滑」，「可動性不良（周囲への固定）」をあげているが，個々の触診所見の感度・特異度は検証していない．

## 文 献

1) 内野眞也：内分泌外科稀少疾患の日本の現状把握と診療指針の作成—4．多発性内分泌腫瘍症2型集計結果．日外会誌 2012；**113**：362-367
2) Herraiz M et al：Prevalence of thyroid cancer in familial adnomatous polyposis syndrome and the role of screening ultrasound examinations. Clin Gastroenterol Hepatol 2007；**5**：367-373
3) Ngeow J et al：Incidence and clinical characteristics of thyroid cancer in prospective series of individuals with Cowden and Cowden-like syndrome characterized by germline PTEN, SDH, or KLLN alterations. J Clin Endocrinol Metab 2011；**96**：E2063-E2071
4) Ishikawa Y et al：Unusual features of thyroid carcinomas in Japanese patients with Werner syndrome and possible genotype-phenotype relations to cell type and race. Cancer 1999；**85**：1345-1352
5) Musholt TJ et al：Familial papillary thyroid carcinoma：genetics, criteria for diagnosis, clinical features, and surgical treatment. World J Surg 2000；**24**：1409-1417
6) Pal T et al：Increased risk for nonmedullary thyroid cancer in the first degree relatives of prevalent cases of nonmedullary thyroid cancer：a hospital-based study. J Clin Endocrinol Metab 2001；**86**：5307-5312
7) Hemminki K et al：Familial risks for nonmedullary thyroid cancer. J Clin Endocrinol Metab 2005；**90**：5747-5753
8) Furukawa K et al：Long-term trend of thyroid cancer risk among Japanese atomic-bomb survivors：60 years after exposure. Int J Cancer doi：10.1002/ijc.27749. [Epub ahead of print], 2012
9) Ivanov VK et al：Radiation-epidemiological studies of thyroid cancer incidence in Russia after the Chernobyl accident (estimation of radiation risks, 1991-2008 follow-up period). Radiat Prot Dosimetry 2012；**151**：489-499
10) Chan WF et al：Recurrent laryngeal nerve palsy in well-differentiated thyroid carcinoma：clinicopathologic features and outcome study. World J Surg 2004；**28**：1093-1098
11) Hamming JF et al：The value of fine-needle aspiration biopsy in patients with nodular thyroid disease divided into groups of suspicion of malignant neoplasms on clinical grounds. Arch Intern Med 1990；**150**：113-116
12) Atli M et al：Thyroid incidentalomas：prediction of malignancy and management. Int Surg 2006；**91**：237-244
13) McIver B et al：Anaplastic thyroid carcinoma：a 50-year experience at a single institution. Surgery 2001；**130**：1028-1034
14) Sugitani I et al：Prognostic factors and treatment outcomes for anaplastic thyroid carcinoma：ATC Research Consortium of Japan cohort study of 677 patients. World J Surg 2012；**36**：1247-1254
15) Okamoto T et al：Test performances of three diagnostic procedures in evaluating thyroid nodules：physical examination, ultrasonography and fine needle aspiration cytology. Endocr J 1994；**41**：243-247
16) Renehan AG et al：Body-mass index and incidence of cancer：a systematic review and meta-analysis of prospective observational studies. Lancet 2008；**371**：569-578

# 2 甲状腺超音波検査

## A Bモード画像（グレースケール断層像）

### ポイント

- 甲状腺に結節を触知した場合，画像検査としてはまず超音波検査を行うべきである．
- 日常診療上，超音波検査で高頻度にみられる結節性病変は，コロイド囊胞（colloid cyst），腺腫様結節，腺腫様甲状腺腫などである．
- 乳頭癌を疑う超音波Bモード所見として，充実性の低エコー結節で，形状不整，縦横比大，境界不明瞭，結節内部の微細石灰化を示唆する多発点状高エコー所見などがあげられる．
- 濾胞癌のうち広汎浸潤型濾胞癌は高齢者に多く，腫瘍径が大きい傾向にある．超音波検査所見としては境界明瞭，円形や桑実状の充実性結節で，無エコー域（囊胞成分）を認めず，内部は低エコー・不均質，粗大な点状多重高エコー（特にリング状の石灰化病変）を認めることが多い．

### ステートメント

1. 甲状腺結節が疑われた場合，超音波検査を施行することを推奨する． EL1 グレードA
2. 日常診療上，超音波検査で高頻度にみられるのは，コロイド囊胞，腺腫様結節，腺腫様甲状腺腫などの良性病変である． EL1 グレードA
3. 超音波Bモード検査で乳頭癌を疑う所見としては，充実性の低エコー結節で，形状不整，縦横比大，境界不明瞭，結節内部の多発点状高エコーなどがあげられる． EL1
4. 濾胞癌はその浸潤形式から微少浸潤型と広汎浸潤型に分類される．微少浸潤型濾胞癌は超音波検査所見や穿刺吸引細胞診では濾胞腺腫との鑑別が困難である．一方，広汎浸潤型濾胞癌に特徴的とされる超音波検査所見としては，充実性の低エコー結節で囊胞成分がないこと，境界部低エコー帯（halo）がないこと，粗大な高エコー（特にリング状の石灰化）を有すること，結節内部の血流が豊富であることなどがあげられる． EL2

## ステートメントの根拠

**1** 甲状腺結節を認めた場合，第一に行うべき画像検査は超音波検査である．画像検査には超音波検査以外にCT，MRI，FDG-PET/CT，核医学検査などがあるが，非侵襲的，比較的検査費用が少ない，空間分解能が高く得られる情報量が多い，外来で容易に施行できるなどの点から，超音波検査が最も有用である[1]．岩田ら[2]は77例（良性32例，悪性45例）の症例に対し術前検査として超音波検査，$^{201}$Tlシンチグラフィ，CTを行い比較検討した．その結果，良性悪性判定の感度，特異度は，それぞれ超音波検査で97％，87％，$^{201}$Tlシンチグラフィで65％，71％，CTで85％，83％であり，超音波検査が最も高かった．

**2** 最近，超音波検査をはじめ，CT，MRI，FDG-PET/CTなどの画像診断の進歩と検診の普及により，多くの甲状腺結節が偶発的に発見されるようになった．実際の超音波検査で高頻度に認められる良性の結節性病変としては，囊胞，腺腫様結節，腺腫様甲状腺腫があり，志村らは甲状腺検診で超音波検査を行うと，囊胞性病変（≧3mm）は27.6％（男性23.2％，女性33.5％），充実性結節（≧3mm）は22.8％（男性18.1％，女性29.1％）と高頻度に異常がみつかると報告している[3]．また，甲状腺の結節性病変は一般人口の4〜7％に認められ，女性，特に高齢者，ヨウ素欠乏地域，放射線被曝者ではさらに多いことが知られている[4]．Tanら[5]は135編の文献をレビューし，超音波検査全体で17〜67％，頸動脈超音波検査で13％，副甲状腺超音波検査では40〜46％も甲状腺結節が発見されるとしている．

囊胞，腺腫様結節，腺腫様甲状腺腫は，超音波上形状が円形または楕円形を呈し，境界は明瞭で境界部低エコー帯は認めず，内部エコーは無〜等エコーまで様々で，囊胞変性や石灰化，出血などを認める．囊胞性病変では内部に濃縮コロイド，フィブリン網，凝血塊などが凝集して点状多重高エコー（コメットサイン）として認められるのが特徴的である．

**3** 甲状腺結節性病変に対する超音波検査で，良性悪性を鑑別する有用な所見を報告した論文は数多い．ただし，これらの悪性所見は実質的には甲状腺癌の90％を占める乳頭癌を意味し，術前診断が困難な濾胞癌は含まれていないことに注意する必要がある．最近の主な報告の結果を表1にまとめた．Bastinら[6]は，超音波検査所見について書かれた94編の論文（約10,000例の甲状腺結節）で解析した結果，悪性所見として，微細石灰化，境界不明瞭あるいは分葉状，結節内部の血流増加，縦横比＞1，充実性結節，低エコー結節をあげている．Moonら[7]は多施設での849例（悪性360例，良性489例）を解析した結果，悪性を疑う超音波検査所見として，縦横比大，境界部棘状，内部低エコー，微細石灰化，粗大石灰化の所見をあげている．Papiniら[8]は，超音波検査所見に関してロジスティック解析を行い，悪性を疑う所見として，単発性結節（OR：1.39），低エコー結節（OR：1.92），結節のサイズ＞10mm（OR：0.99），境界不明瞭（OR：16.83，$p<0.0011$），結節内血流（OR：14.23，$p<0.05$），微細石灰化（OR：4.97）と報告している．

最近のLewら[9]のレビューでは，組織弾性イメージングの所見も含めた良性悪性の鑑

表1 超音波所見での悪性所見の感度・特異度

| 悪性所見 | Bastin (2009) 感度 | Bastin (2009) 特異度 | Moon (2008) 感度 | Moon (2008) 特異度 | Papini (2002) 感度 | Papini (2002) 特異度 | オッズ比 |
|---|---|---|---|---|---|---|---|
| 微細石灰化 | 58 | 84 | 44.2 | 90.8 | 29.0 | 95.0 | 4.97 |
| 縦横比＞1 | 57 | 83 | 40.0 | 91.4 | — | — | — |
| 充実性結節 | 86 | 40 | — | — | — | — | — |
| 低エコー結節 | 71 | 62 | 41.4 | 92.2 | 87.1 | 43.4 | 1.92 |
| 境界不明瞭 | 58 | 79 | — | — | 77.5 | 85.0 | 16.83 |
| 境界部棘状 | — | — | 48.3 | 91.8 | — | — | — |
| 内部の血流増加 | 75 | 66 | — | — | 74.2 | 80.8 | 14.20 |
| 粗大石灰化 | — | — | 9.7 | 96.1 | — | — | — |

別点として，①内部エコーレベル，②境界部，③石灰化，④内部エコー，⑤縦横比，⑥血流分布，⑦弾性度，⑧リンパ節腫大，の8項目が重要としている．わが国においては，Shimuraら[10]が良性と悪性の鑑別にどの項目が有用であるかロジスティック解析を行った結果，乳頭癌に特徴的な超音波診断項目として境界部不整所見と内部エコーレベルの低下が最も重要な所見として取り上げられた（$p<0.001$）．石灰化の有無や微細石灰化については，統計学的に有意ではなかったことから，2011年の新しい超音波診断基準[11]としては，明らかに有用性が高いと考えられる3つの項目，すなわち①形状，②境界部の性状，③内部エコー，を主所見とし，微細多発高エコーと境界部低エコー帯については副所見としている．

4　濾胞癌の診断は，手術後の病理組織で脈管侵襲あるいは被膜浸潤を認めた場合，あるいは肺，骨などに遠隔転移を認めた場合になされており，術前での超音波診断はいまだ困難な例が多い．特に濾胞癌のなかでも微少浸潤型濾胞癌の場合，濾胞腺腫との鑑別は超音波検査所見と穿刺吸引細胞診による術前診断は極めて難しい．

　濾胞癌を広汎浸潤型と微少浸潤型に分けて超音波検査所見を比較検討した論文はごくわずかである．Shinら[12]は，13例の広汎浸潤型と24例の微少浸潤型を比較し，広汎浸潤型では，①高齢者が多い（$p<0.0001$），②結節のサイズが大きい（$p=0.0092$）ことをあげ，それぞれのカットオフ値は49歳，5.6cmであると報告している．また超音波検査所見としては，境界明瞭な円形結節で内部は低エコーで不均質，桑実状であること（広汎浸潤型77%，微少浸潤型25%，$p=0.0046$），石灰化については広汎浸潤型のほうがより高頻度にみられ（広汎浸潤型54%，微少浸潤型8%，$p=0.0041$），特にリング状の石灰化は広汎浸潤型で86%と多いことを報告している．また，Huangら[13]は145例の広汎浸潤型と89例の微少浸潤型とを比較し，微少浸潤型では39.2±14.9歳と年齢が若く（広汎浸潤型では平均年齢49.0±17.7歳），結節のサイズも小さく，血中サイログロブリン（Tg）値も低く，再発率や癌死亡率も低かったと報告している．

　濾胞癌と濾胞腺腫の鑑別に関しては，最近報告されたSilleryら[14]の論文があり，①低エコー結節であること，②境界部低エコー帯（halo）の欠如，③内部に嚢胞性変化がないこと，④結節のサイズがより大きいこと，⑤男性であること，がより濾胞癌を疑う所見であると述べている．各項目の頻度とオッズ比（OR）をみると，①低エコー（濾胞癌

82% vs. 濾胞腺腫 50%，$p<0.005$，OR：0.5，95%CI：0.3〜0.7），②境界部低エコー帯（halo）の欠如（濾胞癌 64% vs. 濾胞腺腫 42%，$p<0.05$，OR：0.5，95%CI：0.2〜0.9），③囊胞成分の欠如（濾胞癌 90% vs. 濾胞腺腫 60%，OR：0.2，95%CI：0.1〜0.7），④結節サイズ（濾胞癌 11.75 mL vs. 濾胞腺腫 5.95 mL，$p<0.05$），⑤男性（濾胞癌 50% vs. 濾胞腺腫 19.2%，$p<0.005$，OR：3.7）と報告している．Gulcelik ら[15]も同様に，充実性の低エコー結節で内部に微細石灰化の所見があると感度 73.1%，特異度 98.6% という高い確率で濾胞癌と診断しうるとしている．最近では，Seo ら[16]も，濾胞癌では充実性あるいは混合性結節，微細石灰化または境界部粗大石灰化の所見はそれぞれ OR：8.1，OR：13.5と有意に（$p<0.01$）高い所見であったとしている．わが国からの報告でも，Kobayashi ら[17]は濾胞癌の特徴として，結節のサイズが 40 mm 以上（OR：0.65，$p=0.05$），充実性結節（OR：2.15，$p<0.01$），内部低エコー（OR：2.56，$p<0.0001$），境界不明瞭（OR：5.29，$p<0.0001$）をあげている．福成ら[18]は濾胞癌と濾胞腺腫と乳頭癌の超音波検査所見を比較して，濾胞癌では特に内部エコー不均質（71.4%），形状不整（28.6%），境界部エコー不整（19.6%），石灰化（26.8%）の所見が多くみられたと報告している．

## 解 説

### a．超音波検査の行い方

超音波診断装置には 7 MHz 以上の高周波数のリニアプローブを用いて，被検者は仰臥位で首の下に枕を入れ首を伸展した状態で行う．正常甲状腺はエコーレベルが前頸筋群より高く内部は均一である．正常甲状腺のサイズは峡部の厚みが 3 mm 以下で両葉の横径が 20 mm 以下である．全体の重量はおおよそ 12〜20 g で男性では女性よりやや大きい．観察すべき点としては，甲状腺全体の腫大の有無，甲状腺辺縁（凹凸不整，被膜の途絶など），内部エコーレベル（前頸筋群と比較して低エコー，等エコー，高エコー），内部エコー（均質，不均質），内部の石灰化，囊胞変性，結節性病変の有無などがある．その後カラードプラで血流分布や血流解析を行い，さらに可能であれば組織弾性評価（エラストグラフィ）で結節の硬さを評価する．

### b．腺腫様甲状腺腫，腺腫様結節について

腺腫様甲状腺腫とは甲状腺の非腫瘍性の結節性過形成であり，甲状腺が非腫瘍性に結節性に増殖し増大する多発性病変と定義されており[19]，しばしば出血，囊胞変性，石灰化，線維化，硝子化といった二次的な変化を生じる．腺腫様甲状腺腫は病理学的な診断名であり，超音波検査所見だけで診断するのは正しくない．国際的には多結節性甲状腺腫（multinodular goiter）と称されている．結節が数個までで甲状腺の腫大がない場合は病理学的には腺腫様結節と呼ばれる．まれに胸腔内まで広がるような縦隔内甲状腺腫を呈する場合もある．超音波所見としては，形状が円形または楕円形を呈し，境界は明瞭で境界部低エコー帯は認めず，内部エコーは無〜高エコーまで様々で，内部には囊胞変性や石灰化，出血などを認める．囊胞性病変では内部に濃縮コロイドやフィブリン網が点状多重高エコー（コメットサイン）として認められるのが特徴的である（図 1）．Bonavita ら[20]は 500 個の結節について評価を行い，超音波検査所見の各項目ではなく，結節全体の形態学的特徴のほう

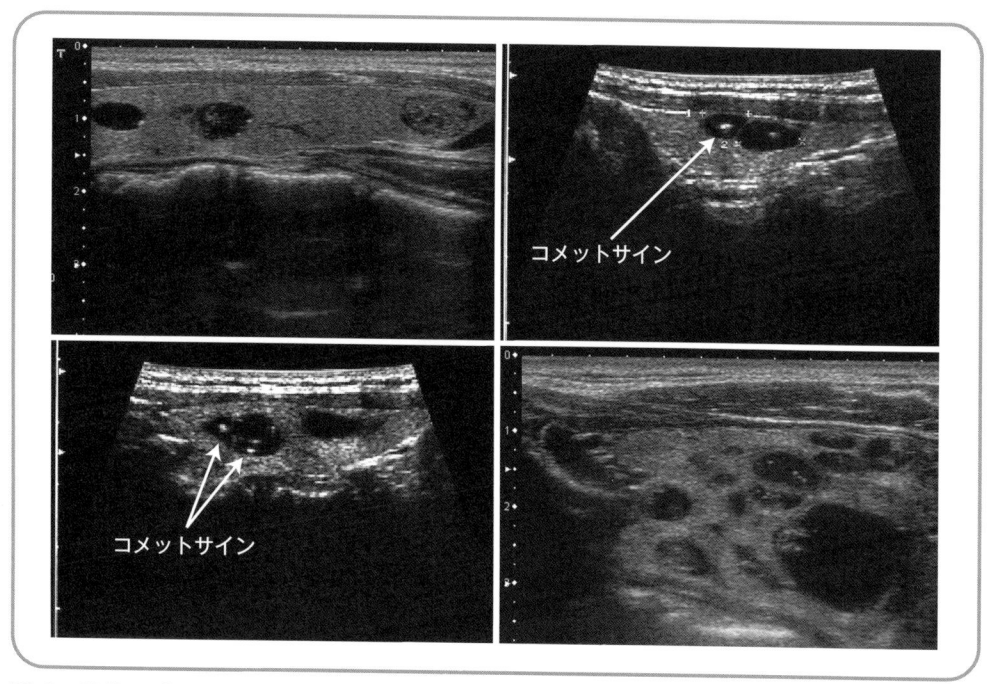

図1 囊胞，腺腫様結節，腺腫様甲状腺腫の超音波検査所見
境界明瞭平滑．多発する囊胞性～充実性結節．

がより良性結節の診断に有用であると報告した．すなわち，①スポンジ様所見，②コロイド凝血塊を含む囊胞，③キリンの縞様パターン，④びまん性高エコーの所見，の4つの特徴的所見があれば100%良性であると述べている．

### c. 囊胞性病変について

通常，囊胞性病変は，コロイド囊胞，もしくは腺腫様結節や濾胞腺腫が二次的に囊胞変性をきたした病変である．穿刺すると粘稠な淡褐色液が採取される．穿刺液が漿液性で無色透明な真性囊胞はまれである．Bモードでは無エコーの結節として認められ，真性囊胞では後方エコーの増強を認めるが，甲状腺の囊胞性病変では内部にはコロイドが貯留しているため後方エコーの増強は認めない．カラードプラでは血流が周辺部に圧排されており，内部には認めないか，あっても充実部分に点状に散在する程度である．これらの超音波所見を認めた場合は，良性（非腫瘍性）病変として経過観察とし，不必要な他の画像検査を避け，時間や費用の患者負担を最小限にすべきである．

### d. 濾胞腺腫

良性腫瘍である濾胞腺腫では，形状整，円形，境界明瞭，境界部低エコー帯あり，内部エコーレベルは等から低，エコー均質，血流は周辺部を中心に認める．

### e. 日本超音波医学会の超音波診断基準

近年，超音波診断装置の飛躍的な技術の進歩により，甲状腺の結節性病変も詳細に診断できるようになったが，一方で他の画像検査や検診などで偶発腫が高頻度でみつかり，その対処についてわが国独自の指針が望まれていた．そのなかで 2011 年に日本超音波医学会より新しい甲状腺超音波診断基準[11]が公示された．これは B モード所見での良性悪性の鑑別点をあげており，このなかで明らかに有用性が高いと考えられる 3 つの項目，すなわち ①形状，②境界部の性状，③内部エコー，を主所見とし，微細多発石灰化と境界部低エコー帯については副所見としている（表 2）．

また，以下の 8 項目については付記を記載してある（表 3）．

### f. 乳頭癌

乳頭癌では，充実性の結節で形状不整，境界不明瞭，内部低エコー，内部不均質，微細石灰化（微細多発高エコー），境界部低エコー帯の不整ないし欠如が特徴的な超音波所見である（図 2）．

表 2　甲状腺結節の超音波診断基準

|  | 主所見 |  | 内部エコー |  | 副所見 |  |
|---|---|---|---|---|---|---|
|  | 形状 | 境界の明瞭性・性状 |  |  | 微細高エコー | 境界部低エコー帯 |
| 良性所見 | 整 | 明瞭・平滑 | 高〜低 | 均質 | （−） | 整 |
| 悪性所見 | 不整 | 不明瞭・粗雑 | 低 | 不均質 | 多発 | 不整・なし |

（超音波医学 2011；38：667-670）

表 3　超音波診断基準の付記

1. 超音波所見として客観的評価のなかから有用性が高い（明らかなもの）を「主」とした．また悪性腫瘍の 90％を占める乳頭癌において特徴的であるが，主所見に比べ有所見率の統計学的差異が低い所見を「副」とした．
2. 内部エコーレベルが高〜等は良性所見として有用である．
3. 粗大な高エコーは良性悪性いずれにもみられる．
4. 所属リンパ節腫大は悪性所見として有用である．
5. 良性所見を呈する結節の多くは，腺腫様甲状腺腫，濾胞腺腫である．
6. 悪性所見を呈する結節の多くは，乳頭癌，濾胞癌，悪性リンパ腫，未分化癌である．
7. 良性所見を呈しうる悪性疾患は，微少浸潤型濾胞癌および 10mm 以下の微小乳頭癌，髄様癌，悪性リンパ腫である．
　　1）微少浸潤型濾胞癌は，良性所見を示すことが多い．
　　2）10mm 以下の微小乳頭癌は，境界平滑で高エコーを伴わないことがある．
　　3）髄様癌は，甲状腺上極 1/3 に多く，良性所見を呈することがある．
　　4）悪性リンパ腫は，橋本病を基礎疾患とすることが多く，境界明瞭，内部エコー低，後方エコー増強が特徴的である．
8. 悪性所見を呈しうる良性疾患は，亜急性甲状腺炎，腺腫様甲状腺腫である．
　　1）亜急性甲状腺炎は，炎症部位である低エコー域が悪性所見を呈することがある．
　　2）腺腫様甲状腺腫では，境界部エコー帯を認めない場合や境界不明瞭なことがある．

（超音波医学 2011；38：667-670）

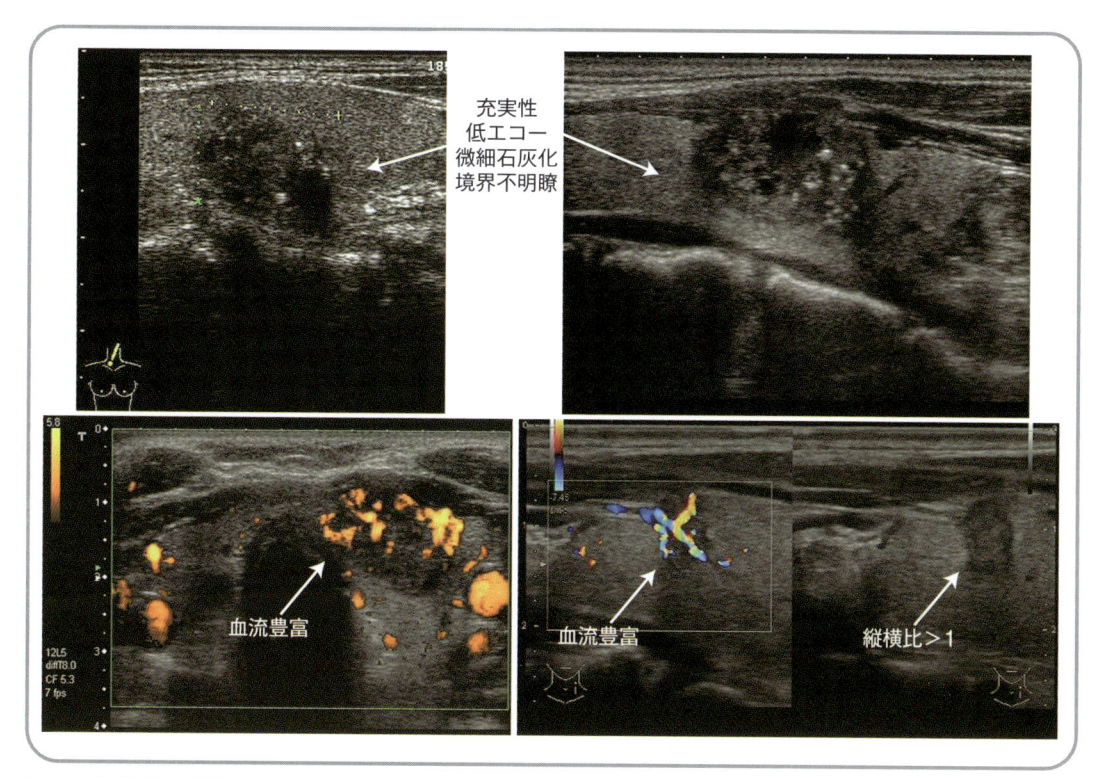

図2 特徴的な乳頭癌の超音波検査所見

### g. 濾胞癌

濾胞癌の最終診断は，術後の病理組織で脈管侵襲あるいは被膜浸潤を認めた場合や，肺・骨などに遠隔転移を認めた場合になされ，術前診断は困難な例が多い．特に微少浸潤型濾胞癌と濾胞腺腫との鑑別は超音波所見と穿刺吸引細胞診では事実上不可能である．濾胞癌のうち広汎浸潤型濾胞癌の特徴的所見としては，境界不明瞭な円形結節で桑実状，内部低エコーで不均質，リング状の石灰化，内部の血流増加などの所見があげられる（図3）．

### h. 髄様癌

超音波所見の特徴は，形状が円形〜楕円形で充実性の低エコー結節であることと，石灰化をしばしば伴うことである．囊胞変性を伴うことはまれである．カラードプラでは豊富な血流を認める．また，多発性内分泌腫瘍症2型では原発性副甲状腺機能亢進症を合併することがあるため，副甲状腺の腫大の有無についても注意深く検査する．

### i. 未分化癌

臨床上急速に増大した頸部結節とそれに伴う頸部痛，嗄声，嚥下困難などが認められる．超音波Bモードでは，甲状腺全体あるいは一部が腫瘍に置き換わり前頸筋との境界が不明瞭となり，内部エコーも低下し不均質となる．周囲臓器への浸潤や気管圧排・狭窄もみられる．カラードプラでは腫瘍内部の血流増加を認めるが，壊死部では血流は少ない．

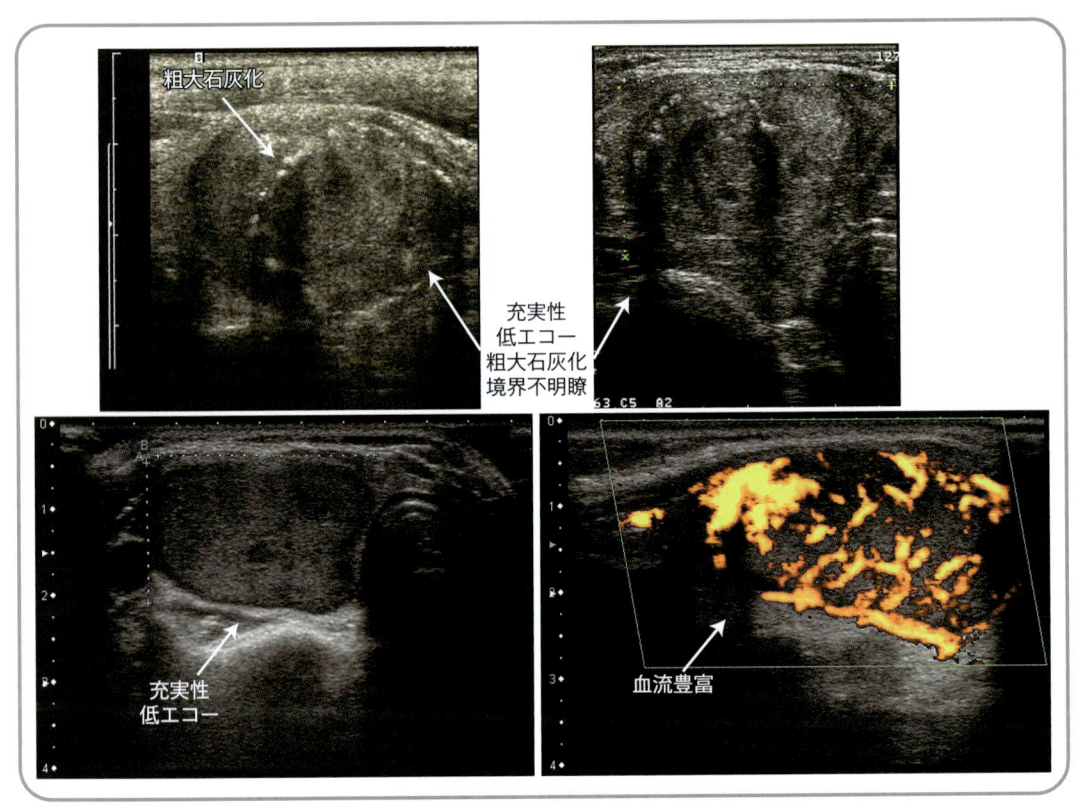

図3　特徴的な濾胞癌の超音波検査所見
上段：広汎浸潤型
下段：微少浸潤型

### j. 良性悪性の判別

　良性悪性の所見をカテゴリー分類して，その悪性度を段階別に評価する試みもなされている．乳腺の超音波診断に用いられている BI-RADS というカテゴリー分類[21]にならって，甲状腺の超音波所見にも TI-RADS（Thyroid Imaging Reporting and Data System）という分類が2009年に報告された[22]．しかし，わが国の超音波関連の学会ではまだ検証されておらず，十分なコンセンサスは得られていない．良性悪性の判別においては超音波所見のみならず癌の家族歴や放射線照射歴などの問診，結節の可動性や頸部リンパ節腫大の有無など検査前の触診も重要であり，総合的に診断していくことが大切である．超音波画像については多くの日本語の書籍がある[23〜25]．

## 主要な臨床研究論文の紹介

### ▼ Moon WJ et al, 2008 [7)]

Benign and malignant thyroid nodules: US differentiation - multicenter retrospective study. Radiology 2008;**247**;762-770

【目的】甲状腺の結節性病変において，良性悪性の鑑別に有用であった超音波所見について感度，特異度を求める．

【方法】多施設における後ろ向き研究．9つの医療施設で2003年の1〜6月で超音波検査を行った8,024例のうち849例（悪性360例，良性489例）について超音波所見を解析した．統計学的処理は$\chi^2$検定と多変量解析を用いて行った．

【結果】悪性を疑う有意な超音波所見としては，縦横比＞1（感度40.0%，特異度91.4%），境界部棘状（感度48.3%，特異度91.8%），著明な低エコー（感度41.4%，特異度92.2%），微細石灰化（感度44.2%，特異度90.8%），粗大石灰化（感度9.7%，特異度96.1%）であった．一方，良性の所見としては，等エコー（感度56.6%，特異度88.1%；$p<0.001$）とスポンジ様内部エコー（感度10.4%，特異度99.7%；$p<0.001$）が有意な所見であった（表4，表5）．

【結論】形状，境界部所見，内部低エコー，石灰化の所見が鑑別に有用な所見であった．

【コメント】良悪の鑑別となる超音波所見について849症例（悪性結節360例，良性結節489例）という大多数で後ろ向き研究をしており，それぞれの所見の感度，特異度とともに多変量解析を行っている．他の論文でもほぼ同様な結果が得られており，有用性が高い．

表4 良性悪性の甲状腺結節の超音波所見

|  | 悪性結節 ($n=360$) | 良性結節 ($n=489$) | $p$値 |
|---|---|---|---|
| 内部エコー |  |  | ＜0.001 |
| 　主として充実性 | 354 (98.3) | 426 (87.1) | ― |
| 　主として嚢胞性 | 6 (1.7) | 63 (12.9) | ― |
| スポンジ様変化 | 1 (0.3) | 51 (10.4) | ＜0.001 |
| 形状 |  |  |  |
| 　円形または楕円形 | 208 (57.8) | 443 (90.6) | 0.001 |
| 　縦横比＞1 | 144 (40.0) | 42 (8.6) | ＜0.001 |
| 　不整 | 8 (2.2) | 4 (0.8) | 0.138 |
| 境界部 |  |  |  |
| 　明瞭・平滑 | 117 (32.5) | 371 (75.9) | ＜0.001 |
| 　明瞭・棘状 | 174 (48.3) | 40 (8.2) | ＜0.001 |
| 　不明瞭 | 69 (19.2) | 78 (15.9) | 0.234 |
| 内部エコー |  |  | 0.992 |
| 　均質 | 140 (38.9) | 190 (38.9) | ― |
| 　不均質 | 220 (61.1) | 299 (61.1) | ― |
| エコーレベル |  |  | ＜0.001 |
| 　極めて低エコー | 149 (41.4) | 38 (7.8) | ＜0.001 |
| 　低エコー | 166 (46.1) | 165 (33.7) | 0.001 |
| 　等エコー | 43 (11.9) | 277 (56.7) | ＜0.001 |
| 　高エコー | 2 (0.6) | 9 (1.8) | 0.13 |
| 石灰化 |  |  |  |
| 　微細石灰化 | 159 (44.2) | 45 (9.2) | ＜0.001 |
| 　粗大石灰化 | 35 (9.7) | 19 (3.9) | 0.001 |
| 　リング状石灰化 | 15 (4.2) | 19 (3.9) | 0.836 |

表5　悪性を疑う超音波所見のオッズ比

| 所見 | β Coefficient | オッズ比 | 95% CI | p value |
|---|---|---|---|---|
| 著明な低エコー | 2.136 ± 0.866 | 8.463 | 1.551, 46.172 | 0.014 |
| 微細石灰化 | 1.526 ± 0.223 | 4.599 | 2.973, 7.113 | < 0.001 |
| 粗大石灰化 | 1.027 ± 0.359 | 2.792 | 1.382, 5.641 | < 0.001 |
| 縦横比＞1 | 1.025 ± 0.236 | 2.787 | 1.756, 4.423 | < 0.001 |
| 境界部棘状 | 1.011 ± 0.242 | 2.749 | 1.710, 4.419 | < 0.001 |
| スポンジ様内部エコー | 3.442 ± 1.256 | 0.032 | 0.003, 0.375 | < 0.001 |

## ▼ Shin JH et al, 2010 [12]

Differentiation of widely invasive and minimally invasive follicular thyroid carcinoma with sonography. Eur J Radiol 2010；**74**：453-457

【目的】広汎浸潤型濾胞癌と微少浸潤型濾胞癌での超音波所見を比較する．

【方法】手術例で病理学的に広汎浸潤型濾胞癌と診断された13例と，微少浸潤型濾胞癌と診断された24例で臨床所見と超音波Bモード所見とを比較した．

【結果】広汎浸潤型濾胞癌では微少浸潤型濾胞癌と比較して，高年齢（平均年齢60歳：35歳）であること，腫瘍径が大きい（5.6 cm：3.4 cm）こと，内部エコーが不均質で桑実状であること，石灰化（特にリング状石灰化）が有意な所見としてあげられた．内部エコーレベルは広汎浸潤型濾胞癌ではより低エコーで微少浸潤型濾胞癌では等エコーの例が多かったが，有意ではなかった．またどちらも形状は円形か楕円形であり，境界も明瞭であった（表6，表7）．

【コメント】濾胞癌の超音波診断について，広汎浸潤型と微少浸潤型で比較した論文は少ないなかで，本論文は非常に有用な結果が得られている．特に広汎浸潤型濾胞癌では，高年齢に多く，結節のサイズが大きく桑実状で内部低エコー，粗大石灰化（特にリング状の石灰化）が特徴的所見と述べている．

## ▼ Sillery JC et al, 2010 [14]

Thyroid follicular carcinoma：sonographic features of 50 cases. AJR Am J Roentgenol 2010；**194**：44-54

【目的】超音波所見での濾胞腺腫と濾胞癌との鑑別点．

【方法】手術後組織学的に診断された濾胞癌症例50例，濾胞腺腫52例において，臨床所見や超音波所見を比較検討した．統計学的処理は各カテゴリーについては$\chi^2$検定とFisher's exact testを用い，連続変数についてはWilcoxon's rank sum testを用いた．

【結果】濾胞癌と濾胞腺腫で超音波所見を比較すると，濾胞癌において低エコー結節，境界部低エコー帯の消失，嚢胞性変化なし，高年齢，男性，腫瘍のサイズの項目が統計学的に有意であった（表8）．

【コメント】濾胞癌と濾胞腺腫との鑑別は，超音波検査と穿刺吸引細胞診で術前診断をつけるのは困難な例が多い．2010年に報告されたこの論文では，統計学的手法を用いて検討し，濾胞癌において低エコー結節，境界部低エコー帯の消失，嚢胞性変化なし，高年齢，男性，腫瘍のサイズが大きいことが有意であったと報告している．

表6　広汎浸潤型濾胞癌と微少浸潤型濾胞癌の超音波所見

|  | 広汎浸潤型<br>n = 13（%） | 微少浸潤型<br>n = 24（%） | p値 |
|---|---|---|---|
| 平均年齢（歳）<br>　≧ 49<br>　< 49 | 60（34～86）<br>10/13（76.9）<br>3/13（23.1） | 35（13～65）<br>2/24（8.3）<br>22/24（91.7） | < 0.05 |
| 平均腫瘍径（cm ± SD）<br>　≧ 5.6<br>　< 5.6 | 5.6 ± 2.52<br>10/13（76.9）<br>3/13（23.1） | 3.4 ± 1.51<br>8/24（33.3）<br>16/24（66.7） | < 0.05 |
| 不均質で桑実状<br>　あり<br>　なし | <br>10/13（76.9）<br>3/13（23.1） | <br>6/18（25.0）<br>18/24（75.0） | < 0.05 |
| 石灰化<br>　あり<br>　　リング状石灰化<br>　　粗大石灰化<br>　なし | <br>7/13（53.6）<br>6/7（85.7）<br>1/7（14.3）<br>6/13（46.2） | <br>2/24（8.3）<br>1/2（50.0）<br>1/2（50.0）<br>22/24（91.7） | < 0.05 |
| 内部エコー<br>　等エコー<br>　低エコー<br>　極めて低エコー | <br>2/13（15.4）<br>9/13（69.2）<br>2/13（15.4） | <br>12/24（50.0）<br>9/24（37.5）<br>3/24（12.5） | > 0.05 |
| 嚢胞性変化<br>　あり<br>　なし | <br>1/13（7.7）<br>12/13（92.3） | <br>5/24（20.8）<br>19/24（79.2） | > 0.05 |
| 境界<br>　明瞭<br>　不明瞭 | <br>13/13（100.0）<br>0/13（0.0） | <br>24/24（100.0）<br>0/24（0.0） |  |
| 形状<br>　円形または楕円形<br>　不整 | <br>13/13（100.0）<br>0/13（0.0） | <br>24/24（100.0）<br>0/24（0.0） |  |

表7　濾胞癌の超音波所見の感度・特異度・正診率

| 所見 | 感度（%） | 特異度（%） | 正診率（%） |
|---|---|---|---|
| 年齢 > 49 歳 | 76.9 | 91.7 | 86.5 |
| 腫瘍サイズ > 5.6cm | 53.8 | 91.7 | 78.4 |
| 不均一な内部エコー | 76.9 | 75.0 | 75.7 |
| 石灰化* | 53.9 | 91.7 | 78.4 |
| 2つ以上の所見あり | 76.9 | 95.8 | 89.2 |

＊：リング状または粗大石灰化を含む

▼ Kobayashi K, 2005 [17]

Diagnosis of follicular carcinoma of the thyroid: role of sonography in preoperative diagnosis of follicular nodules. J Med Ultrasonics 2005; **32**: 153-158

【目的】臨床所見と超音波所見での良性結節と濾胞癌との鑑別点.

【方法】手術後に病理組織学的に診断された濾胞癌症例 109 例（うち微少浸潤型 102 例, 広汎浸潤型 7 例）と, 良性結節 811 例（うち濾胞腺腫 237 例, 腺腫様結節 574 例）について臨床所見や超音波所見を比較検討した. 各カテゴリーについては, 統計学的手法を用いてオッズ比, 95％CI, 感度, 特異度, 正診率を求めた.

表8 悪性を疑う所見の単変量および多変量解析結果

| 因子 | OR (95% CI) | p (Wald Statics) |
|---|---|---|
| 単変量解析 | | |
| 　年齢 | 1.033 (1.006〜1.060) | 0.015 |
| 　腫瘍サイズ | 1.017 (0.999〜1.035) | 0.0719 |
| 　男性 | 3.727 (1.568〜8.863) | 0.0029 |
| 　境界部低エコー帯なし | 0.413 (0.186〜0.916) | 0.0296 |
| 　Refractive shadowing | 0.571 (0.214〜1.527) | 0.2644 |
| 　内部エコー不均質 | 0.624 (0.283〜1.376) | 0.2424 |
| 　内部低エコー | 0.457 (0.286〜0.730) | 0.0022 |
| 　隣接組織への直接浸潤 | NA | 0.9856 |
| 　リンパ節腫大 | NA | 0.975 |
| 　甲状腺内に他に悪性所見あり | 1.261 (0.578〜2.747) | 0.5601 |
| 　血流増加 | 1.272 (0.779〜2.080) | 0.3364 |
| 　囊胞性部分なし | 0.250 (0.084〜0.748) | 0.0131 |
| 　石灰化 | 2.658 (0.647〜10.919) | 0.1752 |
| 多変量解析 | | |
| 　腫瘍サイズ | 1.023 (1.001, 1.045) | 0.0413 |
| 　低エコー結節 | 0.426 (0.258, 0.705) | 0.0009 |
| 　囊胞性部分なし | 0.170 (0.049, 0.587) | 0.005 |

OR:オッズ比，NA:not available

表9 濾胞癌における臨床所見と超音波所見の感度・特異度・オッズ比

A:臨床所見

| | 男性 | 年齢＞50歳 | Tg≧1,000ng/mL | 細胞診≧Class3 |
|---|---|---|---|---|
| 感度（％） | 13.8 | 45.9 | 24.8 | 37.6 |
| 特異度（％） | 93.7 | 48.2 | 84 | 91.7 |
| オッズ比 | 1.07 | 0.79 | 1.72 | 6.7 |
| 95％ CI | 0.60〜1.92 | 0.53〜1.18 | 1.07〜2.77 | 4.22〜10.62 |
| p 値 | 0.93 | 0.29 | 0.03 | ＜0.01 |

B:超音波所見

| | サイズ≧40mm | 単発性 | 充実性 | 内部低エコー | 境界不明瞭 |
|---|---|---|---|---|---|
| 感度（％） | 59.6 | 64.2 | 79.8 | 75.2 | 45.8 |
| 特異度（％） | 30.7 | 37.6 | 35.3 | 45.7 | 86.2 |
| オッズ比 | 0.65 | 1.08 | 2.15 | 2.56 | 5.29 |
| 95％ CI | 0.43〜0.99 | 0.71〜1.64 | 1.32〜3.51 | 1.62〜4.04 | 3.45〜8.10 |
| p 値 | 0.05 | 0.79 | ＜0.01 | ＜0.0001 | ＜0.0001 |

【結果】濾胞癌と濾胞腺腫で超音波所見を比較すると，表9に示すように濾胞癌においてはサイズ40mm以上，充実性，内部低エコー，境界不明瞭の項目が統計学的に有意に多く認められた（表9）．

【コメント】濾胞癌と濾胞腺腫を含む良性の結節とを比較して，上記の4項目が超音波Bモード所見として鑑別に有用であったと報告している．実際の濾胞腺腫と濾胞癌の超音波画像も多く提示されており，理解しやすく書かれた論文である．

▼ **Horvath E et al, 2009** [22)]

An ultrasonogram reporting system for thyroid nodules stratifying cancer risk for clinical management.J Clin Endocrinol Metab 2009；**90**：1748-1751

【目的】2003年に乳腺における超音波所見についてのガイドライン「BI-RADS」(breast

| TI-RADS | 悪性度 | エコー所見 |||||  エコーパターン | 画像 |
|---|---|---|---|---|---|---|---|---|
| ^ | ^ | 内部エコー | 境界・被膜 | 境界 | 石灰化 | 血流 | ^ | ^ |
| TI-RADS 2：良性所見 | 0% | 無エコー，高エコースポット |  |  |  | なし | コロイドタイプ1 | A |
|  | 0% | 内部スポンジ様，高エコースポット | 被膜なし |  |  |  | コロイドタイプ2 | B |
| TI-RADS 3：おそらく良性 | <5% | 充実性または混在結節，高エコースポット |  |  |  | あり | コロイドタイプ3 | C |
|  | <5% | 高〜等〜低エコー，橋本病でみられる |  |  |  | 周囲にあり | 橋本病偽結節 | D |
| TI-RADS 4A：鑑別困難 | 5〜10% | 充実性または混在結節 | 薄い被膜あり |  |  |  | 単発　腫瘍性病変 | E |
|  | 5〜10% | 低エコー | 境界不明瞭 | 不明瞭 | なし |  | de Quervainパターン | F |
|  | 5〜10% | 高〜等〜低エコー | 被膜あり |  | あり（微細〜粗大） |  | 悪性パターン疑い | G |
| TI-RADS 4B：悪性の疑い | 10〜80% | 低エコー，形状不整 | 被膜なし | 不明瞭 |  | あり | 悪性パターンA | H |
| TI-RADS 5：悪性 | >80% | 等〜低エコー | 被膜なし | 不明瞭 | 微細多発石灰化あり | あり | 悪性パターンB | I |
| TI-RADS 6：悪性（確定） | 100% | 等〜低エコー | 被膜なし | 不明瞭 | 石灰化あり〜なし | あり | 悪性パターンC | J |

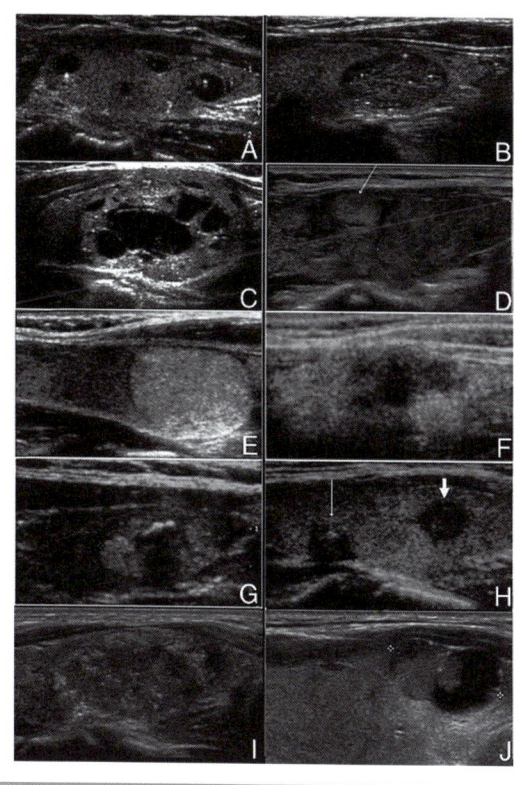

図4　TI-RADSカテゴリー分類と超音波検査所見，悪性度（一部改変）

imaging and reporting data system)[21]が出たことを受けて，甲状腺の超音波所見についても同様に「TI-RADS」という形で超音波診断基準を報告した．

【方法】甲状腺超音波所見について以下のようにカテゴリー分類を行った（図4）．

　　TI-RADS 1：正常甲状腺
　　TI-RADS 2：良性所見（悪性度0％）
　　TI-RADS 3：おそらく良性所見（悪性度＜5％）
　　TI-RADS 4：悪性を疑う所見あり（悪性度5〜80％）
　　TI-RADS 5：おそらく悪性所見（悪性度＞80％）
　　TI-RADS 6：悪性所見（細胞診で悪性と確定）

【結果】この分類を用いると，甲状腺の良性結節はTI-RADS 2（100％），TI-RADS 3（85.9％），TI-RADS 4（55％），TI-RADS 5（10.4％）であったのに対して，甲状腺癌ではTI-RADS 2（0％），TI-RADS 3（14.1％），TI-RADS 4（45％），TI-RADS 5（89.6％）とほとんどがTI-RADS 4〜5であった．

【コメント】超音波所見をこのようにカテゴリー分類することで，良性所見に対して不必要な穿刺細胞診を行うことなく，より確実に甲状腺癌を診断できるという報告である．しかしながら，本論文では各超音波所見の項目についての用語診断基準がなされておらず，統計学的解析も不十分であることから，今後より詳細なガイドライン作成が待たれる．

## 文 献

1) Morris LF et al：Evidence-based assessment of the role of ultrasonography in the management of benign thyroid nodules. World J Surg 2008；**32**：1253-1263
2) 岩田和宏ほか：当科における甲状腺腫瘍の臨床的検討．耳鼻咽喉科臨床 2006；**117**：54-59
3) 志村浩己：日本における甲状腺腫瘍の頻度と経過―人間ドックからのデータ．日本甲状腺学会雑誌 2010；**1**：109-113
4) Rojeski MT, Gharib H：Nodular thyroid disease：evaluation and management. N Engl J Med 1985；**313**：428-436
5) Tan G, Gharib H：Thyroid incidentalomas：management approaches to nonpalpable nodules discovered incidentally on thyroid imaging. Ann Intern Med 1997；**126**：226-231
6) Bastin S et al：Role of ultrasound in the assessment of nodular thyroid disease. J Med Imaging Radiat Oncol 2009；**53**：177-187
7) Moon WJ et al：Benign and malignant thyroid nodules：US differentiation - multicenter retrospective study. Radiology 2008；**247**：762-770
8) Papini E et al：Risk of malignancy in non palpable thyroid nodules：predictive value of ultrasound and color-Doppler features. J Clin Endocrinol Metab 2002；**87**：1941-1946
9) Lew JI et al：Developments in the use of ultrasound for thyroid cancer. Curr Opin Oncol 2010；**22**：11-16
10) Shimura H et al：Distinct diagnostic criteria for ultrasonographic examination of papillary thyroid carcinoma：a multicenter study. Thyroid 2005；**15**：251
11) 日本超音波医学会用語・診断基準委員会：甲状腺結節（腫瘤）超音波診断基準（解説）．超音波医学 2011；**38**：667-670
12) Shin JH et al：Differentiation of widely invasive and minimally invasive follicular thyroid carcinoma with sonology. Eur J Radiol 2010；**74**：453-457
13) Huang CC et al：Diagnostic and therapeutic strategies for minimally and widely invasive follicular thyroid carcinomas. Surg Oncol 2011；**20**：1-6
14) Sillery JC et al：Thyroid follicular carcinoma：sonographic features of 50 cases. AJR Am J Roentgenol

2010；**194**：44-54
15) Gulcelik NE et al：Risk of malignancy in patients with follicular neoplasm predictive value of clinical and ultrasonographic features. Arch Otolaryngol Head Neck Surg 2008；**134**：1312-1315
16) Seo HS et al：Thyroid follicular neoplasms：can sonography distinguish between adenomas and carcinomas? J Clin Ultrasound 2009；**37**：493-500
17) Kobayashi K et al：Diagnosis of follicular carcinoma of the thyroid：role of sonography in preoperative diagnosis of follicular nodules. J Med Ultrasonics 2005；**32**：153-158
18) Fukunari N et al：Clinical evaluation of color Doppler imaging for the differential diagnosis of thyroid follicular lesions. World J Surg 2004；**28**：1261-1265
19) 甲状腺外科研究会（編）：甲状腺癌取扱い規約，第6版，金原出版，東京，p29-30，2005
20) Bonavita JM et al：Pattern recognition of benign nodules at ultrasound of the thyroid：which nodules can be left alone? Am J Radiol 2009；**193**：207-213
21) American College of Radiology, BI-RADS Committee 2003 ACR BI-RADS R-ultrasound. In：ACR BI-RADS breast imaging and reporting data system：breast imaging atlas, 4th Ed, Reston, VA, American College of Radiology, p1-86
22) Horvath E et al：An ultrasonogram reporting system for thyroid nodules stratifying cancer risk for clinical management. J Clin Endocrinol Metab 2009；**90**：1748-1751
23) 岩田政広，笠木寛治：甲状腺・頸部の超音波診断，第2版，小西淳二（監修），金芳堂，京都，2005
24) 横沢　保，廣川満良，宮内　昭（監修）：甲状腺・副甲状腺超音波診断アトラス（新版），ベクトル・コア，東京，2007
25) 日本乳腺甲状腺超音波診断会議甲状腺班（編）：甲状腺超音波診断ガイドブック，第2版，南江堂，東京，2012

## B 血流評価（ドプラ法）

### ポイント

- 超音波検査ではBモードの所見にカラードプラ所見を加えることで，良性悪性の鑑別により有用な情報が得られる．
- 悪性腫瘍では周辺部に加えて結節内部にも豊富に血流を認めることが多い．
- パルスドプラで動脈血流速度を測定して得られる PI（pulsatility index），RI（resistance index）は良性悪性の鑑別に有用である．

### ステートメント

1. 甲状腺の結節性病変を診断するうえで，超音波検査でのBモード所見にカラードプラ所見を加えることを推奨する．より多くの情報が得られ良性悪性の鑑別に有用である．
 EL2　グレードB
2. 血流分布でみると，悪性の場合は周辺部に加えて結節内部にも豊富に血流を認めることが多い． EL2
3. 悪性腫瘍では良性腫瘍と比較して動脈血流速度の PI 値，RI 値が高い傾向にある．
 EL2
4. 濾胞性腫瘍と判定された結節では，Bモードの所見に加えてカラードプラでの血流分布や PI 値，RI 値を測定することで濾胞腺腫と濾胞癌との鑑別に役立つことがある．
 EL3

### ステートメントの根拠

1. 多くの論文で，Bモード所見とドプラ法の組み合わせによる悪性所見の予測に対する検討が行われている．2002年には Papini ら[1] が 8〜15 mm の小さい結節を認めた 402 例（うち良性 306 例，悪性 96 例）で，カラードプラによる所見を，タイプ0：血流シグナルなし，タイプ1：辺縁部に血流シグナルあり，タイプ2：結節内に血流シグナルありの3段階に分け，ドプラ法の条件を限定して検討を行っている．そのロジスティック解析の結果，内部エコーレベルが低く，辺縁不整，微細石灰化があり，結節内部の血流が豊富な結節は87％の感度で悪性であると述べている．Frates ら[2] は，カラードプラ所見を0〜4の5段階に細分化し，血流豊富な結節は良性よりも悪性のほうに多く（良性 177 例中 26 例（14.7％），悪性 32 例中 14 例（43.8％），$p=0.0004$），充実性で血流豊富な結節のほうが嚢胞成分を伴う結節より悪性の可能性が高かったと報告している．Appetecchia ら[3] は，2006 年に 230 例の結節に対し，Bモードとカラードプラによる観察および超音波ガイド下細胞診を施行し，良性悪性の鑑別に有用な所見を検討した．カラードプラ所見を，

タイプⅠ：血流なし，タイプⅡ：結節の辺縁に優位な血流を認める，タイプⅢ：結節内部に著明な血流を認める，の3タイプに分類したところ，境界部低エコー帯の消失・微細石灰化・タイプⅢの内部血流増加が認められた結節は悪性である可能性が高かった（感度72％，特異度77％，正診率76％，$p<0.00001$）．Cappelliら[4]も微細石灰化，不整な辺縁，充実性の低エコー部，内部血流は良性結節よりも悪性結節で優位に認められたと報告し，単一の所見だけで悪性の予測は難しいが複数の所見により予測可能となりうることを述べている．

2010年にHorvathら[5]が，甲状腺超音波検査所見を「TI-RADS」というかたちで5段階に分類し，このなかでTI-RADS 3以上では結節内血流を認め，より悪性所見といえることを報告している．なお，成尾ら[6]は1999年に，甲状腺良性結節と悪性腫瘍との間で，カラードプラの速度モードとパワーモードの2つにおける各々の血流信号量，血流分布（血流なし，周辺部のみ，辺縁部のみ，中心部にもあり），血管走行（結節内での途絶，屈曲蛇行）について比較検討しており，良性悪性の鑑別に有用であったものは，速度モードにおける血管の分布，パワーモードにおける血管の走行であったと報告している．

一方で，ドプラ法がBモードを凌駕する有用性がないことを述べた論文も散見される．Moonら[7]は1,083例の甲状腺結節に対する検討を行い，良性でも結節内部の血流を認める例が多く，Bモードに勝る有用性はないと結論づけている．ただし彼らの検討では，平均径が良性結節16 mmに対し，悪性結節は10 mmと小さいものであった．2011年に発表された韓国放射線学会のコンセンサスステートメントは，甲状腺癌の69～74％で腫瘍内の血流増加がみられるが，良性結節に特徴的といわれている周辺部の血流が悪性でも22％に認められたとの報告がある[8]ことから，通常の検査でカラードプラを併用することは推奨しないと述べている．Morrisら[9]もレビューのなかで，ドプラ法の有用性を述べる一方で，10 mm未満の小さな悪性腫瘍では血流を認めないことや，良性結節でも血流が豊富なものがあることに言及している．

**2** 血流分布に関しては検者の主観を伴い，細分化すると客観性が乏しくなるおそれがあるが，多くの文献に共通して認められるキーワードとして，「peripheral/ perinodular」と「internal/ intranodular」があげられる．すなわち，血流分布に関しては辺縁に優位か，内部に優位かが，カラードプラにおける鑑別点となると考えられる．Iaredら[10]はメタ解析を行い，内部血流が辺縁に比べ優位な場合は悪性の可能性があると分析している．またカラードプラにおいてパワーモードは，速度モードより角度に影響されず，ノイズの影響がなく，より詳細に低速血流まで表示でき，有用であるとの報告もある[9]．

一方でカラードプラの条件設定を厳密にして一定の有用性を示した論文も散見される．Choiら[11]はカラードプラの条件をPRF（pulse repetition frequency）1.3 kHz，ゲイン18～30，wall filter 190 Hzに設定して血流の評価を行い，悪性結節で中心部分の血流が有意に多い結果を報告した．Papiniらは，触知しない1 cm以下の結節に限定し，カラードプラ所見の有用性を述べているが，カラーゲインの設定はノイズが消える直下のレベルに設定し，低速な血流を検出するためにPRFを500～750 Hzに設定するとよいとしている[1]．前述の設定と大分乖離があるが，これは超音波検査機器自体の違いによるところが大きいと考えられ，使用している検査機器に応じてPRFとカラーゲインを調節する必要がある．また，観察時の注意点として，低速なflowの閉塞を避けるため，検査の際に圧

迫を加えないことが重要であるとも記載されている．体表臓器であるという特性から，プローブによる圧迫が影響を及ぼすため，強く押しつけずに観察することが大事である．

3 ドプラ法による動脈血流測定から算出したRI値［(Vmax−Vmin)/Vmax］およびPI値［(Vmax−Vmin)/Vmean］が，良性悪性の鑑別に有用であったとする報告も多くある．成尾ら[6]は1999年にPI, RI, AI (acceleration index)の各因子が良性悪性の鑑別に有用であったと報告している．De Nicoleら[12]によると6個の結節でドプラ法を行った結果，RIは非腫瘍性結節で0.588，濾胞腺腫で0.662，悪性腫瘍では0.763と，悪性ほど高値を示す傾向にあった．悪性腫瘍の症例数が乳頭癌2例，濾胞型乳頭癌5例，濾胞癌3例と少ないため解析には問題があるが，RI：0.75をカットオフ値とすると，正診率91％，特異度97％，感度40％であった．Bakhshaeeら[13]は85例で血流パターンとRI, PI値を調べた結果，悪性では結節内部に血流を認め，RI：0.72±0.13，PI：1.15±0.33と有意に高値（良性ではRI：0.60±0.08，PI：0.91±0.19）であったと報告している．Ivanacら[14]も同様に，悪性ではRI：0.75±0.08と，良性（RI：0.56±0.09）より明らかに高く，RI＞0.70を悪性所見とすると，感度80％，特異度92％，正診率88.6％と非常によい成績を報告している．

一方でRI値は有用でないとする報告もある．Tamselら[15]は145個の結節で検討を行い，悪性（9例）では結節内部の血流解析でRI：0.60，周辺部の血流では0.58と低く，良性でも内部と周辺部でそれぞれRI：0.57, 0.56と有意な差は認められなかったとしている．しかし症例数が少ない点と，結節内部血流のみの評価ではなく，辺縁部血流を含めての検討であるため，論文としての評価は高くない．

4 濾胞性腫瘍においては，Bモード所見だけで濾胞腺腫と微少浸潤型濾胞癌を鑑別することは困難であるが，カラードプラを併用することにより鑑別に有用な情報が得られるとする報告が多くある[16〜18]．Fukunariら[16]は310例の濾胞性腫瘍の手術例に対し術前血流評価を行い，Bモード所見，血流分布，PI値の組み合わせでGrade 1〜4に分類している．術後の病理組織診断と比較検討を行った結果，Grade 1, 2を良性，Grade 3, 4を悪性とした場合，感度は88.9％，特異度は72.4％，精度は81.0％と非常に高い有用性を示している．Miyakawaら[17]は，Bモード所見に加えてドプラ法での血流解析を行い，ROC曲線の結果からPI＞1.35，RI＞0.78，Vmax/Vmin＞3.79であれば感度90％，特異度89％で濾胞癌の可能性が高いと報告した．最近ではIaredら[10]が2010年に，カラードプラの有用性についてメタ解析を行い，悪性を疑うカラードプラ所見として結節内部の豊富な血流の所見は感度85％（95％CI：74〜93％），特異度85％（95％CI：82〜89％），陽性尤度比：6.07と高いことを報告している．濾胞性腫瘍の検討を行った他の論文でも，血流分布の分け方は3〜5段階と差があるものの，濾胞癌では良性に比較して内部血流が圧倒的に優位であったと述べられている[8,10]．

濾胞癌と濾胞腺腫の超音波上の鑑別をまとめたShilleryら[18]の報告では，多変量解析の結果，Bモード所見としては，①低エコー結節であること，②境界部低エコー帯（halo）の欠如，③内部に囊胞変性がないこと，④結節のサイズがより大きいこと，⑤男性であること，がより濾胞癌を疑う所見としている．しかし血流増加所見に関しては，オッズ比（OR）：1.272（95％CI：0.779〜2.080），$p=0.3364$で有意ではなかったと述べている．

## 解　説

　現在使用されている超音波機器のほとんどはカラードプラ機能を有しており，スクリーニングの段階で血流情報を確認するのが一般的になってきている．一方で，血流情報の評価方法は施設間や検者間で差があり，個別の診断基準を用いて診断しているのが現状であり，機器による感度の差など，標準化に向けていまだ多くの問題が残されている．しかしながら，甲状腺結節に対するドプラ法については数多くの検討がなされおり，一定の有用性が得られている．

### a. ドプラ法について

　血流解析法は超音波診断法における大きな柱のひとつで，血流やリンパ流の情報を医用超音波技術により捉えようとするものである．なかでも，超音波ドプラ法は最も普及している方法で，超音波のドプラシフト（血流に伴うドプラ効果によって生ずる超音波の周波数のずれ）により，血流速度などの情報を得ている．

　超音波ドプラ法は大きく分けて2つの方法により血流情報を捉えている．すなわち，血流あるいは血流が存在する血管を可視化する方法と，血流自体の詳細な性状をドプラ法を用いて捉えようとする試みである．前者の代表はカラードプラ法，後者の代表はパルスドプラ法あるいはドプラスペクトル解析法などと呼ばれている．超音波ドプラ法の基本はドプラスペクトル解析法であり，カラードプラ法は同法の応用として開発された．

　カラードプラ法は，速度モード（狭義のカラードプラ法）とパワーモード（パワードプラ法）とに分かれるが，最近はさらにカラードプラ法の発展系として動静脈を区別して表示しようとする試みや，高空間分解能の血流情報を得ようとする方法などが開発されている．

### b. 速度モードとパワーモードの相違（図1）

　通常，速度モードはプローブに近づいてくるもの（高周波側にシフト）を赤色，遠ざかるもの（低周波側にシフト）を青色で表示する．信号の検出はMTI（moving target indication）を応用したもので，サンプリング領域に数回から十数回の超音波を送信し，動きの伴う血流の同定を行う．そこに存在する個々のピクセルにおける平均周波数（平均速度）を求め，赤や青で血流方向を表示し，その絶対値を明るさで表示している．ただし送信波と直角（90°）に走行する血管には原理上色が表示されないため注意が必要である．その際には，関心領域（ROI）に角度づけ（スラント）するなどの工夫が必要となる．

　パワーモードは速度モード（ドプラスペクトルの重心：加重平均値）のような血流の方向や速度を表現しておらず，信号の強さ（ドプラスペクトルの面積）を表示している．信号の強い部分は明るく，弱い部分は暗く表示される．パワーモードには折り返し現象がなく，角度依存性がないこと，また，低流速での感度が優れているために，甲状腺結節のような低流速の血流を捉えるのに適しているといえる[6]．

### c. カラードプラを用いた良性悪性の鑑別

　甲状腺結節の良性悪性の鑑別においてはBモード画像による超音波診断が基本であるが，そこにカラードプラによる血流情報を追加することにより診断能が期待できる．カラード

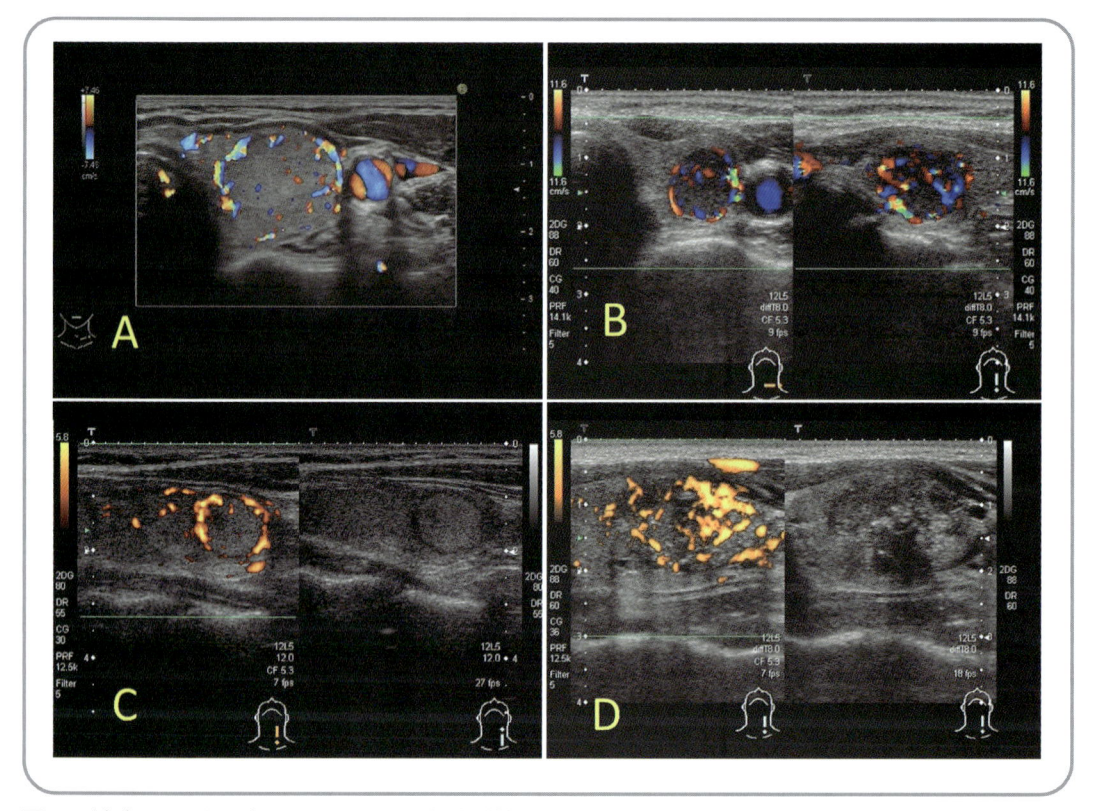

**図1 速度モードとパワーモードでの血流形態**
A, B：速度モード
C, D：パワーモード
A, C：濾胞腺腫（良性）
B, D：乳頭癌（悪性）

　プラ所見はバスキュラリティ，血流インデックス，血流分布形態を総合的に評価する（図2）．

### 1）バスキュラリティ

　"バスキュラリティ"は広義には血流の多寡，血流の形態，そして拍動性などを合わせた血流全体の様態を意味する用語である．一方，狭義には単に血流の多寡あるいは豊富さを示す場合に用いられている．一般に良性病変はバスキュラリティが低く，悪性腫瘍ではバスキュラリティが高い．しかし，良性の機能性甲状腺結節（AFTN）でもしばしば豊富なバスキュラリティを示すので注意が必要である．

### 2）血流形態

　囊胞性病変で血流信号を欠く場合にはコロイド囊胞や腺腫様結節の囊胞変性したものである可能性が高い．さらに内部の点状高エコーが流動する color streaking や多重高エコー（コメットサイン）を認めれば確診できる．逆に無エコーにみえても血流シグナルを認めれば囊胞を否定することが可能である．また，境界部に沿った血流のみの場合は腺腫様結節や濾胞腺腫をはじめとする良性結節に特徴的である．一方，屈曲蛇行する血流，モザイク状の血流シグナル，内部に貫通する血流は悪性腫瘍に特徴的である．

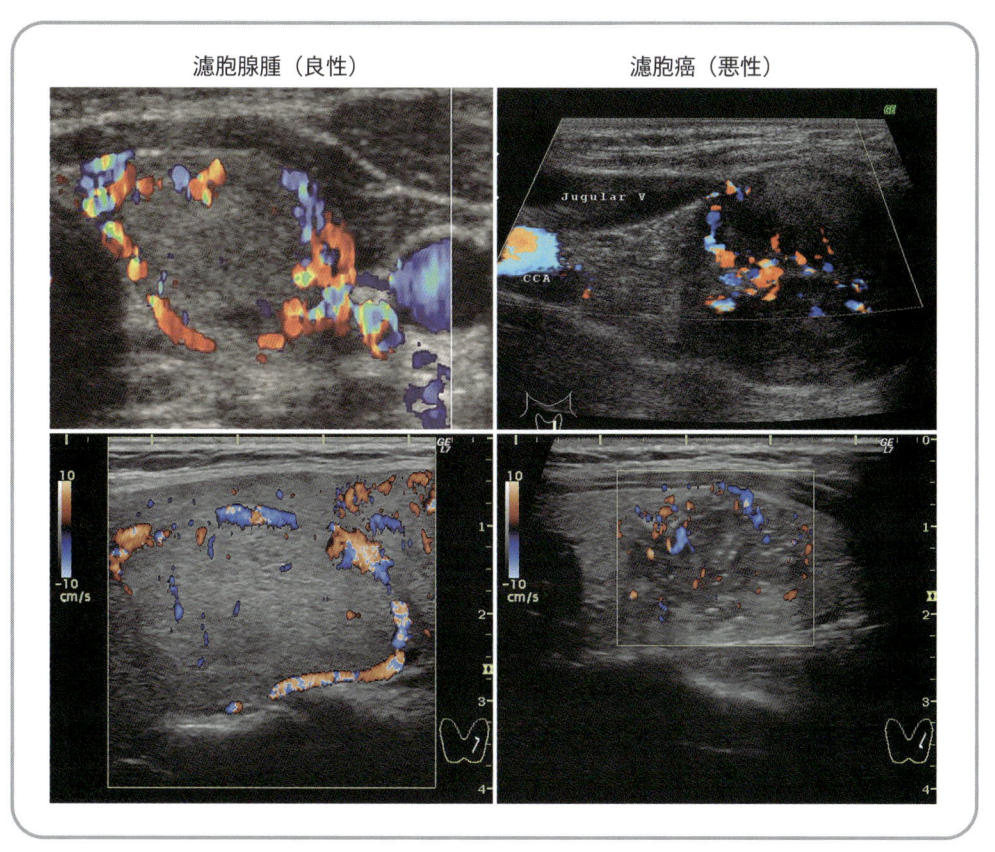

図2 カラードプラでの良性悪性の鑑別
　A, C：濾胞腺腫（良性）では血流は辺縁部のみにみられるが，B, D：濾胞癌（悪性）では結節の中心部にも豊富な血流を認める．

### d. パルスドプラを用いた良性悪性の鑑別

　パルスドプラ法で得られた血流波形の指標には最高血流速度（Vmax），最低血流速度（Vmin），血流量，PI, RIなどが含まれる．なおPIは［(Vmax−Vmin)/Vmean］，RIは［(Vmax−Vmin)/Vmax］で求められる（図3）．

　PIは拍動性の，RIは血流抵抗の指標となる．腫瘍内部の血流のPIとRIは，良性悪性間でオーバーラップはあるものの，良性では低く，悪性では高い傾向にある．カットオフ値としてRI：0.70〜0.75で最も鑑別能が優れると報告されている[11〜13, 16, 17]．

　濾胞腺腫と濾胞癌の鑑別にも図4のようにPI, RIが有用な場合がある．

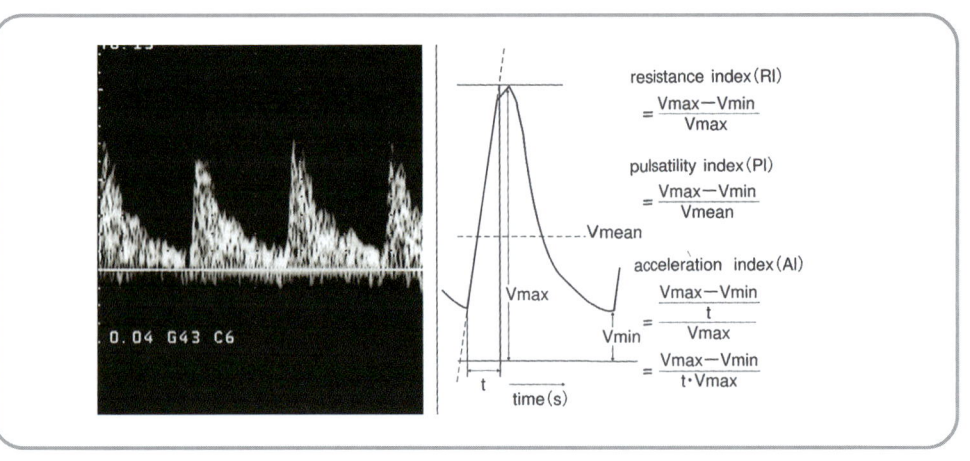

図3 血流波形のFFT解析
　拍動性の血流をパルスドプラでみると，最高血流速度（Vmax），最低血流速度（Vmin），平均血流速度（Vmean），RI（resistance index），PI（pulsatility index），AI（acceleration index）などの指標が得られる．

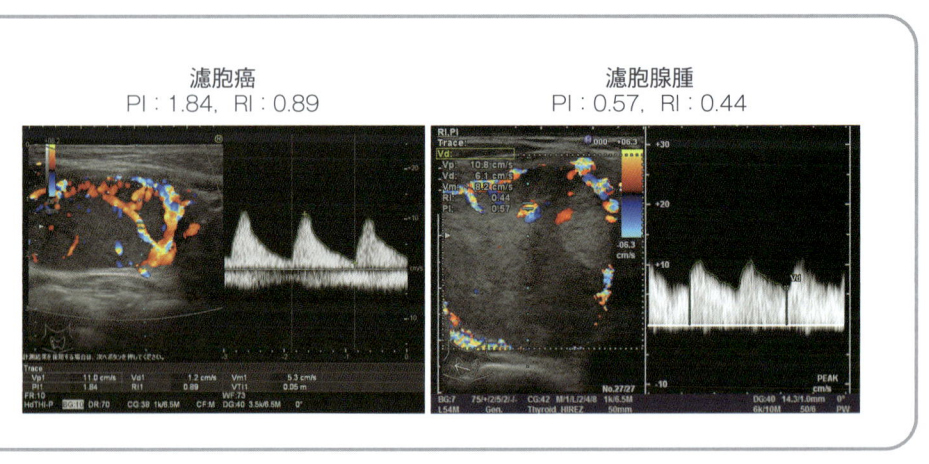

図4 濾胞癌における腫瘍内血流（腫瘍貫通血管，PI，RI高値）

## 主要な臨床研究論文の紹介

### ▼ Papini E et al, 2002 [1]

　Risk of malignancy in nonpalpable thyroid nodules : predictive value of ultrasound and color-Doppler features. J Clin Endocrinol Metab 2002 ; **87** : 1941-1946

　【目的】超音波検査Bモードおよびカラードプラ法において，それぞれ診断に有用な悪性所見を検討する．

　【方法】8〜15 mmの非触知結節を有する494例について，超音波検査および穿刺吸引細胞診を行い，最終的に組織診断が得られた症例で検討した．

　【結果】単発性結節では195例中18例（9.2%），多発性結節では207例中13例（6.3%）で悪性であった．超音波上の悪性所見を感度でみると，充実性低エコー腫瘍：87%，境界不

表1　カラードプラを含めた超音波所見での感度・特異度・陽性的中率

|  | 単発性結節 | 低エコー腫瘤 | サイズ>10mm | 境界不明瞭 | 結節内血流あり | 微細石灰化 |
|---|---|---|---|---|---|---|
| 症例数 | 195 | 237 | 271 | 80 | 94 | 27 |
| 感度 | 58.0% | 87.1% | 61.3% | 77.5% | 74.2% | 29.0% |
| 特異度 | 52.3% | 43.4% | 32.0% | 85.0% | 80.8% | 95.0% |
| 悪性予測値 | 10.0% | 11.4% | 7.0% | 30.0% | 24.0% | 33.0% |
| 低エコー腫瘤所見に加えて |  |  |  |  |  |  |
| 症例数 | 119 |  | 136 | 68 | 73 | 22 |
| 感度 | 45.1% |  | 54.8% | 74.2% | 61.0% | 26.0% |
| 特異度 | 71.7% |  | 68.0% | 80.8% | 85.5% | 96.3% |
| 悪性予測値 | 11.7% |  | 12.5% | 24.0% | 26.0% | 36.0% |

表2　超音波上悪性を疑うリスク因子のロジスティック解析

|  | 単発性結節 | 低エコー腫瘤 | サイズ>10mm | 境界不明瞭 | 結節内血流あり | 微細石灰化 |
|---|---|---|---|---|---|---|
| OR | 1.39 | 1.92 | 0.99 | 16.83[a] | 14.23[a] | 4.97[b] |

[a]: $p < 0.0011$, [b]: $p < 0.05$

明瞭・不整：77.5％，結節内血流を認める：74.2％，微細石灰化：29.0％の頻度であったが，特異度では微細石灰化：95.0％，境界不明瞭：85.0％，結節内血流：80.8％の順であった（表1）．悪性を疑う独立したリスク因子としては，境界部不整，結節内血流シグナル，微細石灰化があげられた（表2）．

【結論】8〜15mmの小さい結節でも超音波検査で上記の所見があれば悪性を疑い穿刺吸引細胞診を施行するべきである．

【コメント】超音波検査上，Bモード所見と合わせてカラードプラで結節内部の血流を認めた場合は，感度：74.2％，特異度：80.8％で悪性を疑う有用な所見になることが証明された．

### ▼ Frates MC et al, 2003 [2)]

Can color Doppler sonography aid in the prediction of malignancy of thyroid nodules? J Ultrasound Med 2003；**22**：127-131

【目的】甲状腺結節に対して超音波カラードプラのどのような所見が悪性所見として有用であるか検討する．

【方法】209例の結節について，超音波検査および穿刺吸引細胞診を行い，組織診断がついた症例（うち良性：177例，悪性：32例）で検討した．

【結果】カラードプラは5段階のタイプに分けて評価した．悪性の32例中14例（43.8％）がカラータイプ4（結節内部の著明な血流増加）であったのに対して，良性では177例中わずか26例（14.7％）のみタイプ4の血流分布であった．一方で悪性でも充実性であるが内部に血流を認めない例が14％に認められた．また悪性の結節の40.1％は充実性の結節であったのに対して，良性では177例中18例（10.2％）のみ充実性であった．

【結論】充実性結節で血流豊富である場合，悪性である確率は42％であった（$p = 0.004$,

Fisher exact test)．

【コメント】血流分布を5段階に分けて良性悪性の頻度を詳細に報告しているが，実地臨床では血流なし，周辺部のみに血流あり，結節内部に血流ありの3段階でも有用と考えられる．

### ▼ Fukunari N et al, 2004 [16]

Clinical evaluation of color Doppler imaging for the differential diagnosis of thyroid follicular lesions. World J Surg 2004；**28**：1261-1265

【目的】甲状腺濾胞性腫瘍においてカラードプラが良性悪性の鑑別に有用かどうかを検討する．

【方法】外科的手術で組織診断がついた310例の濾胞性腫瘍でカラードプラ所見を以下の4段階に分類した．grade 1：結節内に血流なし，grade 2：周辺部にのみ血流あり，PI（pulsatility index）＜1.0，grade 3：結節内部に血流あり，grade 4：結節内部に豊富な血流あり，PI＞1.0．

【結果】177例の腺腫様結節では，grade 1：46.9％，grade 2：48.0％，grade 3：5.1％，grade 4：0％，89例の濾胞腺腫では grade 1：16.9％，grade 2：49.9％，grade 3：30.3％，grade 4：3.4％であった．

一方44例の濾胞癌では，grade 1：0％，grade 2：13.6％，grade 3：45.5％，grade 4：40.9％であった．grade 1，2を良性，grade 3，4を悪性所見とすると，感度：88.9％，特異度：74.2％，正診率81.0％と良好であった．またFFT解析の結果，ROC曲線から算出したPIが1.01以上であれば，感度：69.1％，特異度：79.0％で濾胞癌と診断できるという結果であった．

【結論】濾胞性腫瘍においてカラードプラ所見を上記grade分類で評価すると，良性と悪性をかなりの確率で鑑別しうる．

【コメント】310例という数多くの濾胞性腫瘍でカラードプラ所見を検討している．結節内部に血流を認め，血流解析でPI＞1.01の場合は濾胞癌の頻度が高いことを，感度，特異度，正診率で示しており，カラードプラの有用性を証明した論文のひとつであるといえる．

## 文　献

1) Papini E et al：Risk of malignancy in nonpapable thyroid nodules：predictive value of ultrasound and color Doppler features. J Clin Endocrinol Metab 2002；**97**：1941-1946
2) Frates MC et al：Can color Doppler sonography aid in the prediction of malignancy of thyroid nodules? J Ultrasound Med 2003；**22**：127-131
3) Appetecchia M, Solivetti FM：The association of color flow Doppler sonography and conventional ultrasonography improves the diagnosis of thyroid carcinoma. Horm Res 2006；**66**：249-256
4) Cappelli E et al：The predictive value of ultrasound findings in the management of thyroid nodules. Q J Med 2007；**100**：29-35
5) Horvath E et al：An ultrasonogram reporting system for thyroid nodules stratifying cancer risk for clinical management. J Clin Endocrinol Metab 2009；**90**：1748-1751
6) 成尾孝一郎ほか：甲状腺腫瘤性疾患の超音波ドプラ診断―特にカラードプラ法とパワードプラ法との対比検討．日本医学放射線学会雑誌 1999；**59**：3-11
7) Moon HJ et al：Can vascularity at power Doppler US help predict thyroid malignancy? Radiology

2010；**255**：260-269
8) Moon WJ et al：Ultrasonography and ultrasound-based management of thyroid nodules：Consensus Statement and Recommendations. Korean J Radiol 2011；**12**：1-14
9) Morris LF et al：Evidence-based assessment of the role of ultrasonography in the management of benign thyroid nodules. World J Surg 2008；**32**：1253-1263
10) Iared W et al：Use of color Dopper ultrasonogrpahy for the prediction of malignancy in follicular thyroid neoplasms：systemic review and meta-analysis. J Ultrasound Med 2010；**29**：419-425
11) Choi YJ et al：Clinical and ultrasound features of cytology diagnosed follicular neoplasm. Endocr J 2009；**56**：383-389
12) De Nicola H et al：Flow pattern and vascular resistive index as predictors of malignancy risk in thyroid follicular neoplasm. J Ultrasound Med 2005；**24**：897-904
13) Bakhshaee M et al：Vascular pattern and spectral parameters of power Doppler ultrasound as predictors of malignancy risk in thyroid nodules. Laryngoscope 2008；**118**：2182-2186
14) Ivanac G et al：Vascularisation of benign and malignant thyroid nodules：CD US evaluation. Ultraschall Med 2007；**28**：502-506
15) Tamsel S et al：Power Doppler US patterns of vascularity and spectral Doppler US parameters in predicting malignancy in thyroid nodules. Clin Radiol 2007；**62**：245-251
16) Fukunari N et al：Clinical evaluation of color doppler imaging for the differential diagnosis of thyroid follicular neoplasm. World J Surg 2004；**28**：1261-1265
17) Miyakawa M et al：Diagnosis of thyroid follicular carcinoma by vascular pattern and velocimetric parameters using high resolution pulsed and power Doppler ultrasonography. Endocr J 2005；**52**：207-212
18) Sillery JC et al：Thyroid follicular carcinoma：sonographic features of 50 cases. AJR Am J Roentgenol 2010；**194**：44-54

# C 組織弾性評価（エラストグラフィ）

## 注意

「組織弾性評価」方法の用語は，各製造メーカーが独自に用いてきたためかなり混乱している．このため世界超音波医学学術連合会（WFUMB）が中心となって，用語を含めた分類方法の国際標準を定めることが決まり，すでに具体的な作業が開始されている．したがって，現在「組織弾性評価」で用いられている名称や分類法は，近いうちに整理されることが予想される．本項では，とりあえず現時点での分類を用い，「エラストグラフィ」を組織弾性イメージングと組織弾性定量の両者を包括する名称として使用する．

## ポイント

- 組織弾性評価にはイメージングと定量が含まれる．
- 組織弾性イメージングは，超音波を介して種々の方法で組織弾性率の違いを画像化するものである．
- 組織弾性イメージングで，乳頭癌は周囲組織に比べ硬い組織として描出され診断に有用である．

## ステートメント

1. 乳頭癌や濾胞癌は正常甲状腺組織よりも一般的に硬く（弾性率が高い），外部からの加圧によるひずみも少ない．組織弾性評価は，超音波を介して種々の手法で組織弾性率の違いを画像化および定量化するものであり，超音波Bモード所見に補助的に使用することを推奨する．　コンセンサス　グレードC

## ステートメントの根拠

1. 超音波プローブにてわずかに圧迫を繰り返すことで組織のひずみを起こし，そのひずみの差を画像化する Real-time Tissue Elastography®（日立アロカメディカル）がわが国で開発され，組織弾性の評価方法として最も早期から臨床応用されている．一般に良性結節は柔らかいため圧迫によるひずみが大きいが，悪性腫瘍は硬く，ひずみは小さいものとして表示される[1〜3]．Rago ら[4]はこれを用いて2008年に甲状腺結節92例で検討した結果，感度97％，特異度100％と非常に高い診断率が得られたと報告している．またほかの論文でも同様にエラストグラフィを用いて高い診断率が得られたとの報告がある[5〜7]．ひずみを画像化するストレインイメージング（strain imaging）は，画像化の手法により多

少異なるが，対象部位とその周囲組織のひずみの差を表すため，関心領域の設定によりその表示される画像は異なってくる．組織弾性イメージングは単独の画像解析として用いるのではなく，Bモード像を基盤として補助的に使用することが望ましい[5]．

## 解　説

　一般に，表在臓器である甲状腺の結節を診断するうえで，身体所見として触診で得られる情報はいまだ重要である．その一方で，個人の経験，感覚に起因しがちなこれらの情報を画像化できる組織弾性イメージングは，結節の良性悪性の鑑別診断に有用と期待されている[3]．

　組織弾性評価の手法は大きく2つに分類される．圧迫によるひずみ(strain imaging)とせん断波の速度を用いるもの(shear wave speed・shear wave imaging)である．そのなかでプローブを用いて組織を圧迫，解除して撮像をするReal-time Tissue Elastography®が最初に臨床応用された．最近では，組織ドプラ法を利用したstrain imaging，大きな音響放射圧(acoustic radiation force impulse：ARFI)[8]で組織にひずみを与えてその変化をみるVirtual Touch Imaging®，せん断波の速度を用いて弾性評価を行うShear Wave Elastography®[9]などが開発されている．

　乳頭癌においては，腫瘍組織自体は周囲の甲状腺組織よりも極めて硬く，組織弾性イメージとして，その差を表すことは容易である．周囲組織との硬さの比較(strain ratio)では乳頭癌は正常甲状腺組織より約10倍の硬さである．たとえ橋本病や腺腫様甲状腺腫が合併している場合でも描出は十分可能である[10]（図1）．

　しかし，良性石灰化病変(腺腫様甲状腺腫における弧状，環状石灰化)においても同様な硬いイメージとして捉えられることがあり，基盤となるBモードの所見を第一に考慮すべきである．乳頭癌は超音波検査上特徴的な所見を有しており，診断は容易なことが多い（Ⅱ-

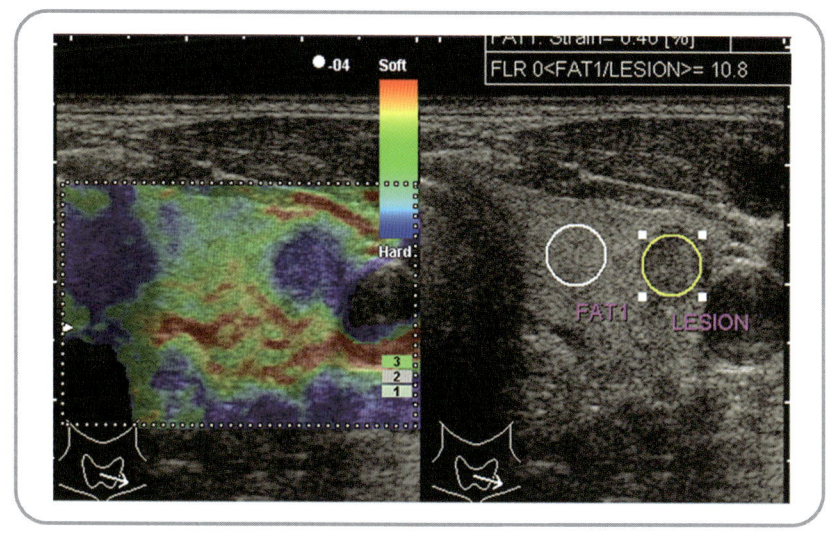

図1　乳頭癌におけるエラストグラフィ
　乳頭癌の部分は青く硬い組織として表示される．

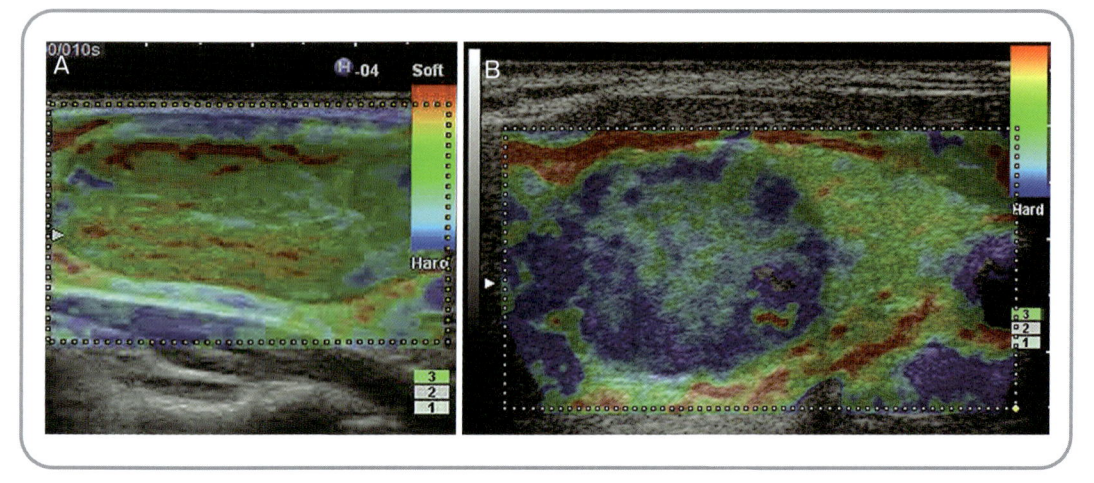

図2　濾胞腺腫(A)と濾胞癌(B)でのエラストグラフィ

2-A「Bモード画像」参照).

　超音波検査および穿刺吸引細胞診では術前診断困難な濾胞性腫瘍の鑑別診断においても，組織弾性イメージングはある程度有用ではないかとする報告がある．濾胞腺腫では腫瘍内部は均一な弾性像として認められるが，濾胞癌においては腫瘍辺縁部は中心部に比べ硬い組織として表示されることが多く，腫瘍内部の不均一性，細胞密度の差を組織弾性イメージングは可視化できるとされている[11,12]（図2）．しかし，これに否定的な報告もある[14]．

　組織弾性イメージング法は，現在，様々な方法で開発，臨床導入が行われており，その画像解析においても結節内部の硬い部分の占める比率，Score化，Grade分類やパターン分類などが提唱されているが，いまだ定まった方法はない．新たに開発されたShear Wave Elastography®は定量的測定が可能であり，検査者による誤差が少ないと報告されており，今後の開発が期待される[13,14]．

## 主要な臨床研究論文の紹介

### ▼ Rago T et al, 2008 [4]

Role of thyroid ultrasound in the diagnostic evaluation of thyroid nodules. Best Pract Res Clin Endocrinol Metab 2008；**22**；913-928

【目的】甲状腺結節における超音波検査所見（微細石灰化，低エコー，境界不整，境界部低エコー帯欠如，充実性，結節内部血流，D/W比）に加えてエラストグラフィが診断に寄与するかどうかを検証する．

【方法】甲状腺結節92例（良性結節61例，甲状腺癌31例）を対象に超音波検査所見とエラストグラフィの所見を検討．植野らのエラストグラフィスコアを用いて解析を行った．

【結果】甲状腺結節92例で検討した結果，エラストグラフィを用いた良性悪性の鑑別は，感度97％，特異度100％と極めて良好であり，結節径別，細胞診判定困難病変（良性25例，癌7例）における検討でも良好な成績が得られた．

【結論】エラストグラフィは甲状腺結節の良性悪性の鑑別に極めて有用なモダリティである．

【コメント】従来の超音波 B モード所見の項目に加えて，エラストグラフィ所見を植野らの 1～5 までのスコア化評価を行い，良好な成績を出している．また細胞診で判定困難な病変に対するエラストグラフィの可能性が検討されている．

### ▼ Hong Y et al, 2009 [5]

Real-time ultrasound elastography in the differential diagnosis of benign and malignant thyroid nodules. J Ultrasound Med 2009；**28**：861-867

【目的】エラストグラフィによる甲状腺結節の良性悪性鑑別診断能を検証する．

【方法】90 例の甲状腺結節手術症例（良性 96 結節，悪性 49 結節；計 145 結節）に対して B モード，ドプラ法，エラストグラフィを施行．エラストグラフィの評価は Score 1～6 までに分類し行った．

【結果】良性 96 結節中 86 例は Score 1～3，悪性 49 結節中 43 例は Score 4～6 であり，感度 88％，特異度 90％という成績が得られた．また 1 cm 以下の結節 68 例においても感度 88％，特異度 93％という結果が得られた．

【結論】1 cm 以下の結節も含めてエラストグラフィは良悪の鑑別に有用である．

【コメント】手術症例のみでの検討であり，1 cm 以下の症例数も多く，参考となる論文である．

### ▼ Sebag F et al, 2010 [9]

Shear wave elastography：a new ultrasound imaging mode for the differential diagnosis of benign and malignant thyroid nodules. J Clin Endocrinol Metab 2010；**95**：5281-5288

【目的】新たな Shear Wave Elastography®（SWE）を用いた臨床的検討．

【方法】146 結節（対象者 93 例）において elasticity index（EI）を測定し，超音波検査所見および病理結果と比べ検討した．

【結果】29 例の悪性結節と 117 例の良性結節において EI を測定し，悪性 $150 \pm 95$ kPa（range，30～356），良性 $36 \pm 30$（range，0～200）kPa となり，有意な差が認められた（$p<0.001$）．

【結論】Shear Wave Elastography®（SWE）を用いることで結節の良性悪性を定量化して鑑別しうる．

【コメント】様々な組織弾性イメージングのなかで最も定量性があるといわれている Shear Wave Elastography®のはじめての論文である．

### ▼ Lippolis PV et al, 2011 [14]

Is elastography actually useful in the presurgical selection of thyroid nodules with indeterminate cytology? J Clin Endocrinol Metab 2011；**96**：E1826-E1830

【目的】細胞診でも判定困難となることの多い濾胞性腫瘍診断におけるエラストグラフィの評価をする．

【方法】細胞診で判定困難となった 102 例の甲状腺結節（54％は単発結節）に対してエラストグラフィを施行し，RTE score 1～4 に分類し検討を行った．

【結果】36 例が悪性であったが，RTE score 1〜2 の 50％および score 3〜4 の 34％に悪性が認められ，臨床的な有用性は見出せなかった．定量的なエラストグラフィ測定が必要であろう．

　【結論】細胞診で判定困難な甲状腺結節はエラストグラフィを用いても困難な例が存在する．

　【コメント】細胞診で判定困難な病変 102 例に対する組織弾性イメージングの有用性を評価した興味深い論文である．また，Score 評価による鑑別診断の困難さを裏づけるとともに定量的測定の必要性を論じている点は最新の情報である．

## 文　献

1) Erkamp RQ et al：Measuring the elastic modulus of small tissue samples. Ultrasonic Imaging 1998；**20**：17-28
2) Ophir J et al：Elastography：ultrasonic estimation and imaging of the elastic properties of tissues. Proc Inst Mech Eng H 1999；**213**：203-233
3) Lyshchik A et al：Thyroid gland tumor diagnosis at US elastography. Radiology 2005；**237**：202-211
4) Rago T, Vitti P：Role of thyroid ultrasound in the diagnostic evaluation of thyroid nodules. Best Pract Res Clin Endocrinol Metab 2008；**22**：913-928
5) Hong Y et al：Real-time ultrasound elastography in the differential diagnosis of benign and malignant thyroid nodules. J Ultrasound Med 2009；**28**：861-867
6) Asteria C, Giovanardi C：US-Elastography in the differential diagnosis of benign and malignant thyroid nodules. Thyroid 2008；**18**：523-531
7) Rubaltelli L et al：Differential diagnosis of benign and malignant thyroid nodules at elastosonography. Ultraschall Med 2009；**30**：175-179
8) Friedrich-Rust M et al：Acoustic radiation force impulse -imaging for the evaluation of the thyroid gland：a limited patient feasibility study. Ultrasonics 2012；**52**：69-74
9) Sebag F et al：Shear wave elastography：a new ultrasound imaging mode for the differential diagnosis of benign and malignant thyroid nodules. J Clin Endocrinol Metab 2010；**95**：5281-5288
10) Xing P et al：Malignant thyroid lesions calculation of the strain ratio on thyroid sonoelastography. J Ultrasound Med 2011；**30**：663-669
11) Fukunari N：More accurate and sensitive diagnosis for thyroid tumors with Elastography. MEDIX Suppl 2007；16-17
12) Rago T et al：Real-time elastosonography：useful tool for refining the presurgical diagnosis in thyroid nodules with indeterminate or nondiagnostic cytology. J Clin Endocrinol Metab 2010；**95**：5274-5280
13) Merino S et al：Utility and interobserver agreement of ultrasound elastography in the detection of malignant thyroid nodules in clinical care. AJNR Am J Neuroradiol 2011；**32**：2142-2148
14) Lippolis PV et al：Is elastography actually useful in the presurgical selection of thyroid nodules with indeterminate cytology? J Clin Endocrinol Metab 2011；**96**：E1826-E1830

# 3 穿刺吸引細胞診

## A 穿刺吸引細胞診を行うべき対象者

### ポイント

- 穿刺吸引細胞診を行う基準は日本乳腺甲状腺超音波診断会議（JABTS）甲状腺用語診断基準委員会の指針に準ずる．
- 次のような結節は穿刺吸引細胞診を行うことを推奨する．
  1) 充実性結節
     - 20mm 径より大きい場合
     - 10mm 径より大きく，超音波検査で何らかの悪性を示唆する所見がある場合
     - 5mm 径より大きく，超音波検査で悪性を強く疑う場合
  2) 充実性成分を伴う囊胞性結節
     - 充実性成分の径が 10mm を超える場合
     - 充実性成分に悪性を疑う超音波検査所見がある場合
  3) 既往歴，家族歴，臨床所見で甲状腺癌の危険因子がある場合

### ステートメント

1. 超音波検査で悪性を示唆する所見として次のようなものがある．
   形状不整，境界不明瞭・粗雑，内部低エコー，内部不均質，多発する微細高エコー，不整な境界部低エコー帯の存在，境界部低エコー帯がない（Ⅱ-2「甲状腺超音波検査」参照）．
   径が 10mm を超える充実性結節で，悪性を疑う所見がある場合，あるいは径が 5mm を超える充実性結節で，悪性を強く疑う場合には穿刺吸引細胞診を行うことを推奨する． EL1 グレードA
   リンパ節転移や甲状腺被膜外への浸潤を認める結節では，径によらず穿刺吸引細胞診を推奨する． EL1 グレードA

2. 臨床所見，超音波検査所見に悪性を疑う所見がない場合でも，径 20mm を超える充実性結節は穿刺吸引細胞診を推奨する．ただし，spongiform pattern や honeycomb pattern の超音波検査所見を呈する場合は良性結節が考えられ，施行する必要性は低い． コンセンサス グレードC

3. 囊胞性結節は，充実性部分が 10mm を超える場合，あるいは 5mm を超えて悪性を疑

う超音波検査所見がある場合に穿刺吸引細胞診の施行を推奨する．充実性部分が認められない囊胞でも 20 mm を超えるものは施行を考慮してもよい．

4 以下の場合は結節に対し穿刺吸引細胞診を施行することを推奨する． EL1 グレードA
- 小児期の放射線照射の既往
- 甲状腺癌の手術歴・家族歴がある
- 硬く可動性のない結節
- 嗄声が生じてきた場合
- 転移を疑わせる頸部腫大リンパ節の存在
- 遠隔転移の可能性がある場合
- カルシトニン高値
- FDG-PET/CT 陽性

## ステートメントの根拠

1 超音波検査は侵襲のない検査法として広く普及しており，甲状腺結節の診断に有用な多くの情報をもたらす．したがって，甲状腺結節の評価における第一選択の検査である．悪性を疑う超音波検査所見として，境界不明瞭，形状不整，内部低エコー，不整な境界部低エコー帯，境界部低エコー帯がないこと，内部エコー不均質，高エコースポットの存在，結節内部の血流増加などが指摘されている[1,2]．日本超音波医学会が示した甲状腺結節超音波診断基準[3]でも，主所見として結節の形状，境界の性状，内部エコーの性状，副所見として点状高エコーの有無，境界部低エコー帯の性状が良性悪性の鑑別点とされている．これらの所見に基づいて，特に乳頭癌では高い精度で疑うことが可能である．超音波検査所見に悪性を疑わせる所見がある場合は穿刺吸引細胞診で診断を確認する必要がある．

一方，近年は検診目的で頸部超音波検査を受ける機会が増えており，無症候性の小さい甲状腺結節が偶然発見されることも多い．これらの結節のなかには癌も含まれるが，予後のよい乳頭癌の頻度が高いこと，生前に無症候性であった小さい乳頭癌が剖検で多く発見されること[4]から，偶然発見される小さい癌すべてに臨床的な意義があるとは考えにくい．したがって，結節径と悪性を疑う強さ，悪性であった場合の予後因子などから穿刺吸引細胞診の適応を判断する必要がある．充実性結節の場合，①径 10 mm を超える結節で，超音波検査で悪性を疑う所見がある場合，②径が 5 mm を超える結節で，超音波検査上悪性所見を強く疑う場合には，穿刺吸引細胞診を推奨する．結節径が 5 mm 以下の場合は，悪性であっても一般に極めて予後良好であるため[5]，基本的には穿刺吸引細胞診を推奨しない．ただし，リンパ節転移や甲状腺被膜外浸潤は予後不良因子であるため[6]，これらを認める場合には 5 mm 以下でも穿刺吸引細胞診を推奨する．

2 超音波検査で良性悪性を判別できない結節がある．また，20 mm を超える結節は一般に触知可能で，症候性で治療を必要とする場合もある．したがって，超音波検査で明らかに悪性を疑う所見がない場合にも径が 20 mm を超える場合には穿刺吸引細胞診を推奨する．

3 囊胞性結節のなかにも悪性腫瘍は存在する[7,8]．囊胞性結節では，内部の充実性部分が 10 mm を超える場合，あるいは充実性部分が 5 mm を超えて悪性所見を伴う場合に，超音波ガイド下に充実性部分からの穿刺吸引細胞診を推奨する．また，充実性部分が認められない囊胞の場合でも，20 mm を超えるものについては穿刺吸引細胞診を考慮してよい．

4 病歴，身体所見，検査成績に甲状腺癌の危険因子がある場合は，腫瘍径や超音波検査所見によらず穿刺吸引細胞診を推奨する．小児期の放射線照射の既往は甲状腺癌の危険因子である．ただし，放射線被曝歴に関しては，線量（100 mSv 以上）と被曝時年齢（19歳以下）が重要であり，低線量被曝や診断目的の少量の放射線被曝はその限りではない．甲状腺癌の治療歴がある例で，残存甲状腺に結節を認めた場合は再発を除外する必要がある．多発性内分泌腫瘍症 2 型だけでなく甲状腺癌の家族歴がある場合も，家族性の癌を除外する必要がある．触診で硬い結節，可動性のない結節は悪性を疑わせる．嗄声や転移を疑わせる頸部の腫大リンパ節，あるいは遠隔転移の可能性のある病変を認める場合も悪性の可能性を考える．カルシトニン高値症例では髄様癌を疑う．FDG-PET/CT 陽性の甲状腺結節には良性のものも含まれるが，陰性の結節に比べると癌の頻度が高いことが報告されている[9]（II-1「臨床的評価」参照）．

## 解 説

本ガイドラインにおける穿刺吸引細胞診を推奨する基準（表 1）は，日本乳腺甲状腺超音波診断会議（JABTS）甲状腺用語診断基準委員会の指針に準じている（「主要な診断指針の紹介」参照）．米国甲状腺学会[10]や AACE/AME/ETA[11] のガイドラインでも，既往歴，家族歴，身体所見における甲状腺癌の危険因子の有無と超音波検査所見によって穿刺吸引細胞診を推奨する基準が決められているが，ガイドライン間に若干の相違点がみられる．米国甲状腺学会のガイドラインでは，病歴に甲状腺癌の危険因子があり，悪性を示す超音波検査所見がある場合，径 5 mm を超えれば穿刺吸引細胞診を推奨している．異常な腫大リンパ節を伴う場合に限り 5 mm 以下でも穿刺吸引細胞診を推奨する．多発微細高エコーや充実性で内部低エコーの結節は径 10 mm 以上で穿刺吸引細胞診を推奨する．完全な囊胞では穿刺吸引細胞診をしないことを推奨しているが，spongiform のような良性を示す超音波検査所見のある場合も径 20 mm 以上であれば穿刺吸引細胞診を推奨している．一方，AACE/AME/ETA では超音波検査所見で悪性を疑えば径によらず穿刺吸引細胞診を推奨している．結節径は悪性の危険因子とならず，5 mm 以下の小さい結節でも癌の頻度は変わらないという根拠[2,12]に基づいている．韓国甲状腺放射線医学会のステートメント[13]でも超音波検査で悪性の所見がある場合は径によらず穿刺吸引細胞診の適応としている．

AACE/AME/ETA のガイドラインにおけるもうひとつの相違点は，機能性結節には穿刺吸引細胞診を推奨しない点である．しかし，機能性結節でも悪性のことがあるので，非機能結節と同様に甲状腺癌の危険因子や超音波検査所見に基づいて穿刺吸引細胞診の適応を判断すべきである（V-3「機能性甲状腺結節」参照）．

表1 臨床所見，超音波所見，結節径による充実性結節に対する穿刺吸引細胞診推奨の基準

| 所見＼径 | ≦5mm | 5mm <＜ ≦10mm | 10mm <＜ ≦20mm | 20mm <＜ |
|---|---|---|---|---|
| **臨床所見** | | | | |
| 癌の危険因子あり* | 推奨 | 推奨 | 推奨 | 推奨 |
| **超音波所見** | | | | |
| 被膜外浸潤・リンパ節転移 | 推奨 | 推奨 | 推奨 | 推奨 |
| 悪性を強く疑う所見がある** | | 推奨 | 推奨 | 推奨 |
| 悪性を疑う所見がある | | | 推奨 | 推奨 |
| 悪性を疑う所見がない | | | | 推奨 |

＊：小児期の放射線照射の既往，甲状腺癌の手術歴・家族歴，硬く可動性のない結節，嗄声や頸部腫大リンパ節の存在，遠隔転移の存在，カルシトニン高値，FDG-PET/CT 陽性
＊＊：形状不整，境界不明瞭・粗雑，内部低エコー，内部エコー不均質，多発微細高エコー，境界部低エコー帯が不整ないし無
（日本乳腺甲状腺超音波診断会議　甲状腺用語診断基準委員会：診断の進め方―結節性病変．甲状腺超音波診断ガイドブック，第2版，南江堂，東京，p28-29，2012）

## 主要な診断指針の紹介

### ▼ 日本乳腺甲状腺超音波診断会議　甲状腺用語診断基準委員会 [14)]

診断の進め方―結節性病変．甲状腺超音波診断ガイドブック，第2版，南江堂，東京，p28-29，2012

【穿刺吸引細胞診の適応　要旨】

甲状腺結節に対して穿刺吸引細胞診を行うか否かは超音波検査所見をもとに判断する．悪性を疑う超音波検査所見として以下の項目を考慮する．

（主所見）a：形状不整，b：境界不明瞭あるいは境界の性状が粗雑，c：内部エコーレベルが低，d：内部エコー不均質

（副所見）e：多発微細高エコー，f：境界部低エコー帯が不整ないし無

Ⅰ．充実性結節の穿刺吸引細胞診を行う基準
 1. 径5mm以下の結節：基本的に穿刺吸引細胞診を行わない．ただし頸部リンパ節転移や遠隔転移が疑われた場合，あるいはCEA，カルシトニンが高値であった場合には穿刺吸引細胞診を行う．
 2. 径が5mmを超え10mm以下の結節：悪性を強く疑う超音波検査所見がある場合は穿刺吸引細胞診を施行する．ない場合は基本的に経過観察とする．
 3. 径が10mmを超え20mm以下の結節：悪性を疑う超音波検査所見が1個以上ある場合，あるいはドプラモードで結節内への血流（貫通血管）を認めた場合は穿刺吸引細胞診を施行する．甲状腺超音波検査にて悪性を疑う所見が1個もなく，ドプラモードで結節内への血流（貫通血管）を認めない場合は基本的に経過観察とする．
 4. 径が20mmを超える結節：基本的に穿刺吸引細胞診を行う．

Ⅱ　嚢胞性病変の穿刺吸引細胞診を行う基準
 1. 嚢胞内に充実部がないもの：径が20mm以下の場合は穿刺吸引細胞診を行わない．20mmを超える場合は穿刺吸引細胞診を施行する．

2. 囊胞内に充実部があるもの：充実部の径が10mmを超える場合，または充実部の形状が不整，微細高エコーが多発，血流が豊富などの所見があれば穿刺吸引細胞診を施行する．

多発性結節に関しては，個々の結節に対して上記の基準に従って判断する．spongiform patternやhoneycomb patternを呈する結節は，穿刺吸引細胞診をせずに経過観察してもよい．

### ▼ Cooper DS et al, 2009 [10]

Revised American Thyroid Association management guidelines for patients with thyroid nodules and differentiated thyroid cancer. Thyroid 2009；**19**：1167-1214

【穿刺吸引細胞診の適応　要旨】

穿刺吸引細胞診の適応は甲状腺癌の危険因子，超音波検査での悪性を疑う所見の有無，結節径から判断される．すなわち，甲状腺癌の危険因子があり超音波検査で悪性を疑う所見があるものは径5mmを超えれば穿刺吸引細胞診を推奨する．甲状腺癌の危険因子があり異常な腫大リンパ節を伴うものでは径によらず穿刺吸引細胞診を強く推奨する．甲状腺癌の危険因子があり微細多発高エコーを伴う結節では径1cm以上で穿刺吸引細胞診を推奨する．充実性結節は径1〜1.5cm以上で，囊胞成分が混在する結節では悪性所見の有無により径1.5〜2.0cm以上で穿刺吸引細胞診を推奨する．spongiformを呈する結節では径2.0cm以上であれば穿刺吸引細胞診を推奨するが，穿刺吸引細胞診をせずに超音波検査での経過観察も許容される．完全な囊胞では穿刺吸引細胞診をしないことが推奨される．

甲状腺癌の危険因子として，乳頭癌の家族歴，小児期の放射線照射の既往，甲状腺癌の手術歴，FDG-PET/CT陽性の結節，多発性内分泌腫瘍症2型関連の遺伝子異常または家族歴，カルシトニン高値があげられる．超音波検査での悪性所見は，内部低エコー，結節内部の血流増加，境界不明瞭，多発微細高エコー，境界部低エコー帯がないこと，taller than the width（縦横比＞1）の形状である．逆に完全な囊胞やspongiformを呈する結節は良性の可能性が高い．

【コメント】

本ガイドラインとの主な相違点は，径5mm以下の結節では甲状腺癌の危険因子があり異常なリンパ節を認める場合にのみ穿刺吸引細胞診を推奨している点，甲状腺癌の危険因子がありかつ超音波検査で悪性を疑った場合は径5mmを超える結節に穿刺吸引細胞診を推奨している点，完全な囊胞は穿刺吸引細胞診の適応としない点である．一方，良性の超音波検査所見でも20mm以上であれば穿刺吸引細胞診を推奨している点は共通である．

### ▼ Gharib H et al, 2010 [11]

American Association of Clinical Endocrinologists, Associazion Medici Endocrinologi, and European Thyroid Association medical guidelines for clinical practice for the diagnosis and management of thyroid nodules. Endocr Pract 2010；**16**（Suppl 1）：1-43

【穿刺吸引細胞診の適応　要旨】

超音波検査で充実性，内部低エコーで径が10mmを超える結節，径によらず甲状腺被膜外への浸潤やリンパ節転移がある結節，径によらず小児期の放射線照射の既往，甲状腺癌・多発性内分泌腫瘍症2型の家族歴，甲状腺癌の手術歴，カルシトニン高値を認める症例で

は穿刺吸引細胞診を推奨する．径10 mm以下でも超音波検査で悪性所見を伴う結節は穿刺吸引細胞診を推奨する．

　FDG-PET/CT陽性の結節は超音波検査と穿刺吸引細胞診の適応である．CTやMRIで偶然発見された結節は超音波検査の所見を踏まえて穿刺吸引細胞診の適応を判断する．機能性結節は穿刺吸引細胞診の適応ではない．

　超音波検査で悪性を示唆する所見は低エコー，多発微細高エコー，形状不整，結節内部の不規則な血流増加である．これらのうち2項目以上があてはまる結節では悪性のリスクが著明に高くなる．

【コメント】
　本ガイドラインとの大きな相違点は，超音波検査で悪性を疑う所見があれば結節径にかかわらずすべて穿刺吸引細胞診を推奨する点，機能性結節には穿刺吸引細胞診は不要とする点である．

## 文献

1) Shimura H et al：Distinct diagnostic criteria for ultrasonographic examination of papillary thyroid carcinoma：a multicenter study. Thyroid 2005；**15**：251-258
2) Papini E et al：Risk of malignancy in nonpalpable thyroid nodules：predictive value of ultrasound and color-Doppler features. J Clin Endocrinol Metab 2002；**78**：1941-1946
3) 日本超音波医学会用語・診断基準委員会：甲状腺結節（腫瘍）超音波診断基準．超音波医学 2011；**38**：667-670
4) Yamamoto Y et al：Occult papillary carcinoma of the thyroid：a study of 408 autopsy cases. Cancer 1990；**65**：1173-1179
5) Noguchi S et al：Papillary microcarcinoma. World J Surg 2008；**32**：747-753
6) 日本内分泌外科学会，日本甲状腺外科学会（編）：Cq16 妥当性（予後予測性）および利便性に優れた甲状腺乳頭癌のリスク分類法は何か？　甲状腺腫瘍診療ガイドライン2010年版，金原出版，東京，p72-74，2010
7) Bellantone R et al：Management of cystic or predominantly cystic thyroid nodules：the role of ultrasound-guided fine-needle aspiration biopsy. Thyroid 2004；**14**：43-47
8) Abbas G et al：The incidence of carcinoma in cytologically benign thyroid cysts. Surgery 2001；**130**：1035-1038
9) Soelberg KK et al：Risk of malignancy in thyroid incidentalomas detected by 18F-fluorodeoxyglucose positron emission tomography：a systematic review. Thyroid 2012；**22**：918-925
10) Cooper DS et al：Revised American Thyroid Association management guidelines for patients with thyroid nodukes and differentiated thyroid cancer. Thyroid 2009；**19**：1167-1214
11) Gharib H et al：American Association of Clinical Endocrinologists, Associazion Medici Endocrinologi, and European Thyroid Association medical guidelines for clinical practice for the diagnosis and management of thyroid nodules. Endocr Pract 2010；**16**（Suppl 1）：1-43
12) Bo YH et al：Malignancy rate in sonographically suspicious thyroid nodules of less than a centimeter in size does not decrease with decreasing size. J Korean Med Sci 2011；**26**：237-242
13) Moon WJ et al：Ultrasonography and the ultrasound-based management of thyroid nodules：consensus statement and recommendations. Korean J Radiol 2011；**12**：1-14
14) 日本乳腺甲状腺超音波診断会議　甲状腺用語診断基準委員会：診断の進め方―結節性病変．甲状腺超音波診断ガイドブック，第2版，南江堂，東京，p28-29，2012

# B 実施方法と注意点

## ポイント

- 穿刺吸引細胞診を行うにあたっては，インフォームドコンセントを得ることが推奨される．
- 穿刺操作は，刺入，陰圧，切り取り，陰圧解除，抜去，排出の順に行う．
- 塗抹・固定は採取した検体の性状に合わせて最適な方法を選択する．

## ステートメント

**1** 穿刺吸引細胞診を行うにあたり，患者本人からインフォームドコンセントを得ることが望ましい．その内容には，①検査の目的・必要性・他の診断方法との比較，②検査の方法・手技・費用，③検査の合併症，④検査中・検査後の注意事項，⑤上記内容に対する同意・拒否の意思表示，などが含まれる．細胞診断を依頼するにあたっては，細胞診断に必要な情報，たとえば，年齢，性別，超音波検査所見，結節の場所，結節内の穿刺部位，抗甲状腺自己抗体の有無，放射線療法の既往，穿刺材料の性状などを依頼用紙にできる限り記載し，精度の高い診断が得られるよう協力する． コンセンサス グレードC

**2** 穿刺操作は，刺入，陰圧，切り取り，陰圧解除，抜去，排出の順に行う．
正確な診断を得るには，結節内の診断に適した部位を穿刺することが重要である．このため，穿刺吸引細胞診はできる限り超音波ガイド下で行う． EL3 グレードB

**3** 塗抹・固定は採取した検体の性状に合わせて最適な方法を選択する．塗抹には，合わせ法，擦り合わせ法，圧挫法，遠沈法などがある．採取細胞量が少ない場合には合わせ法を選択する．固定には，液浸法，スプレー法，滴下法，乾燥固定法などがある．必要に応じて，液状化検体細胞診(liquid-based cytology：LBC)，検体の細菌培養，穿刺針洗浄液を用いた生化学的検査を行う． コンセンサス

## ステートメントの根拠

**1** 甲状腺穿刺吸引細胞診は外来で行うことができる簡便な検査であるが，まれに合併症（表1）が生じる[1〜9]．したがって，事前にインフォームドコンセントを得るべきである[10]．安全に穿刺吸引細胞診を行うためには，患者に検査の目的と意義，内容をよく理解してもらうと同時に，患者の緊張や不安を極力軽減させる配慮をし，患者の協力を最大限に引き出すことが大切である．インフォームドコンセントの内容としては，①検査の目的・必要性・他の診断方法との比較，②検査の方法・手技・費用，③検査の合併症，④検査中・検査後の注意事項などが含まれる．患者がこれらの内容に同意した場合に穿刺する

**表 1　穿刺吸引細胞診の合併症（いずれも頻度は極めてまれ）**

○出血・血腫（甲状腺結節内，甲状腺周囲組織）
○違和感・疼痛・ショック症状
○反回神経麻痺・声帯麻痺（一過性）0.036% [4)]
○急性甲状腺腫大（約 1,500 例に 1 例[#]）
○気胸（約 25,000 例で 1 例[#]）
○急性化膿性甲状腺炎
○腫瘍の梗塞（特に好酸性細胞型濾胞性腫瘍）
○穿刺経路再発（乳頭癌の 0.14%）[3)]
○組織学的変化
　　　出血・ヘモジデリン沈着
　　　血管増生，血栓
　　　血管内皮細胞の乳頭状増殖
　　　濾胞腺腫・腺腫様結節の偽被膜浸潤
　　　梗塞，壊死，嚢胞性変化

[#]：隈病院での頻度

ことができ，その意思表示を記録しておく．
　細胞診断は塗抹標本上に存在する細胞の形態像のみからなされるべきであるが，より正確な診断をつけ臨床に役立つコメントを記載するためには的確な臨床情報が不可欠である[10)]．必要な臨床情報として，年齢，性別，甲状腺超音波検査所見，結節の場所，結節内の穿刺部位，抗甲状腺自己抗体の有無，放射線療法の既往，穿刺材料の性状などがある．たとえば，篩（・モルラ）型乳頭癌は若い女性に好発することから，高齢の男性の場合は考えにくい．胸腺様分化を示す癌は下極に好発することから，上極の腫瘍では鑑別にあがらない．放射線療法の既往がある場合，しばしば悪性と間違えるような過染性核や大型異型核が観察されることがある．副甲状腺嚢胞の場合は，細胞がまったく採取されず，背景に蛋白性物質も観察されないので，嚢胞液の性状が示されないと，不適正標本となる．穿刺を担当する医師は，必要な情報が診断者に正確に伝わるよう依頼用紙に記載する．

**2**　結節内なら穿刺部位はどこでもよいというわけではなく，診断に最適な部位を狙って穿刺しなければ正確な診断は望めない[10,11)]．さらに，動静脈・気管・神経などを避けて安全かつ的確に穿刺するためにも，できる限り超音波ガイド下で行うべきである[12)]．嚢胞液や壊死物質では診断に有用な情報は得られないので，そのような部位を避け，充実部や血流がある部位を穿刺する．また，結節内が超音波画像上不均一な場合は異なる部位から細胞を採取する．そのために，穿刺医は超音波像に精通していなければならない．穿刺操作は基本的には他臓器の穿刺吸引細胞診と同様である．甲状腺の穿刺吸引細胞診において特に注意すべき点は，血液の混入が少ない標本を作製することである．甲状腺結節では血流が豊富なものが多いため，採取時に血液が混入しやすい．血液が混入すると採取した細胞の密度が減少する．また血液に埋もれた状態の細胞は観察に適さない．血液の混入を少なくするには，陰圧時間を 5 秒以内，陰圧を 0.5 cc 以下にとどめる[10,11,13)]．吸引を行わずに，穿刺針を回転させる方法もある[14)]．

**3**　塗抹は合わせ法あるいは擦り合わせ法が一般的に行われる．採取細胞量が少ない場合

に擦り合わせ法を行うと細胞の破壊や乾燥を起こしやすいので，合わせ法を選択する[11]．組織塊が採取された場合は圧挫法，液状検体が採取された場合は遠心して沈渣を塗抹するか，LBC 法を行う[15,16]．固定は湿固定が一般的である．乾燥変性を防ぐために，塗抹後できる限り早く固定する．診断に適正な標本とは，採取された検体が薄く塗抹されており，血液成分がなく，細胞が乾燥変性していない標本である．

　穿刺吸引細胞診と同様の手技で得られた検体，あるいは穿刺吸引細胞診を行ったあとに針内に残っている材料を，細胞診以外の検査に活用することも可能である．たとえば，急性化膿性甲状腺炎が疑われる場合は穿刺材料の細菌培養を行う[17]．甲状腺乳頭癌のリンパ節転移が疑われる場合は，吹き出し後の穿刺針を少量の生理食塩水で洗浄し，Tg 値を測定する．リンパ節などの甲状腺外の細胞診で腺癌の転移がみられても，必ずしも甲状腺癌の転移とは限らないが，同時に Tg 値が高値であれば，甲状腺癌の転移と断定できる[18]．同様に，髄様癌が疑われる場合はカルシトニン値を[19]，副甲状腺嚢胞や甲状腺内副甲状腺腺腫が疑われる場合は副甲状腺ホルモンを測定する[13,20]．細胞診にこれらの検査を併用することにより，より診断精度が高くなる．

## 解　説

### a．穿刺吸引細胞診施行上のキーポイント

#### 1）穿刺部位の選択と確認

　細胞診では穿刺した部位以外の情報はまったく得られない．つまり，細胞診で良性と診断されることは，少なくとも採取された検体内には悪性細胞を認めないことを意味しているのであり，目的とする病変が良性であることを意味しているのでは必ずしもない．穿刺医は採取時に針先が目的とする部位に到達し，その部位から細胞を採取していることを必ず超音波像で確認すべきであり，針先を見失った場合は，その事実を記述しなければならない．

　診断に最適な穿刺部位は病変により異なる．充実部と嚢胞部が混在する場合は充実部を狙って穿刺し，嚢胞部は避ける[10〜13]．結節から突出する病変がある場合，あるいは衛星結節がある場合は，主結節とそれらの部位の両方を穿刺する．卵殻状石灰化を伴う結節の場合は，石灰化層の薄い部から針を結節内に刺入させる．石灰化結節の周辺に低エコー帯が広がっている場合にはその低エコー部も穿刺する．悪性リンパ腫を疑う場合はリンパ腫細胞の密度が高い結節の中心部を，逆に未分化癌の場合は中心部が壊死に陥っていることが多いので血流がみられる辺縁部を穿刺する．

#### 2）穿刺操作

　表 2 に穿刺吸引細胞診に必要なものを示す．わが国では 22〜23G の穿刺針が一般的に用いられている．一方，欧米では 25〜27G が推奨されており[12]，十分な細胞量を採取し，か

表 2　穿刺吸引細胞診に必要なもの

| |
|---|
| ○穿刺針，シリンジ，シリンジホルダー，固定液 |
| ○消毒薬，滅菌ガーゼ，絆創膏，プレパラート，プレパラート用マーカー，ティッシュペーパー，手袋 |
| ○超音波装置，プローブカバー，針廃棄ボトル，点滴用延長チューブ，排液用ボトル |

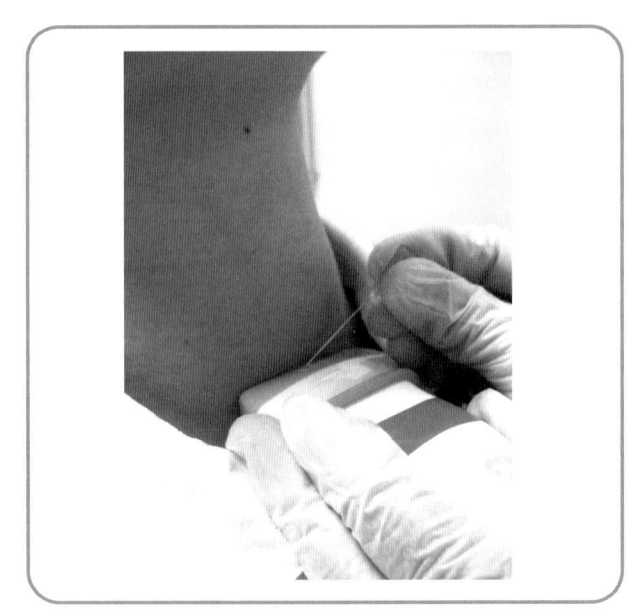

図1　無吸引穿刺法

つ痛みや出血を抑えるとされている[10]．Degirmenciらは，20Gよりも24Gのほうが，また針を回転させないよりも回転させるほうが採取率がよいとしている[21]．粘稠なコロイドや囊胞の排液にはもっと太いサイズの穿刺針を用いる．穿刺前の局所麻酔は通常行わないが，患者の痛み・不快感・不安を減弱させる目的で行う場合もある．また，結節が深部にあり，数回あるいは長時間穿刺吸引細胞診を行う可能性がある場合にも局所麻酔が考慮される．ただし，Demirciらの報告では，穿刺1時間前にEMLA 5％クリームを使用した群とプラセボ群との間に差がなかったという[22]．

穿刺法には，①シリンジホルダーを装着する，②穿刺針とシリンジの間に点滴用の延長チューブを装着する，③シリンジを直接手で持つ，④穿刺針のみを持つ（無吸引穿刺法）（図1），などの方法がある[12,23]．それぞれ一長一短があるが，結節に応じて陰圧の程度や時間を調整しやすく，堅い結節内に力を込めて針を刺入するためには，①が推奨される．無吸引穿刺法は25～23Gの穿刺針のハブを指で直接持ち，穿刺する方法で，強引に吸引しないために出血を伴いやすい病変で推奨されるが，採取細胞量が少なく，不適正標本が多い[24]．

穿刺操作は，刺入，陰圧，切り取り，陰圧解除，抜去，排出の順に行う．刺入には，穿刺針用の補助器具を装着したプローブを用いガイドラインに沿って外側から穿刺する方法（同一平面法）と，プローブの広い方の側面中央から針を刺入する方法（交叉法）とがある．前者では常に針先を確認できるが，病変との距離が長くなり，穿刺針用の補助器具の消毒が必要である．また，気管，総頸動脈，鎖骨などが邪魔になることが多い．後者は最短距離で目的とする位置に針先を安全に刺入でき，通常の穿刺針が使用できるが，目的の位置に達するまで針先を確認できない．

穿刺針が結節内にあることを確認後，陰圧状態にし，針を前後に動かす（1秒間に3往復）[1]か，針先を回転させて組織を切り取り（切り取り運動，cutting motion），検体を穿刺針内に

採取する[10]．吸引時間は5秒以内にとどめ[10]．陰圧は0.5 cc以下で十分である[13]．その後，陰圧を解除し，穿刺針を抜去し，刺入部を圧迫する．穿刺針は一度シリンジから外し，シリンジに空気を注入後再び装着する．次に，針先を斜にしてプレパラート上に置き，吸引した検体を1回で吹き出す．ハブやシリンダー内に吸引内容物が入り込んだ場合には排出後に液状検体固定保存液（LBC法）で洗浄したものも検体とする．

穿刺操作は基本的には他臓器の穿刺吸引細胞診と同様である．甲状腺の穿刺吸引細胞診において特に注意すべき点は，血液の混入が少ない標本を作製することである．甲状腺結節では血流の豊富なものが多いため，採取時に血液が混入しやすい．血液が混入すると採取した細胞の密度が減少し，プレパラート上血液に埋もれた細胞は観察することができない．血液の混入を少なくするには，陰圧時間をできる限り短くする（通常5秒以内にとどめる），少ない陰圧で吸引（0.5 cc以下）する，穿刺針の結節内往復の振幅を小さくする，塗抹された検体から血液のみを排除することが勧められる[10,13]．

### 3）塗抹法・固定法

塗抹の方法はいつも同じではなく，検体の性状によって適切な方法を選択するべきであり[11]，その肉眼観察で検体の適正・不適正を見極めることもできる[25]．半固形物，粘稠な液状検体，少量の液状検体が採取された場合は，検体を2枚のプレパラートで挿み，そのまま上下に離す（合わせ法）．検体が厚く塗抹された場合には，プレパラートの残りの部分を使って再度合わせ法を行う．この方法は細胞の破壊が少なく，組織構築が保たれやすいので，細胞所見と組織構築の両方の観察に適している．細胞量が非常に多い場合，検体を2枚のプレパラートで挿み，水平にずらしたあとに，プレパラートを上下に離すと，（擦り合わせ法）薄くてみやすい標本ができる．ただし，細胞量が少ない場合に擦り合わせ法を行うと細胞が破壊されたり，乾燥変性したりする欠点がある．濾胞性結節では組織片が採取されることがあるが，その場合は検体を2枚のプレパラートで挿み，指で圧を加えて組織塊を押しつぶす（圧挫法）．液状検体が採取された場合は，遠心し，沈渣を塗抹するか，液状検体固定保存液に入れてLBC法を行う．末梢血が混入した場合は，直ちにプレパラートを斜めにするか，垂直に立てて，血液成分を下方へ流す．細胞成分の多くは最初に塗抹された部分に顆粒状の検体として確認できるので，流れ落ちた血液成分のみをティッシュペーパーで拭き取ったあとに合わせ法を行う[11]．

固定は通常湿固定を行う．湿固定には，95％アルコールを用いた液浸法，スプレー式固定法，滴下式固定法などがある．固定は塗抹後直ちに行うことが望ましいとされているが，液状検体の場合は，塗抹後すぐに固定液に入れると細胞が剥離しやすいので，10〜30秒ほど自然乾燥してから固定する[11]．採取細胞量が少ないと判断される場合は，液状検体固定保存液で注射針を洗浄し，LBC法を併用する[15,16]．悪性リンパ腫が疑われる場合は，乾燥固定後ギムザ染色を行う．

## 文献

1) Pitman MB et al：Techniques for thyroid FNA：a synopsis of the National Cancer Institute Thyroid Fine-Needle Aspiration State of the Science Conference. Diagn Cytopathol 2008；**36**：407-424
2) Van den Bruel A et al：A thyroid thriller：acute transient and symmetric goiter after fine-needle aspira-

tion of a solitary thyroid nodule. Thyroid 2008；**18**：81-84
3) Ito Y et al：Needle tract implantation of papillary thyroid carcinoma after fine-needle aspiration biopsy. World J Surg 2005；**29**：1544-1549
4) Tomoda C et al：Transient vocal cord paralysis after fine-needle aspiration biopsy of thyroid tumor. Thyroid 2006；**16**：697-699
5) Roh JL：Intrathyroid hemorrhage and acute upper airway obstruction after fine needle aspiration of the thyroid gland. Laryngoscope 2006；**116**：154-156
6) Tsang K, Duggan MA：Vascular proliferation of the thyroid：a complication of fine-needle aspiration. Arch Pathol Lab Med 1992；**116**：1040-1042
7) Jayaram G, Aggarwal S：Infarction of thyroid nodule：a rare complication following fine needle aspiration. Acta Cytol 1989；**33**：940-941
8) Keyhani-Rofagha S et al：Necrosis of a Hürthle cell tumor of the thyroid following fine needle aspiration：case report and literature review. Acta Cytol 1990；**34**：805-808
9) LiVolsi VA, Merino MJ：Worrisome histologic alterations following fine-needle aspiration of the thyroid (WHAFFT). Pathol Annu 1994；**29**(Pt 2)：99-120
10) Layfield LJ et al：Thyroid aspiration cytology：current status. CA Cancer J Clin 2009；**59**：99-110
11) 廣川満良, 窪田純久：穿刺吸引細胞診.内分泌画像検査・診断マニュアル，診断と治療社，東京，p105-110，2011
12) Gharib H et al；AACE/AME/ETA Task Force on Thyroid Nodules：American Association of Clinical Endocrinologists, Associazione Medici Endocrinologi, and EuropeanThyroid Association Medical Guidelines for Clinical Practice for the Diagnosis and Management of Thyroid Nodules. Endocr Pract 2010；**16**(Suppl 1)：1-43
13) 柳瀬友佳里ほか：甲状腺穿刺吸引細胞診における検体採取と塗抹法の精度管理. 日本臨床細胞学会雑誌 2010；**49**：431-436
14) Kim MJ et al：US-guided fine-needle aspiration of thyroid nodules：indications, techniques, results. Radiographics 2008；**28**：1869-1886
15) Rossi ED et al：Diagnostic efficacy of conventional as compared to liquid-based cytology in thyroid lesions：evaluation of 10,360 fine needle aspiration cytology cases. Acta Cytol 2009；**53**：659-666
16) Luu MH et al：Improved preoperative definitive diagnosis of papillary thyroid carcinoma in FNAs prepared with both ThinPrep and conventional smears compared with FNAs prepared with ThinPrep alone. Cancer Cytopathol 2011；**119**：68-73
17) Fukata S et al：Acute suppurative thyroiditis caused by an infected piriform sinus fistula with thyrotoxicosis. Thyroid 2002；**12**：175-178
18) Uruno T et al：Usefulness of thyroglobulin measurement in fine-needle aspiration biopsy specimens for diagnosing cervical lymph node metastasis in patients with papillary thyroid cancer. World J Surg 2005；**29**：483-485
19) Kudo T et al：Diagnosis of medullary thyroid carcinoma by calcitonin measurement in fine needle aspiration biopsy specimens. Thyroid 2007；**17**：635-638
20) Capezzone M et al：Ectopic intrathyroidal nonfunctioning parathyroid cyst. Endocr Pract 2007；**13**：56-58
21) Degirmenci B et al：Sonographically guided fine-needle biopsy of thyroid nodules：the effects of nodule characteristics, sampling technique, and needle size on the adequacy of cytological material. Clin Radiol 2007；**62**：798-803
22) Demirci H et al：Thyroid fine needle aspiration biopsy：is topical local anaesthesia beneficial? Int J Clin Pract 2010；**64**：25-28
23) Zajdela A et al：Cytological diagnosis by fine needle sampling without aspiration. Cancer 1987；**59**：1201-1205
24) Maurya AK et al：Comparison of aspiration vs non-aspiration techniques in fine-needle cytology of thyroid lesions. J Cytol 2010；**27**：51-54
25) Mayall F et al：The utility of assessing the gross appearances of FNA specimens. Cytopathology 2010；**21**：395-397

# C 穿刺吸引細胞診分類について

## ポイント

- 本ガイドラインでは，穿刺吸引細胞診の診断カテゴリーとして，甲状腺外科研究会編集「甲状腺癌取扱い規約（第6版）」を修正したものを使用する．

## ステートメント

**1** 診断方式は米国パパニコロウのクラス分類に代わるものとして1996年に発表された米国パパニコロウ協会ガイドライン（「甲状腺癌取扱い規約（第6版）」参照）を基本として，これに修正を加えた以下の分類（修正版甲状腺癌取扱い規約）を用いることを推奨する．　コンセンサス　グレードB

　①検体不適正（inadequate）
　②正常あるいは良性（normal or benign）
　③鑑別困難（indeterminate）
　　A群：濾胞性腫瘍が疑われる
　　　A-1群：良性の可能性が高い（favor benign）
　　　A-2群：良性・悪性の境界病変（borderline）
　　　A-3群：悪性の可能性が高い（favor malignant）
　　B群：濾胞性腫瘍以外が疑われる
　④悪性の疑い（malignancy suspected）
　⑤悪性（malignancy）

**2** 2008年に発表されたベセスダ診断システムはわが国での採用実績がないことから，本ガイドラインで採用することは時期尚早と考える．　コンセンサス

**3** 可能な限り推定病変と臨床的対応を付記することを推奨する．　コンセンサス　グレードB

「甲状腺癌取扱い規約」は現在第7版が使用されており，2019年度中に第8版が発表される．穿刺吸引細胞診の診断方式に関し，本ガイドラインと「甲状腺癌取扱い規約」との対比についても，新しい取扱い規約第8版に記載されるので，ぜひそちらを参照されたい．

## ステートメントの根拠

**1** 1996年に米国パパニコロウ協会から甲状腺細胞診断のガイドラインが公表され[1]，わが国でも「甲状腺癌取扱い規約（第6版）」でこれに準拠した細胞診断が取り入れられた[2]．すなわち，それまでのクラス分類を廃止し，検体の診断可能性から不適正標本と適正標本に区別し，適正標本を良性，鑑別困難，悪性の疑い，および悪性，の4段階に診断するものである[1]．

このうち「鑑別困難」のカテゴリーには，鑑別点が細胞所見ではなく組織基準による

ため鑑別診断が困難となる濾胞性腫瘍（濾胞癌，濾胞腺腫など）が含まれるが，これ以外にも，検体標本から得られる細胞所見が不完全であったり，所見を持つ細胞が少数であるため悪性と判断することが困難な乳頭癌，髄様癌，橋本病，悪性リンパ腫などが含まれる．しかし，前者と後者とで臨床的にその後の取扱い方針が異なるため，同一のカテゴリーにまとめることは適切でない．

　本ガイドラインでは，「鑑別困難」を濾胞性腫瘍が疑われる「A 群」と，濾胞性腫瘍以外が疑われる「B 群」に分けることとした．濾胞性腫瘍を疑う A 群は，比較的細胞密度が低く，濾胞構造がよく保たれた「良性の可能性がより高い群」と，細胞密度が高く，結合性の低下・極性の乱れがあり，小濾胞構造が立体的な「濾胞癌が含まれる確率の高い群」に分けることが可能である[3〜7]．したがって，A 群をさらに悪性が含まれる可能性に基づき，A-1 群：良性の可能性が高い，A-2 群：良性・悪性の境界病変，A-3 群：悪性の可能性が高い，の 3 群に亜分類することを推奨する．

　すなわち，本ガイドラインにおける「鑑別困難」のなかには，以下の 4 群が悪性の確率の異なる亜群として含まれることになる．

　①鑑別困難 A-1 群：濾胞性腫瘍　良性の可能性が高い
　②鑑別困難 A-2 群：濾胞性腫瘍　3 群に分けた中間群，境界病変
　③鑑別困難 A-3 群：濾胞性腫瘍　悪性の可能性が高い
　④鑑別困難 B 群：濾胞性腫瘍以外が疑われる

　鑑別困難 B 群における悪性の確率は 40〜60%と推定される．多くの場合，標本不良が原因であるので，再検査により，より踏み込んだ診断に変更することが可能である（表 1）．

**2** 甲状腺細胞診断における「ベセスダ診断システム」（The Bethesda system for reporting thyroid cytopathology）が 2008 年に発表された[8,9]．今後，国際的に各国の診療ガイドラインに取り入れられ，穿刺吸引細胞診分類の主流になると予想されるが，わが

表 1　修正版甲状腺癌取扱い規約における診断カテゴリーと含まれる疾患および想定される悪性の確率

| 取扱い規約 | 推定病変 | 想定される悪性の確率 |
|---|---|---|
| 検体不適正 |  | 10% |
| 検体適正 |  |  |
| 　良性 | 腺腫様結節　橋本病　など | 1%以下 |
| 　鑑別困難 A-1 | 腺腫様結節　濾胞腺腫　濾胞癌　濾胞型乳頭癌　など | 5〜15% |
| 　鑑別困難 A-2 | 腺腫様結節　濾胞腺腫　濾胞癌　濾胞型乳頭癌　など | 15〜30% |
| 　鑑別困難 A-3 | 腺腫様結節　濾胞腺腫　濾胞癌　低分化癌　乳頭癌 | 40〜60% |
| 　鑑別困難 B | 乳頭癌　髄様癌　悪性リンパ腫　橋本病　異型腺腫など | 40〜60% |
| 　悪性の疑い | 濾胞癌　乳頭癌　低分化癌　髄様癌　悪性リンパ腫　など | 80%以上 |
| 　悪性 | 濾胞癌　乳頭癌　低分化癌　髄様癌　未分化癌など | 99%以上 |

（注）想定される悪性の確率に示した数値は，多くの論文を根拠として，カテゴリーごとに異なる背景のもとに推計したものである．「検体不適正」における悪性の確率はベセスダ診断システムでも広範囲（5〜24%）のバラつきが報告されている．ここでは越川ら[10]の日本人の手術例からの数値（0〜14%），日本人の偶発癌の頻度（8〜10%）を参考に 10%程度と推計した．「良性」についても，細胞診の対象となった結節（index nodule）に限るか，合併病変，偶発癌も含めるかにより異なるが，細胞診が行われた 1cm 以上の結節で，乳頭癌を見逃す（false negative）確率を示した．「鑑別困難 A」とその亜分類は，甲状腺専門病院で検証された数値（以下の c, d の項を参照）から推計した．「鑑別困難 B」は診断様式により運用の違いがあるため，ベセスダ診断システムの数値を用いず，このカテゴリーの必要性を主張した Renshaw[11]，Weber[12]，Luu[13]らの数値（44〜53%）をもとに設定した．「悪性の疑い」，「悪性」は多くの論文で大きな違いがないため，越川らが日本人手術例で検証した数値を用いた[10]．

国ではまだ実績がないため，直ちに採用すると混乱を招くことが懸念される．今回のガイドラインでは「甲状腺癌取扱い規約（第6版）」の「鑑別困難」に修正を加えたものを用いることにし，ベセスダ診断システムの採用は今後の課題とした．

**3** 細胞診断を行う病理医は，「鑑別困難」においては推定される病変についてコメントを付記することが求められる．臨床医が今後の対処方法，治療方針を決定するうえで非常に有用であろう．米国パパニコロウ協会から出された甲状腺細胞診断のガイドラインでも，鑑別困難については推定病変を付記することを推奨している[1,2]．

## 解　説

### a.「甲状腺癌取扱い規約（第6版）」による甲状腺細胞診断

甲状腺癌において最も頻度の高い乳頭癌には，診断根拠となる明瞭な核所見（核の増大，微細顆粒状クロマチン，核溝，核内細胞質封入体など）があるため，細胞診の診断精度は高く，臨床家の信頼度も高い．しかし，濾胞癌・濾胞腺腫の診断では，その鑑別点が細胞所見ではなく，組織基準（被膜浸潤／脈管侵襲の有無）であるため，正確な細胞診断は困難または不可能と考えられてきた[1,2,10,14]．

1996年，米国パパニコロウ協会から甲状腺細胞診についてのガイドラインが出され，ここではindeterminate（良性悪性鑑別困難）という診断カテゴリーが新設された．このなかに腺腫様結節（過形成結節），濾胞腺腫，濾胞癌，好酸性細胞腫瘍，通常型乳頭癌，濾胞型乳頭癌，橋本病，悪性リンパ腫などが含まれる．また，このカテゴリー診断比率が標本全体の20%を超えないという努力目標も合わせて設定された[1]．わが国ではこのガイドラインの信頼度について越川らの多施設検討があり，その有用性と妥当性が確かめられている[10,14]．そして2005年に改訂された「甲状腺癌取扱い規約（第6版）」では，この基準に準拠して細胞診の章が加えられた[2]．

この改変により，甲状腺腫瘍診断における問題点のなかで，次の2点が改善された．第一に，細胞少数など癌を否定するには不適切な標本を，癌細胞がないことを根拠として良性と診断することを廃止したこと（検体不良例に含まれる「癌の見逃し」を減らすことを目的とする）．第二に，甲状腺結節の大半を占める腺腫様結節，濾胞腺腫，濾胞癌などをすべてクラスⅢ，疑陽性，濾胞性腫瘍と診断することを廃止し，これらの標本を，良性，鑑別困難，悪性の疑いの診断カテゴリーに可能な限り振り分け，鑑別困難については推定病変を付記することを求めたことである．

この診断方式に変更したことにより，相当数の濾胞性病変が，良性に診断変更され，外科的処置に回される症例が減少した．また「鑑別困難」は総数を20%以下に抑制することが求められ，安易に用いることを戒め，その比率は精度管理の指標にもなっている．

### b. 診断カテゴリーにおける悪性の確率とその問題点について

細胞診の信頼を高めるためには，診断カテゴリーごとの悪性の確率，危険率（risk of malignancy）を検証することが重要である．ベセスダ診断システムは悪性の確率を示しており，優れた特色とされている．本ガイドラインで推奨する診断様式でも，可能な限り悪

性の確率を甲状腺専門病院での検証結果をもとに提示する．ただし，これらの数字はベセスダ診断システムでも確認されたように，実際の臨床における悪性の確率と乖離することが予想される．乖離する原因として以下のような点が推測される．

①背景の異なる患者群の悪性の確率は当然異なってくる．地域，国家，民族，年齢，性別で甲状腺癌の頻度は異なり，ヨード摂取量，放射線被曝などの個人歴は甲状腺癌の確率に関与すると推定されている．

②成人における甲状腺微小癌の頻度はおおよそ10％程度（2〜36％）と報告されている．対象となった甲状腺結節以外にみつかった微小癌や偶発癌を含めて計算された値か，除外して計算された値であるかで，甲状腺癌の確率は異なるが，これが明記されていない論文が多い．

③手術例の病理診断結果をもとに甲状腺癌の確率を算出した場合は，真の値より高い数値となる．手術された症例は，画像所見など細胞診以外の所見から悪性が疑われた例が多く，手術されなかった症例を含む真の甲状腺癌の確率を反映していない．

④治療方針，手術を勧める基準は医療施設によって異なる．特に良性や鑑別困難における手術比率は発表者により大きく異なり，手術比率の高い欧米から報告される甲状腺癌の確率は，手術比率の低い日本の施設からの数値より低くなる可能性がある．

⑤人為的なものとして次の問題点がある：標本採取方法，処理方法，染色方法などの違い，採取者の技量，経験のばらつき，細胞病理医および細胞検査士の経験，診断方針，診断基準などのばらつき．

さらに本ガイドラインの推奨する診断様式だけでなく，パパニコロウ協会様式，ベセスダ診断システム，英国方式などの間に，若干ではあるが診断基準に異なる点があることにも注意しなければならない．

診断治療方針の異なる施設間の悪性の確率の比較はあまり意味を持たず，それぞれの施設で検証された数値が適切で信頼度の高いものとなる．欧米ではベセスダ診断システムで示された数値を参考値とし，実際の診療は施設ごとの基準で運用されている．本ガイドラインにおいても，各医療施設はそれぞれ自らの施設における数値を検証して用いるべきである．

### c．「鑑別困難 A 群：濾胞性腫瘍が疑われる」について

隈病院と伊藤病院では独自の基準で濾胞性病変，鑑別困難を細分類してきた実績がある．それぞれの鑑別困難に占める悪性の確率を手術された症例でみると，隈病院（廣川ら）で22％，伊藤病院（亀山ら）で28％と近似していた[4,5]．しかし，鑑別困難をさらに3群に細分類すると，それぞれの悪性の占める割合は大きく異なっていた．すなわち，3群のうち最も良性よりの群（favor benign）における悪性の割合は，隈病院の診断基準では10.2％であったのに対し，伊藤病院では20.4％，境界群（borderline）における悪性の割合は，隈病院が12.5％，伊藤病院で50％，最も悪性よりの群（favor malignant）では，隈病院では76.5％が，また伊藤病院では60％が悪性であった[5,6]．このことからも，鑑別困難A群に含まれる悪性の確率は，患者群，施設ごとに異なるだけでなく，細胞診断を担当する細胞検査士，細胞診専門医の診断基準の微妙な差異によっても異なると推定される．それぞれの施設での悪性の確率を検討したうえでの運用と，精度管理が必要である．

### d.「鑑別困難 B 群：濾胞性腫瘍以外が疑われる」について

細胞診で乳頭癌を疑う細胞異型があるとき，通常は「悪性，乳頭癌」と診断する．しかし，細胞所見が不完全であるとき，所見を持つ細胞が少数であるとき，所見を持つ細胞が標本全体ではなく，ごく一部にとどまるとき，あるいは標本の固定・塗抹が不良であるときには，その程度に応じて「悪性の疑い：乳頭癌疑い」，あるいは「鑑別困難 B 群：乳頭癌を疑う不完全な核所見あり」，と診断する．「悪性の疑い：乳頭癌疑い」では80％以上が乳頭癌であるように基準を設定し，「鑑別困難：B 群」では乳頭癌の可能性が40～60％であるように設定する．Renshaw らは鑑別困難と診断された手術例の53％に乳頭癌を認め，Weber らは44％が乳頭癌であったことから，鑑別困難群で乳頭癌を疑う例は悪性の可能性が高いため濾胞性腫瘍を疑う群から分離することを提唱している[11,12,15]．本ガイドラインではこの提案に従っている．乳頭癌を疑う鑑別困難症例は，悪性の比率が高く，細胞診断の再検査で解決されることが多いため，必ず再検査または外科的摘出術による組織検査が勧められている[15]．特に標本不良が原因の B 群症例では，再検査によって乳頭癌ないしその他の腫瘍が診断されることが期待できる．一方，鑑別困難 A 群は，穿刺吸引細胞診を繰り返して施行しても再度 A 群と診断される可能性が高く，意義は低い．

### e.「良性」群と「鑑別困難 A-1 群：濾胞性腫瘍　良性の可能性が高い」について

「良性」あるいは「良性の可能性が高い濾胞性腫瘍」が手術された場合，その甲状腺結節が濾胞癌である確率は，森ら[16]が1cm 以上の結節で7％，McCoy ら[17]が4cm 以上の結節で7％と報告している．すなわち濾胞癌は，「良性」診断の一部，「鑑別困難 A-1 群：濾胞性腫瘍　良性の可能性が高い」にも一定の比率で含まれる可能性がある．できるだけ良性の診断に濾胞癌が含まれないように，また癌を見逃さないようにすると「鑑別困難 A-1 群：濾胞性腫瘍　良性の可能性が高い」の比率が高くなる．逆に鑑別困難の割合をできるだけ少なくすると，「良性」に含まれる濾胞癌の割合（濾胞癌の見落とし）の比率が上昇する[4,7,15]．

病理医は推定病変や悪性の確率を臨床医にできるだけ的確に伝えるよう努力することが求められるが，どのような表現方法を用いるかは各施設に委ねられる．

### f.「良性」における悪性の確率

細胞診で「良性」と診断された結節が悪性である確率（偽陰性：false negative）は，手術例からの解析では，1～10％程度と報告されている[18]．偽陰性は，ベセスダ診断システムでは1％以下，あるいは0～3％と記載されている[8,9,19]．また，米国パパニコロウ協会診断様式，「甲状腺癌取扱い規約」方式では，越川らは1％以下と報告している[8,9,14,19]．しかし，良性の診断で手術された例は，他の所見で癌の可能性が高いなど手術に至る何らかの理由がある例に限られるため，手術されなかった多数例の悪性の確率が反映されていないというバイアスがある．そのため，良性症例を細胞診で良性と診断できる真の正診率（negative predictive value）は不明である．Kawai らは，甲状腺腫瘍で手術された643例の甲状腺にみられた第2，第3の結節性病変について解析し，細胞診と超音波診断がともに良性である場合，甲状腺癌の確率は126例中1例（0.8％，乳頭癌）に過ぎないと報告している[20]．

一方，McCoy らは外科的切除が施行された4cm 以上の甲状腺結節223例を無作為（細胞診を含めた検査結果と無関係）に全例摘出し解析し，術前細胞診が良性であった71例でも

9例(13%)に癌がみられたと報告している[17]．いずれにしても良性の細胞診断を得た患者の甲状腺結節が癌である可能性は，0.8%から15%程度までもあり，診断の対象とならなかった結節(index noduleでない多発合併病変)にも癌の危険があることから，「良性」として経過観察している症例にもこれ以上の確率で癌の可能性が考えられる．このことから細胞診の結果を過信せず，他の検査と組み合わせて十分な検索と，長期にわたる臨床的経過観察が必要である．

　最近米国より，穿刺細胞診断材料から遺伝子発現解析を行い，鑑別困難例から，良性として経過観察できる症例を選別する方法が報告された[21]．鑑別困難の症例に対して，商業ベースの遺伝子マイクロアレイ解析が開始される機運にある．わが国では現在保険適用はなく，研究段階であるが，分子遺伝学的方法が大きな役割を果たす日は近いと考えられる(II-5-D「分子マーカー診断」参照)．

### g. ベセスダ診断システム

　2007年米国ベセスダにて，The National Cancer Instituteの後援のもとに甲状腺穿刺吸引細胞診の診断用語，診断基準の標準化，さらに診断精度の向上についての会議がもたれ，その内容が学術論文として2008年に発表された[8,9]．ここでは，穿刺吸引細胞診の対象患者，患者のインフォームドコンセント，細胞診依頼書に記載が必要な項目，針の太さ，穿刺回数，検体処理，診断可能(適正)な細胞材料を得るためのトレーニングの重要性なども含め甲状腺腫瘍診断に必要な内容が包括的に論じられている．2010年に細胞診断の診断基準に力点を置いた解説書(「ベセスダ診断システム」)が出版された[19]．この診断方式には多くの特徴と既存の分類との相違点がある．大きな変更点としては，意義不明な異型(意義不明な濾胞性腫瘍)と濾胞性腫瘍の2つのカテゴリーが新設されたことである．

#### 1)「意義不明な異型(atypia of undetermined significance)」

　この群の真の悪性の比率は不明で，手術された例に限ると20〜25%であり，手術されなかった例を含めると5〜15%程度が悪性であると推定されている(表2)[8]．

　「意義不明な異型」のカテゴリーには濾胞細胞系腫瘍だけでなく，乳頭癌系，リンパ腫系，髄様癌系病変が含まれる[8]．血液成分が多く標本の観察困難や，細胞が少ないため「わからない」ときに，仕方がなくこの診断を用いることもある．そのような例では再検査が必要であり，再検査により標本の問題が解決されたとき，多くの例でさらに踏み込んだ診断に変更できる(再び意義不明な異型と診断されるのは20〜25%とされている)．嚢胞にみられる異型細胞や，橋本病にみられるリンパ球や好酸性濾胞上皮細胞にみられる異型細胞

表2　2010年のベセスダ診断システムの分類(カテゴリー)

| | カテゴリー | 悪性の確率 |
|---|---|---|
| 1 | 検体不適正 (inadequate) | 10% |
| 2 | 正常あるいは良性 (normal or benign) | 0〜3% |
| 3 | 意義不明な異型 (atypia of undetermined significance) | 5〜15% |
| 4 | 濾胞性腫瘍 (follicular neoplasms) | 15〜30% |
| 5 | 悪性の疑い (malignancy suspected) | 60〜75% |
| 6 | 悪性 (malignancy) | 97〜99% |

もこの群に分類すると変更された[9]．すなわち，どの診断カテゴリーにも分類できないような，不確かな細胞所見を示す例や，標本不良があり断定的に診断ができないときの緊急避難的（ごみ箱的）カテゴリーとして意図的に設定されている．「意義不明な異型」の診断を得たときには，細胞診を根拠に外科的な治療方針を決定してはならず，画像などの他の検査方法により診断を進めるか，細胞診の再検査が推奨される．

### 2）「濾胞性腫瘍（follicular neoplasms）」

ベセスダ診断システムでは，「濾胞性腫瘍」を，細胞量が多く，細胞重積性，結合性の異常を示すもの（これを microfollicular pattern と呼ぶと定義）とした．以前に米国パパニコロウ協会が設定した，良性の腺腫様結節，濾胞腺腫および悪性の濾胞癌のすべてを「濾胞性腫瘍」とする方針とは，まったく違う判定基準である．すなわち，以前に濾胞性腫瘍と診断されていた一群の腫瘍病変のうち，濾胞癌が含まれる可能性があるものを濾胞性腫瘍と呼ぶことに変更されていることに注意しなければならない．この変更の結果，ベセスダ診断システムで「良性」と診断される症例のなかに，米国パパニコロウ協会診断様式よりも多く（0～3％）の濾胞癌が含まれ，一部の濾胞癌は「意義不明な濾胞性病変，意義不明な異型」に分類されることとなった．以前の米国パパニコロウ協会診断様式での「濾胞性腫瘍」から除かれた病変は，細胞所見の特色からは，①コロイドがあり，結合性のよい大濾胞状細胞集塊があるとき（良性と診断），②コロイドがなく，細胞量が少ないとき（意義不明な異型と診断する）である．この「意義不明な異型」には5～15％程度に悪性例が含まれるとされている．表3に本ガイドラインで推奨する米国パパニコロウ協会診断様式の修正版（ガイドライン診断カテゴリー）と，2007年に発表されたベセスダ診断システム報告様式の診断用語の違いと含まれる疾患の違いを対比して示す．

表3　本ガイドライン診断カテゴリーとベセスダ診断システムの比較

| 主要な病変と細胞所見 | | 本ガイドライン診断カテゴリー | ベセスダ診断システム |
|---|---|---|---|
| **悪性病変** | | | |
| 乳頭癌 | 細胞取れず | 検体不適正 | 検体不適正 |
| | 囊胞性（癌細胞なし） | 良性 | 検体不適正 |
| | 囊胞性（癌細胞少数） | 悪性の疑いまたは鑑別困難B | 意義不明な異型 |
| | 核所見に乏しいとき | 鑑別困難B | 悪性の疑い |
| | 典型例 | 悪性 | 悪性 |
| | 濾胞型 | 悪性の疑いまたは鑑別困難B | 濾胞性腫瘍または意義不明な異型 |
| 濾胞癌 | 異型に乏しいとき | 鑑別困難A-1または良性 | 良性 |
| | 細胞少数 | 鑑別困難A-1または検体不適正 | 意義不明な異型 |
| | 構造異型あり | 鑑別困難A-3 | 濾胞性腫瘍 |
| | 広汎浸潤型 | 鑑別困難A-3 | 濾胞性腫瘍 |
| | 低分化型 | 鑑別困難A-3または悪性の疑い | 濾胞性腫瘍 |
| **良性病変** | | | |
| 囊胞（上皮細胞なし） | | 良性 | 検体不適正 |
| 囊胞（上皮細胞あり） | | 良性 | 良性 |
| 腺腫様結節 | | 良性または鑑別困難A-1 | 良性 |
| 濾胞腺腫 | （細胞少数） | 良性または鑑別困難A-1 | 良性または意義不明な異型 |
| | （細胞多数） | 良性または鑑別困難A-1, A-2 | 良性または濾胞性腫瘍 |
| | （構造異型あり） | 鑑別困難A-2, A-3 | 濾胞性腫瘍 |
| | （細胞異型あり） | 鑑別困難A-2, A-3 | 濾胞性腫瘍 |
| 橋本病 | | 良性または鑑別困難 | 意義不明な異型 |

診断カテゴリー「濾胞性腫瘍」には濾胞腺腫/濾胞癌の腫瘍性病変だけでなく，過形成病変とされる腺腫様結節，コロイド結節，過形成性結節なども一定の頻度で含まれる．この診断を得たとき，推奨される臨床的対応は，欧米では外科的対応（甲状腺全摘出術ではなく葉切除術）である．「濾胞性腫瘍」では，60～70％の例で外科的手術がなされ，手術標本での病理組織診断が悪性の可能性は15～30％と記載されている（表2）．この群に濾胞癌だけでなく，乳頭癌，濾胞亜型が含まれることは欧米のみならずわが国の発表でも確認されている[5,6,19]．

## 主要な臨床研究論文の紹介

### ▼ Renshaw AA, 2002 [11]

Focal features of papillary carcinoma of the thyroid in fine-needle aspiration material are strongly associated with papillary carcinoma at resection. Am J Clin Pathol 2002；**118**：208-210

【目的】細胞標本の一部に乳頭癌を疑う細胞所見があった場合，経過観察するか，再検査するか，切除生検する必要があるかを明らかにする．

【方法】1,581例の甲状腺細胞診で，乳頭癌の核所見を142例（8.98％）に認めた．そのうち乳頭癌にみられる核所見が細胞標本のごく一部（20細胞以下）にみられた28例（1.77％）を再検討した．

【結果】15例（53％）に乳頭癌（1cm以上11例：39％，1cm以下4例：14％）を認めた．腫瘍の大きさ，細胞採取量の多寡には関連がみられなかった．

【結論】乳頭癌を疑う細胞が少数みられた場合（鑑別困難：乳頭癌を疑う所見一部にあり）には乳頭癌の可能性が高く，外科的切除が勧められる．

### ▼ Weber D et al, 2008 [12]

Atypical epithelial cells, cannot exclude papillary carcinoma, in fine needle aspiration of the thyroid. Acta Cytol 2008；**52**：320-324

【目的】甲状腺穿刺吸引細胞診で，乳頭癌が否定できない異型（AEC-PTC；atypical epithelial cells）がみられたときの組織学的診断結果を検討し，臨床的対応を考察する．

【方法】1996～2006年にクリーブランドクリニックでAEC-PTCと診断された86例の患者のうち手術が施行された57例の細胞所見と切除標本での病理診断を解析した．

【結果】AEC-PTCの診断は，4,672検体中88件（1.9％）の頻度で行われた．57例の特色として細胞少数（27例：47.3％），囊胞背景（25例：43.8％），橋本病背景（19例：33％）で診断されることが多かった．手術された57例の患者で25例（44％）に乳頭癌がみられた．核溝，スリガラス核，核小体，重畳核は良性の32例でもみられる細胞所見であった．核内細胞質封入体，広く厚い細胞質（squamoid cytoplasm），砂粒小体は有意に乳頭癌に多い所見であった．

【結論】細胞診で乳頭癌を疑う例（鑑別困難：乳頭癌を否定できない）は，術中迅速診断の準備のもと外科的対応が必要である．

### ▼ Sahin M et al, 2006 [22]

Prevalence and prediction of malignancy in cytologically indeterminate thyroid nodules. Clin Endocrinol（Oxf）2006；**65**：514-518

【目的】鑑別困難とその亜群に占める悪性の割合を明らかにする．
【方法】86 例の鑑別困難症例を解析した．
【結果】「異型あり」では 59 例中 30 例（51.9％）に癌がみられ，細胞診断「濾胞性腫瘍」では 27 例中 4 例（15％）にみられた．濾胞性腫瘍のなかでも，異型のある群（2/7）と異型のない群（2/29）では悪性の確率が異なる．
【結論】濾胞性腫瘍で異型がない場合，悪性の確率が低いため，外科的切除ではなく再検査が適切である．

### ▼ Alexander EK, 2008 [15]

Approach to the patient with a cytologically indeterminate thyroid nodule. J Clin Endocrinol Metab 2008；**93**：4175-4182

（注：悪性の予測因子の包括的評価の記述がある教科書的総説．臨床医により書かれたものであり，臨床家が読んで細胞診の特色と位置づけを理解しやすい論文．ガイドラインの基礎となる概念を説明している．ここでは細胞診にかかわる部分のみを要約する）

【目的】甲状腺細胞診の約 15～25％の症例は鑑別困難として一様に外科的対応を勧めてきたが，手術例では 25～50％に癌がみられるにすぎない．これらすべての例を手術すべきであるかの問いに答えるために，手術が必要な癌のリスクの高い群と，経過観察が望ましい悪性の確率が低い群を選別する方法を考える．
【結論】多くの経験ある施設では鑑別困難を 2 群（小濾胞集塊優位の症例と乳頭癌を疑う所見のある例）に分けている．前者は濾胞性腫瘍を疑う群であり悪性の確率 20～30％，後者は乳頭癌を疑う群であり，悪性の可能性は 40～60％と，リスクが異なるためである．これとは異なる細分類として「意義不明な異型」という群も提案され，再検査で 50％が良性に診断変更されるが，再び意義不明な異型と診断され切除された場合は 20～25％に癌がみられたとの報告がある．（注：これをもとにベセスダ診断システムがつくられた）

### ▼ McCoy KL et al, 2007 [17]

The incidence of cancer and rate of false-negative cytology in thyroid nodules greater than or equal to 4cm in size. Surgery 2007；**142**：837-844

【目的】細胞診断「良性」における悪性（偽陰性）の割合を検討する．
【方法】細胞診断の結果と無関係に 4cm 以上の甲状腺腫瘍を全例（$n=223$）手術するプロトコールで実施し，術前細胞診断報告書と組織診断結果を比較した．
【結果】全症例 223 例中 57 例（26％）に癌が存在し，術前細胞診断「良性」の 71 例中では 9 例（13％）に，「鑑別困難」43 例では 17 例（40％）にみられた．
【結論】4cm 以上の甲状腺腫瘍は高頻度に癌が存在するため，細胞診断にかかわらず，全例，葉切除を勧める．

### ▼ Alexander EK et al, 2012 [21]

Preoperative diagnosis of benign thyroid nodules with indeterminate cytology. N Engl J Med 2012；**368**：705-715

【目的】甲状腺穿刺吸引細胞診断では，おおよそ15～30％の患者は良性悪性の区別ができず「鑑別困難」とされ，多くの場合は診断的葉切除術を受ける．しかし，大半の患者は癌でなく不必要な外科的手術を強いたことになる．良性として経過観察できる症例を選別するため細胞診材料からの遺伝子検索の有効性を解析する．

【方法】49施設で行われた甲状腺穿刺吸引細胞診4,812件（3,789例）で得られた鑑別困難599例のうち413例で組織学的検索がされた．このうち265件を用い，167遺伝子発現から良性，悪性に分類し，その結果と組織診断を比較した．

【結果】265例中85例が悪性であった．遺伝子診断では85例中78例（92％）で悪性の疑い（感度：95％，特異度：52％）であった．陰性的中率は，細胞診断カテゴリー別では，意義不明の異型（95％），濾胞性腫瘍（94％），悪性の疑い（85％）であった．7例の偽陰性例の細胞を再検討すると，6例では細胞少数で，細胞採取不良が原因の可能性があった．

【結論】細胞診断カテゴリー「鑑別困難」で，遺伝子診断分類「良性」の場合，診断的葉切除ではなく，経過観察が選択できる．

【コメント】米国ベンチャー診断薬会社Veracyteの研究費により行われた多施設共同研究である．

### ▼ Ohori NP, Schoedel KE, 2011 [23]

Variability in the atypia of undetermined significance/follicular lesion of undetermined significance diagnosis in the Bethesda system for reporting thyroid cytopathology：sources and recommendation. Acta Cytol 2011；**55**：492-498

【目的】ベセスダ診断システムで診断結果を報告した7論文からAUS/FLUSの使用について検証する．

【方法】ベセスダ診断システムでの7論文を解析し，AUS/FLUSについて使用頻度，手術例での甲状腺癌の比率を比較した．

【結果】AUS/FLUSの診断頻度は0.7～18％（6.7＋5.5％），甲状腺癌の確率は6～48％（26.3＋12.7）であった．

【結論】採取などの技術/方法上の問題点，AUS/FLUSのカテゴリーの診断基準，臨床的対応など問題も多く，これらの問題点を知ったうえで，AUS/FLUS診断の安易な（過剰）使用を戒めるべきである．

【コメント】ベセスダ診断システムで推奨された診断基準に従っても，診断基準運用における不明確な点も残されるため，得られた診断頻度と甲状腺癌の確率はベセスダ診断システムで推奨された診断頻度（7％以下），示された甲状腺癌の確率（初版では5～10％，その後5～15％に訂正）からかけ離れた論文が少なからず存在する．ベセスダ診断システムにおいて，AUS/FLUSは最もブレの多い診断カテゴリーであり，AUS/FLUSと診断不適（UNS/ND）を合わせた診断頻度（細胞診で結論が出せない頻度）も8.9～32％と差が大きい．さらに偽陰性率（良性診断手術例における甲状腺癌の頻度）も1.1～32.2％と大きな差が報告されている．すなわち，良性とAUS/FLUSの間にも，診断者間の大きな診断のブレが存在する．

ベセスダ診断システムの AUS/FLUS は，本ガイドラインで推奨する診断様式における良性，鑑別困難 A-1（良性の可能性が高い），検体不適正に，乳頭癌も疑われる病変においては鑑別困難 B や検体不適正に分類されると思われる（表3）．

### ▼ Lobo C et al, 2011 [24]

　The UK royal college of pathologists thyroid fine-needle aspiration diagnostic classification : is a robust tool for the clinical management of abnormal thyroid nodules. Acta Cytol 2011 ; 55 : 499-506

　【目的】英国細胞学会での甲状腺細胞診断様式での悪性の確率と臨床的対応について検討する．

　【方法】873 例の甲状腺細胞診で Thy3a, Thy3f, Thy4, Thy5 と手術例での診断を比較した．

　【結果】237 例で異常が指摘され，136 例に手術が施行された．診断比率は Thy3a（40 例：4.6％），Thy3f（119 例：13.6％），Thy4（20 例：2.2％），Thy5（50 例：6.6％），手術例での悪性の頻度は Thy3a（4/10 例：40％），Thy3f（20/72 例：28％），Thy4（7/11 例：64％），Thy5（43/43 例：100％）とベセスダ診断システムと大差なかった．

　【結論】英国での診断様式は，Thy3f, Thy3a, Thy4, Thy5 と悪性の確率が高まり，ベセスダ診断システムと遜色はない．Thy5 の診断は精度高く，癌としての手術適応を意味する．

　【コメント】世界的に細胞診断はベセスダ診断システムに統一される傾向があるが，英国などでは独自の方式を堅持し，ベセスダ診断システムと比較して遜色ないことを主張している．悪性の疑い（Thy4）のなかに乳頭癌および髄様癌疑い，転移癌疑い，リンパ腫疑いなどを含める点，鑑別困難を濾胞性腫瘍を疑う Thy3f と濾胞性腫瘍以外を疑う Thy3a に分類する点で，本ガイドラインで推奨する診断様式と共通点がある．

## 文　献

1) The Papanicolaou society of cytopathology : Guidelines of the Papanicolaou society of cytopathology for the examination of fine-needle aspiration specimens from thyroid nodules. Diagn Cytoplathol 1996 ; 15 : 84-89
2) 甲状腺外科研究会（編）：甲状腺癌取扱い規約，第 6 版，金原出版，東京，2005
3) 覚道健一ほか：濾胞性腫瘍の細胞診断ガイドライン作成に向けて．日本臨床細胞学会雑誌 2010 ; 49 : 37-41
4) 藤澤俊道ほか：甲状腺濾胞性腫瘍の診断基準と診断精度―伊藤病院での検討．日本臨床細胞学会雑誌 2010 ; 49 : 42-47
5) 前川観世子ほか：甲状腺濾胞性腫瘍の細胞診―診断の現状と細胞学的鑑別．日本臨床細胞学会雑誌 2010 ; 49 : 48-54
6) 丸田淳子ほか：甲状腺穿刺細胞診―濾胞性腫瘍の取り扱い．日本臨床細胞学会雑誌 2010 ; 49 : 55-60
7) 谷口恵美子ほか：「良悪鑑別困難」の細分類―腺腫結節の細胞所見と濾胞性腫瘍の細胞所見．日本臨床細胞学会雑誌 2010 ; 49 : 61-66
8) Baloch ZW et al : The National Cancer Institute thyroid fine needle aspiration state of the science conference : a summation. Cytojournal 2008 ; 5 : 6
9) Baloch ZW et al : Diagnostic terminology and morphologic criteria for cytologic diagnosis of thyroid lesions : a synopsis of the National Cancer Institute Thyroid Fine-Needle Aspiration State of Science Conference. Diagn Cytopathol 2008 ; 36 : 425-437
10) 越川　卓ほか：甲状腺濾胞性腫瘍の細胞診断における問題点―新しい報告様式の提唱．日本臨床細胞学会雑誌 2002 ; 41 : 360-367

11) Renshaw AA：Focal features of papillary carcinoma of the thyroid in fine-needle aspiration material are strongly associated with papillary carcinoma at resection. Am J Clin Pathol 2002；**118**：208-210
12) Weber D et al：Atypical epithelial cells, cannot exclude papillary carcinoma, in fine needle aspiration of the thyroid. Acta Cytol 2008；**52**：320-324
13) Luu MH et al：Atypical follicular cells with equivocal features of papillary thyroid carcinoma is not a low-risk cytologic diagnosis, Acta Cytol 2011；**55**：526-530
14) 越川　卓ほか：甲状腺細胞診のガイドライン―新しい報告様式．病理と臨床 2005；**23**：33-38
15) Alexander EK： Approach to the patient with a cytologically indeterminate thyroid nodule. J Clin Endocrinol Metab 2008；**93**：4175-4182
16) Mori I et al：Thyroid nodular lesion：analysis of cancer risk on Kuma Hospital experience. Pathol Int 2000；**53**：579-583
17) McCoy KL et al：The incidence of cancer and rate of false-negative cytology in thyroid nodules greater than or equal to 4cm in size. Surgery 2007；**142**：837-844
18) Ohori NP, Schoedel KE：Variability in the atypia of undetermined significance/follicular lesion of undetermined significance diagnosis in the Bethesda system for reporting thyroid cytopathology：sources and recommendation. Acta Cytol 2011；**55**：492-498
19) Ali SZ, Cibas ES：The Bethesda System for Reporting Thyroid Cytopathology：Definitions, Criteria and Explanatory Notes, Springer, New York, 2010
20) Kawai T et al：Histological diagnoses of "accessory thyroid nodules" diagnosed as benign by fine-needle aspiration cytology and ultrasonography. Thyroid 2012；**22**：299-303
21) Alexander EK et al：Preoperative diagnosis of benign thyroid nodules with indeterminate cytology. N Engl J Med 2012；**368**：705-715
22) Sahin M et al：Prevalence and prediction of malignancy in cytologically indeterminate thyroid nodules. Clin Endocrinol（Oxf）2006；**65**：514-518
23) Ohori NP, Schoedel KE：Variability in the atypia of undetermined significance/follicular lesion of undetermined significance diagnosis in the Bethesda system for reporting thyroid cytopathology：sources and recommendation. Acta Cytol 2011；**55**：492-498
24) Lobo C et al：The UK royal college of pathologists thyroid fine-needle aspiration diagnostic classification：is a robust tool for the clinical management of abnormal thyroid nodules. Acta Cytol 2011；**55**：499-506
25) 日本内分泌外科学会，日本甲状腺外科学会（編）：甲状腺腫瘍診療ガイドライン 2010 年版，金原出版，東京，2010

# D 穿刺吸引細胞診所見の読み方

## キーセンテンス

1. 甲状腺細胞診標本をみる際，①採取材料の構成成分，②背景，③採取細胞の出現様式，④細胞形，⑤細胞質，⑥核，を詳細に観察し，総合的に判断する．
2. 腺腫様甲状腺腫は，症例によりあるいは穿刺部位により細胞像が多彩である．
3. 濾胞性腫瘍は，背景が出血性で，単一な細胞が小濾胞状に出現し，乳頭癌の核所見がみられない．濾胞腺腫と濾胞癌を鑑別することは非常に難しい．
4. 乳頭癌の診断には，微細顆粒状クロマチン，核内細胞質封入体，核溝，密集核，分葉状核などの核所見の存在が重要で，乳頭状構造は必ずしも必要ではない．
5. 低分化癌の診断には，索状配列，孤立散在性出現，島状集塊などの出現様式が重要である．
6. 未分化癌細胞は，細胞異型が非常に強く，結合性が乏しい．背景にしばしば好中球がみられる．先行病変である乳頭癌や濾胞性腫瘍が混在することがある．
7. 髄様癌細胞は，類円形もしくは紡錘形で，結合性は乏しい．背景にアミロイド物質を認めることが特徴であるが，出現頻度は全症例の半数以下である．
8. 悪性リンパ腫では，結合性を示さない類円形細胞が多数出現する．MALT（mucosa-associated lymphoid tissue）リンパ腫と慢性甲状腺炎との鑑別は難しい．

## 解説

### a. 甲状腺細胞診標本の見方

#### 1）採取材料の構成成分

穿刺吸引材料は穿刺部位から小さな組織片を切り取ったものであり，塗抹標本上の構成成分は組織内の構成成分とほぼ同様と考えられる．採取細胞量が多く，コロイドが少ない場合は腫瘍性病変，コロイドが多く，採取細胞量が少ない場合は良性病変，ともに少ない場合は採取不良，細胞密度の低い病変，石灰化病変などを推測する[1]．

#### 2）背景

背景にコロイドが薄く引き伸ばされた状態で塗抹される所見は，非腫瘍性濾胞性病変で観察されやすい（図1）．そのようなコロイドが厚く塗抹されると，ひび割れて，ジグソーパズル様になる．小さな球状の硝子様光沢を持ったコロイドは，小濾胞性増殖を示す濾胞性腫瘍や腺腫様甲状腺腫の濾胞状集塊内や背景にみられる．ロービーコロイドはチューインガムを引き伸ばしたようなかたちをした棍棒状・ロープ状のコロイドで，乳頭癌に特徴的である（図2）[2]．

背景にリンパ球が多い場合は，慢性甲状腺炎，悪性リンパ腫，胸腺様分化を示す癌，乳頭癌などを，好中球が多い場合は，急性化膿性甲状腺炎，未分化癌を考える．多核巨細胞は，亜急性甲状腺炎，乳頭癌，慢性甲状腺炎，囊胞，未分化癌，腺腫様甲状腺腫などで出

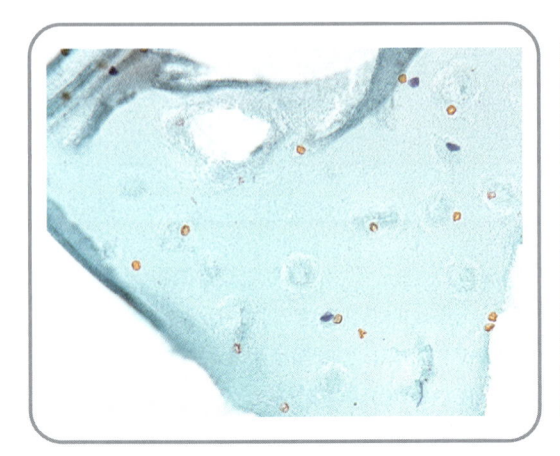

図1 腺腫様甲状腺腫．コロイド

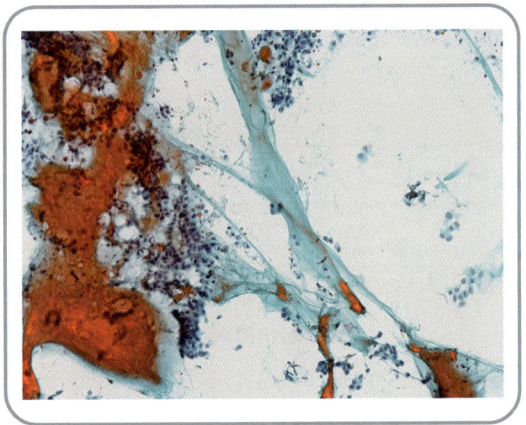

図2 乳頭癌．ローピーコロイド

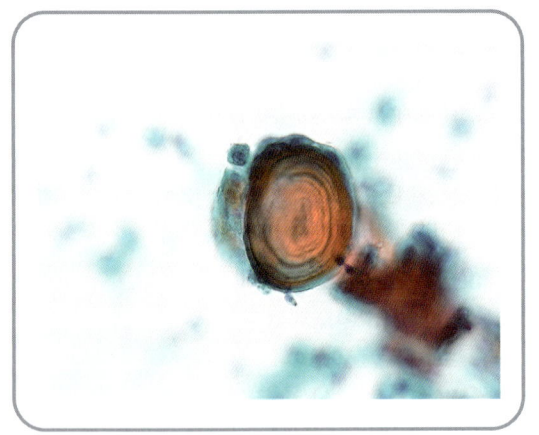

図3 乳頭癌．砂粒小体

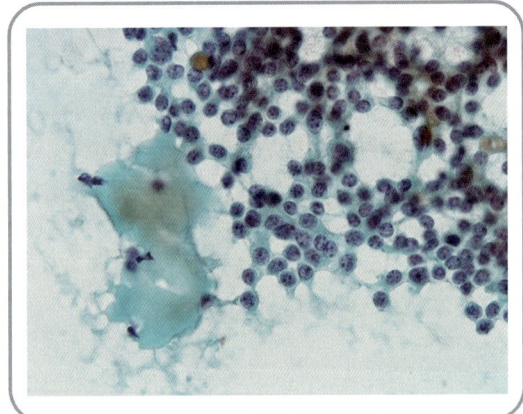

図4 髄様癌．アミロイド

現する．泡沫状組織球の存在は，囊胞性病変を示唆し，囊胞，腺腫様甲状腺腫，乳頭癌でみられやすい．砂粒小体は，同心円状構造を示す小さな石灰化小体で，透明感のある褐色，黄金色，ラベンダー色を呈し（図3），乳頭癌に特徴的所見としてよく知られているが，まれに腺腫様甲状腺腫や好酸性細胞型濾胞性腫瘍にてみられることがある．壊死物質は，未分化癌，悪性リンパ腫，梗塞をきたした乳頭癌や好酸性細胞型濾胞性腫瘍でみられる．アミロイド物質は，髄様癌やアミロイド甲状腺腫でみられる（図4）．

3）採取細胞の出現様式

乳頭状構造とは上皮細胞が間質を伴ってポリープ状または樹枝状に増殖した形態で，乳頭癌と腺腫様甲状腺腫でみられる[1,3,4]．乳頭状集塊の内部には血管結合織性の間質があり，その周囲を上皮性細胞が覆っている．乳頭状構造が保たれた状態で塗抹されると，内部に血管内皮細胞もしくは線維芽細胞由来と考えられる紡錘形核が存在し，集塊辺縁に上皮性細胞の核が柵状に配列する（図5）．間質を伴わないで，細胞のみが塗抹されると，単層シート状に出現し，シートの折れ曲がりや核の直線的柵状配列を伴う（図6）．濾胞状構造とは

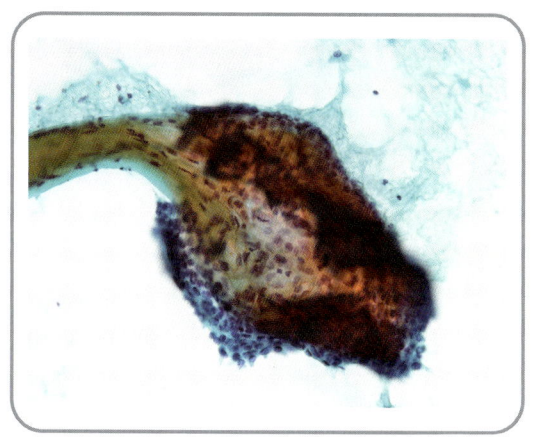

図5 乳頭癌．乳頭状構造

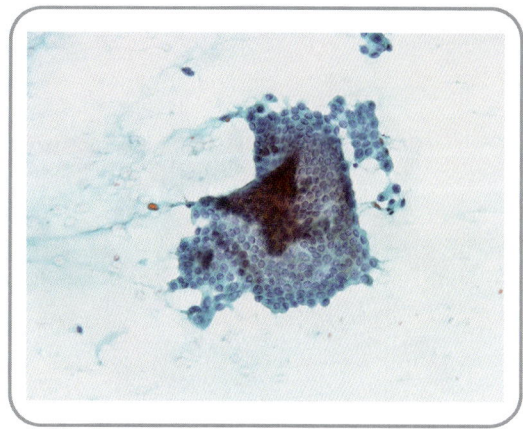

図6 乳頭癌．乳頭状構造．シート状

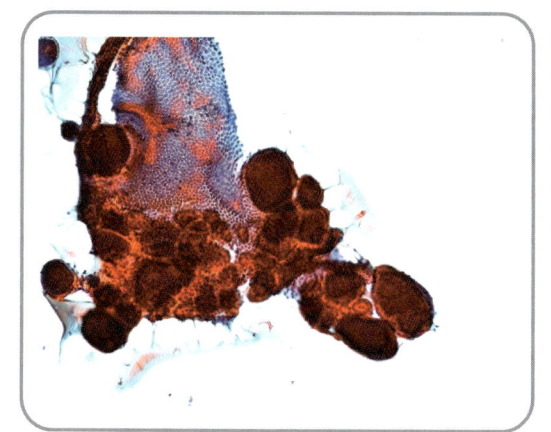

図7 腺腫様甲状腺腫．大小不同の濾胞

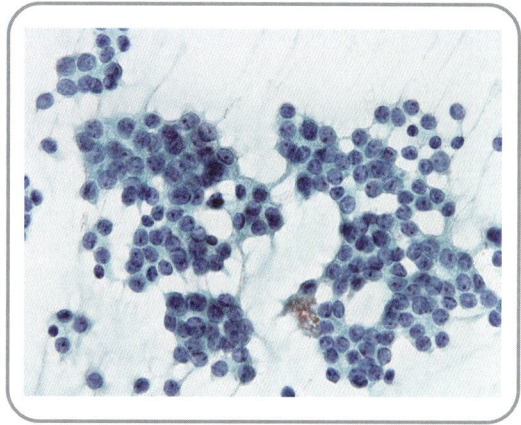

図8 濾胞性腫瘍．濾胞状配列

閉鎖された袋状の構造であり，腺腫様甲状腺腫，濾胞性腫瘍，乳頭癌などでみられる．集塊の内部が内腔側，外側が基底膜側である．腺腫様甲状腺腫の濾胞は大小不同が目立つ（図7）．濾胞性腫瘍の濾胞は小濾胞状（図8）で，乳頭癌の濾胞は構造が不明瞭で平面的である．大きな集塊内にいくつもの管腔が存在する場合は篩（・モルラ）状構造と呼ばれ，濾胞癌，篩（・モルラ）型乳頭癌（図9），低分化癌でみられる．細胞が2～3列に配列する索状配列は，濾胞性腫瘍，低分化癌（図10），乳頭癌などで，大型充実性集塊は，低分化癌，胸腺様分化を示す癌，未分化癌，

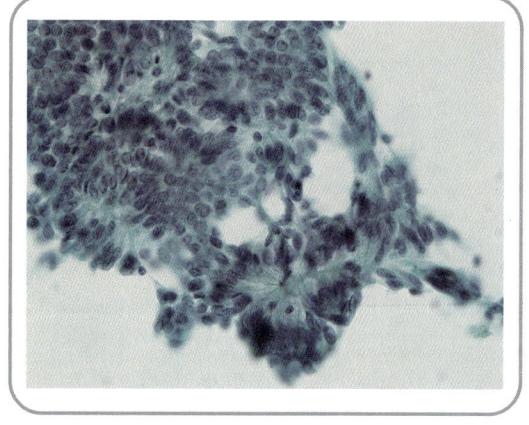

図9 篩（・モルラ）型乳頭癌．篩状構造．高円柱状腫瘍細胞

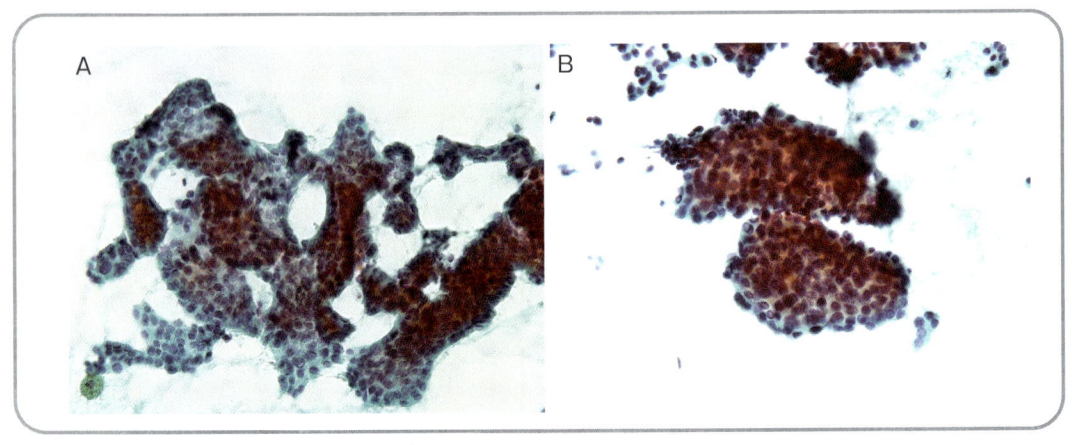

図10 低分化癌．索状構造（A）と島状構造（B）

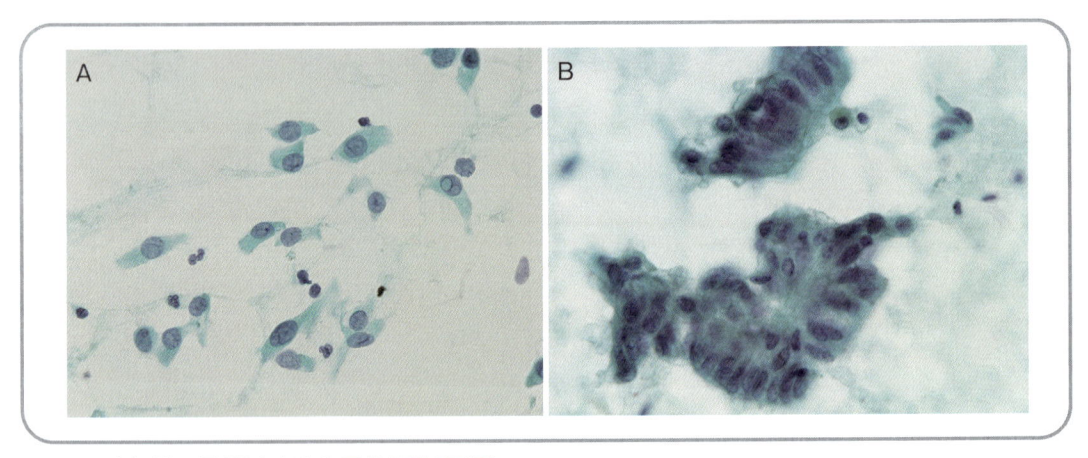

図11 高細胞型乳頭癌（A）と円柱細胞癌（B）

扁平上皮癌などで，孤立散在性の出現は，悪性リンパ腫，髄様癌，未分化癌などでみられる．

### 4）細胞形

　円形，類円形または卵円形を呈する細胞はほとんどの疾患で出現するため，それらの細胞形は診断の役に立たない．高円柱状細胞は高細胞型乳頭癌，円柱細胞癌（図11），篩（・モルラ）状型乳頭癌（図9），ワルチン腫瘍様乳頭癌，大腸癌の転移などでみられる．多形細胞は未分化癌（図12），扁平上皮癌，胸腺様分化を示す癌，髄様癌などで出現する．紡錘形細胞は髄様癌，未分化癌，扁平上皮癌でみられるが，乳頭癌，嚢胞，異型腺腫，硝子化索状腺腫，篩（・モルラ）状型乳頭癌でも出現することがある．形質細胞様細胞は髄様癌と悪性リンパ腫でみられる．

### 5）細胞質

　顆粒状で，広い細胞質を有する好酸性細胞は好酸性細胞型濾胞性腫瘍（図13），腺腫様甲状腺腫，橋本病，ワルチン腫瘍様乳頭癌などでみられる．細胞質がライトグリーンに好染し厚ぼったくなった化生細胞や角化を伴う扁平上皮への分化は，乳頭癌，未分化癌，扁平

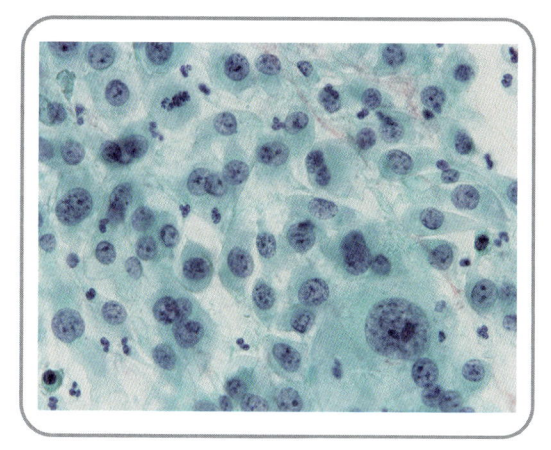

図12 未分化癌．多形細胞

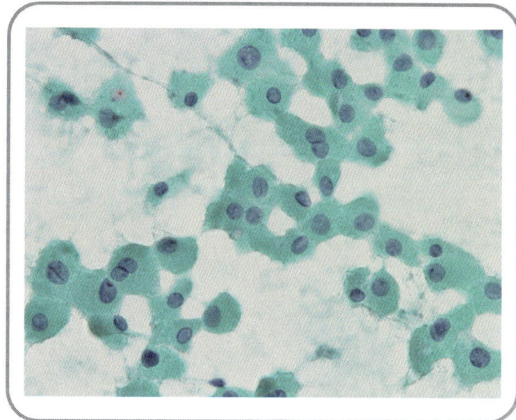

図13 好酸性細胞型濾胞性腫瘍

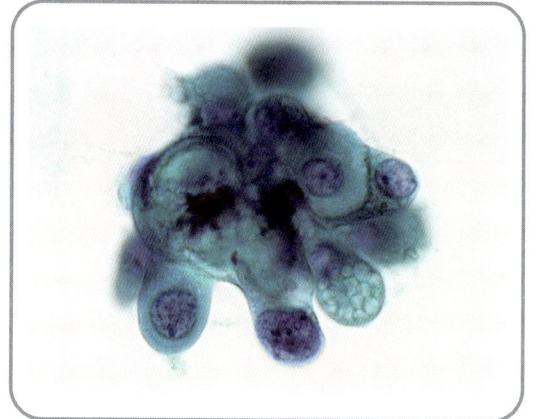

図14 乳頭癌．隔壁性細胞質内空胞

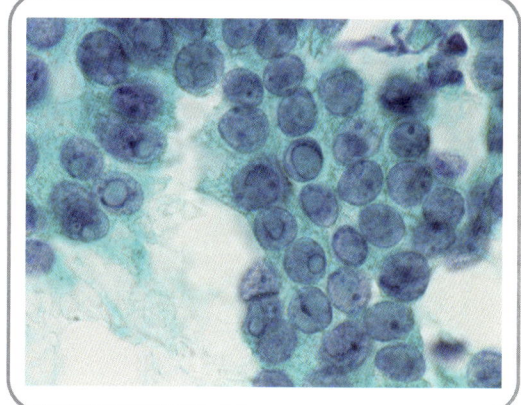

図15 乳頭癌．核内細胞質封入体

上皮癌，囊胞，腺腫様甲状腺腫でみられる．囊胞を伴う乳頭癌では，化生細胞の細胞質内に隔壁性細胞質内空胞と呼ばれる小型空胞の密集像がみられる（図14）[1]．ギムザ染色で赤紫色に染色される異染性顆粒は，髄様癌でみられることがある[5]．

6）核所見

　核内細胞質封入体（図15）は，細胞質の成分が核膜に囲まれた状態で核内に存在するもので，乳頭癌の90％以上，硝子化索状腫瘍（図16）[6]のほぼ全例に出現するが，髄様癌，未分化癌，好酸性細胞型腫瘍，腺腫様甲状腺腫でも観察されることがある[7]．核溝（図17）はクロマチンの凝集が線条になったもので，乳頭癌でしばしばみられるが，濾胞性腫瘍，バセドウ病，橋本病，腺腫様甲状腺腫，髄様癌などでもみられる[8]．核溝が多数の細胞に存在するか，数条のものが目立つときは，乳頭癌の診断に有用である．微細顆粒状クロマチン（図18）は，非常に細かいクロマチンで，乳頭癌の特徴である．核全体が透明化したビオチン含有封入体は篩（・モルラ）型乳頭癌に特異的な所見である（図19）[9]．過染性で奇怪な核は，未分化癌，腺腫様甲状腺腫，髄様癌，異型腺腫（図20），放射線照射後などでみら

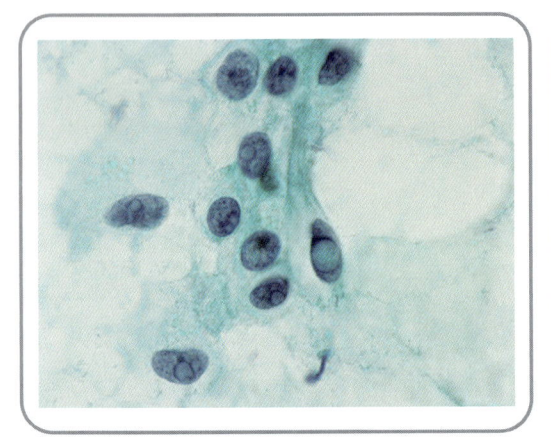

図16　硝子化索状腫瘍．核内細胞質封入体

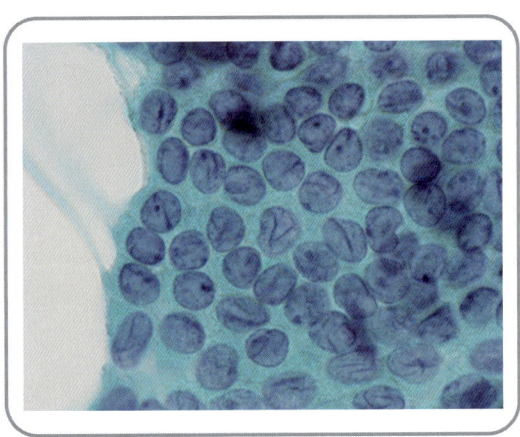

図17　乳頭癌．核溝

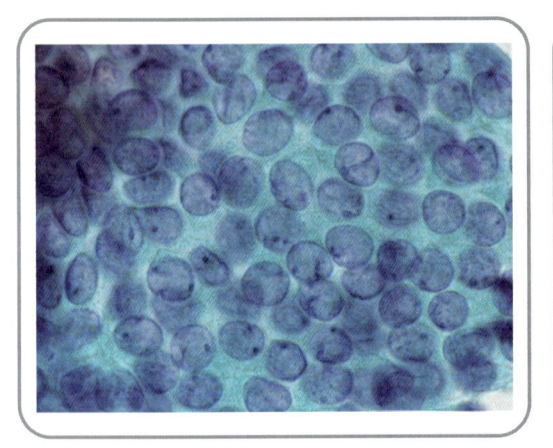

図18　乳頭癌．微細顆粒状クロマチン

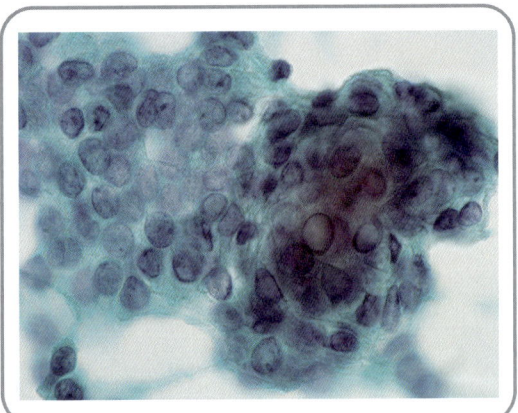

図19　乳頭癌．ビオチン含有クロマチン

れる．

## b．主な甲状腺疾患の細胞所見
### 1）腺腫様甲状腺腫

　症例により，あるいは穿刺部位により細胞像は多彩である．背景には通常豊富なコロイドがみられる（図1）が，囊胞を伴う場合には泡沫細胞やヘモジデリン貪食細胞が多数みられる（図21）．多核組織球，線維芽細胞，変性した赤血球，コレステロール結晶などがみられることもある．濾胞上皮は小型で，類円形ないし立方形を呈し，シート状，濾胞状に出現し，乳頭状配列を示すこともある．濾胞の大きさは小型から大型まで様々である（図7）．小型濾胞はボール状あるいは平面的集塊として出現し，大型濾胞の場合は濾胞構造が壊れ，大きなコロイド塊の周囲に濾胞上皮の集簇をみる．核は小型で，核形不整はみられず，規則正しく配列している．細胞質は淡明なものからライトグリーン好性のものまで様々で，好酸性細胞化生を示すこともある．メイ・ギムザ染色では，濾胞上皮の細胞質に空胞を伴っ

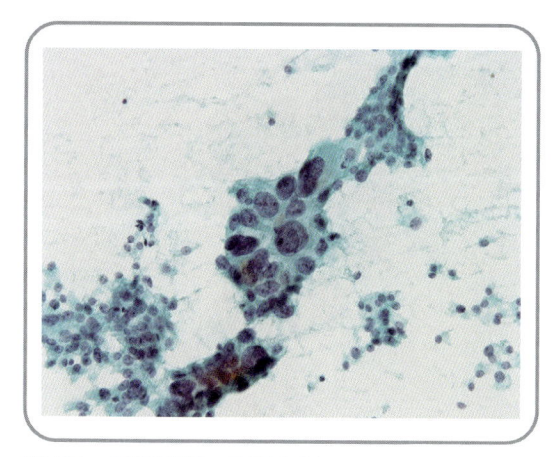

図20　異型腺腫．奇怪な核

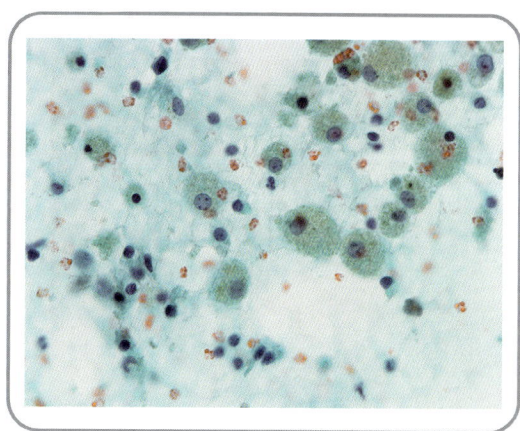

図21　腺腫様甲状腺腫．泡沫細胞

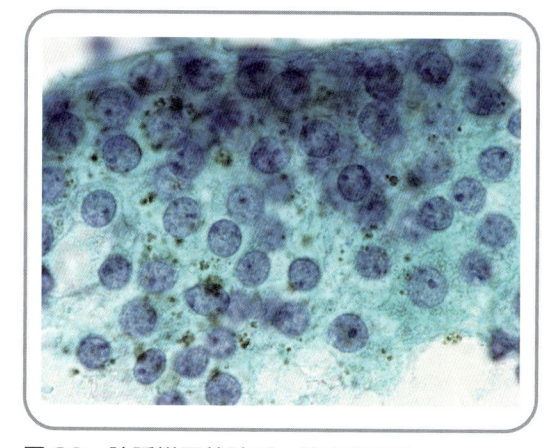

図22　腺腫様甲状腺腫．傍空胞顆粒

たリポフスチン顆粒（傍空胞顆粒）がみられることがある（図22）[10]．

2）濾胞性腫瘍

　採取細胞量は多く，背景は出血性で，泡沫細胞やヘモジデリン貪食細胞は通常みられない．出現細胞は単調で，核は腺腫様甲状腺腫にみられる濾胞上皮より大きく，核・細胞質比が高い．出現パターンは小濾胞状（図8），ロゼット状，合胞状，索状で，濾胞内に濃縮した球形のコロイドが観察されることがある[11]．組織塊として出現する場合は，そのなかに含まれる小型濾胞の密度が高く，濾胞間に毛細血管が観察される．腫瘍細胞の核は円形で，クロマチンは細顆粒状である．細胞質は乳頭癌と比べると淡染性で，細胞境界は不明瞭である．

　濾胞腺腫と濾胞癌の区別は細胞像からはできないとされており，両者を鑑別することは非常に難しい．立体的小濾胞（図23），太い索状配列（図24），蜂窩状構造，孤立散在性パターン，核腫大，核分裂像などがみられる場合には，濾胞癌の可能性が示唆される（A-3群）[11,12]．一方，平面的小濾胞，中型濾胞の混在，低いN/C比などがみられる場合は濾胞癌の可能性

図 23　濾胞癌．立体的小濾胞

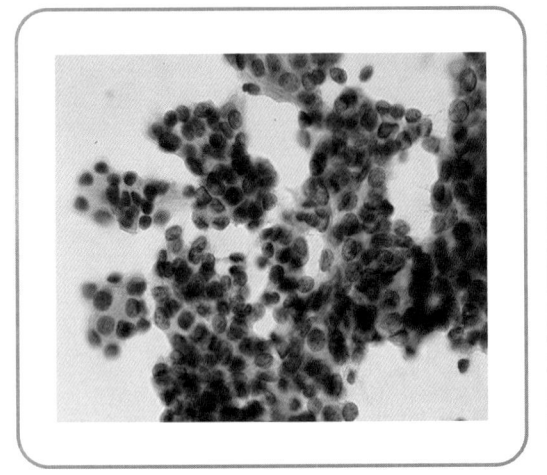

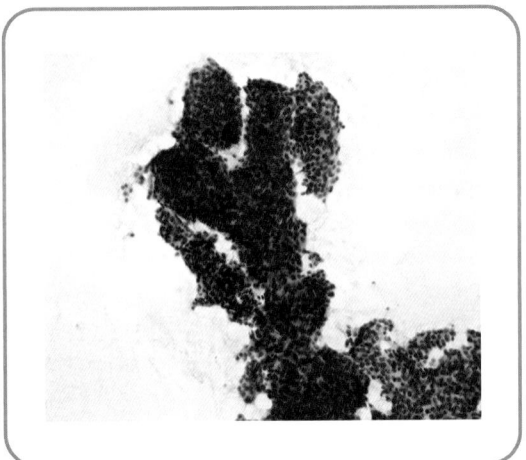

図 24　濾胞癌．太い索状配列

が低い（A-1 群）．どちらともいえない場合が A-2 群である．

　濾胞性腫瘍の亜型である好酸性細胞型濾胞性腫瘍では，腫瘍細胞は大型で，豊富な細胞質はライトグリーン好性を示し，顆粒状である（図 13）．細胞境界は明瞭で，多稜形である．核クロマチンは粗顆粒状で，核の大小不同，二核，大型核小体，核溝などがしばしば観察される．この亜型も細胞所見のみから良性悪性を区別することは困難であるが，Nguyen ら[13]は，大型核小体と境界明瞭な細胞質を有する小型腫瘍細胞や多くの裸核状核は悪性を示唆すると述べている．

### 3）乳頭癌

　通常，採取細胞量は豊富であるが，石灰化や硝子化を伴う場合には少ない．腫瘍細胞はシート状，乳頭状，濾胞状，索状に出現する[1,3,4]．シート状集塊には，シートの折れ曲がりや皺が観察される（図 6）．乳頭状集塊の内部には血管結合組織性の間質成分が存在し，腫瘍細胞はそれを取り巻くように配列している（図 5）．間質内には，血管内皮細胞や線維芽細胞に由来する紡錘形核が観察される．核は円形から卵円形で，乳頭癌に特徴的な核所見として知られている，微細顆粒状クロマチン（図 18），核内細胞質封入体（図 15），核溝（図 17），密在核，分葉状核などがみられる[3]．微細顆粒状クロマチンは乳頭癌に極めて特徴的であるが，それ以外の上記核所見は他の腫瘍でもみられることがあるため，その存在のみで乳頭癌と断定することはできない[7,8]．細胞質はライトグリーン好性で，細胞境界は明瞭なことが多い．嚢胞を形成する乳頭癌では，細胞質内に多数の小型空胞（隔壁性細胞質内空胞）（図 14）が観察されることがある[1,14]．背景には通常コロイドは少なく，嚢胞を伴う場合は泡沫細胞が，慢性甲状腺炎を合併している場合はリンパ球がみられやすい．同心円状の小さな石灰化物である砂粒小体（図 3），奇怪な形態をした多核巨細胞，チューインガムを引き伸ばしたような形態のロービーコロイド（図 2）[2] などは乳頭癌を示唆する背景所見である．

### 4）低分化癌

　採取細胞量は非常に多い．背景に壊死がみられることがある．腫瘍細胞は索状集塊（図

10A），疎結合性集簇，あるいは島状集塊（図10B）として出現し，それぞれ組織増殖パターンの索状，充実性，島状に相当する[15]．島状集塊の内部に小濾胞状構造や小型コロイドが含まれることがある．細胞の特徴は乳頭癌型と濾胞癌型で異なる．前者では，核内細胞質封入体，核溝，核形不整などの乳頭癌に特有の核所見がみられる．濾胞癌型ではそのような核異型はみられず，明瞭な核小体や核分裂像がしばしばみられるが，未分化癌のような強い細胞異型は伴わない．好酸性細胞型では核内細胞質封入体や核溝が観察されることがある．

### 5）未分化癌

腫瘍細胞の結合性は非常に乏しく，孤立散在性に出現するが，大きな充実性集塊として出現することもある．腫瘍細胞は大型で，顕著な細胞異型を有することから，悪性の診断は容易である．ただし，壊死の部分や結合組織の増生が強い部分を穿刺した場合には腫瘍細胞が少なく，診断が難しい．細胞形は類円形，多角形，紡錘形と様々で，紡錘形の場合は肉腫との鑑別が困難である．核は大型で，不整形核，大型核小体，多核，クロマチン分布異常，核分裂像など悪性を示唆する多くの所見がみられる（図12）[16]．背景にはしばしば壊死と好中球がみられる．破骨細胞型多核巨細胞がみられる症例があるが，この細胞は腫瘍細胞ではない．未分化癌の先行病変である乳頭癌や濾胞性腫瘍，低分化癌，扁平上皮癌などの成分が混在することがある．

### 6）髄様癌

標本はしばしば出血性である．背景にアミロイド物質（図4）を認めることが特徴であるが，出現頻度は全症例の半数以下で，しかも，コロイドとの区別が難しいため，診断的価値は必ずしも高くない[17]．アミロイドの同定にはコンゴ・レッド染色が有用である．腫瘍細胞は明確な配列パターンを示さず，孤立散在性あるいは弱い結合性を有して平面的に出現する．細胞形は類円形あるいは紡錘形で，核もそれぞれ類円形，紡錘形（図25）である．類円形細胞が孤立散在性に出現する場合は形質細胞のようにみえる．細胞質は淡染性で，やや顆粒状を呈し，細胞境界は極めて不明瞭である．メイ・ギムザ染色にて，一部の腫瘍細胞に異染性顆粒が観察されることがある[5]．核は偏在性で，しばしば核の一部が細胞質から飛び出している．核クロマチンは粗顆粒状で，salt & pepper chromatin と称され，髄様癌に特徴的である．二核，過染性巨大核（neuroendocrine atypia），核内細胞質封入体などもみられる．免疫染色では，カルシトニンと CEA が細胞質に陽性局在を示す．

### 7）悪性リンパ腫

リンパ球類似の類円形細胞が結合性を示さず，孤立散在性に出現する[18]．びまん性大細胞型では，リンパ腫細胞は比較的豊富で淡明な細胞質を有し，核には核縁の切れ込みや核小体がみられやすい（図26）．背景には lymphoglandular bodies と称されるリンパ腫細胞の破砕物が観察される．MALT 型では，リンパ腫細胞は小型から中型で，細胞質が乏しく，慢性甲状腺炎との区別が難しい（図27）．慢性甲状腺炎では，出現リンパ球の種類が多彩で，好酸性濾胞上皮が混在する．一方，MALT リンパ腫にみられるリンパ球は単調で，好酸性濾胞上皮はみられにくい．

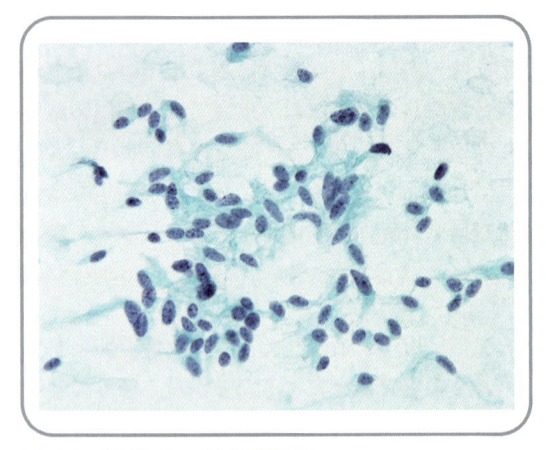

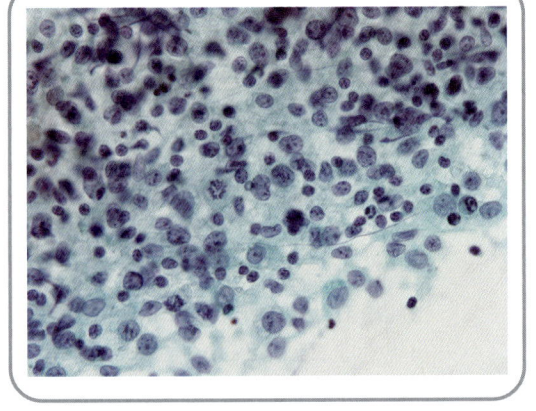

図25　髄様癌．紡錘形細胞

図26　リンパ腫．大細胞型

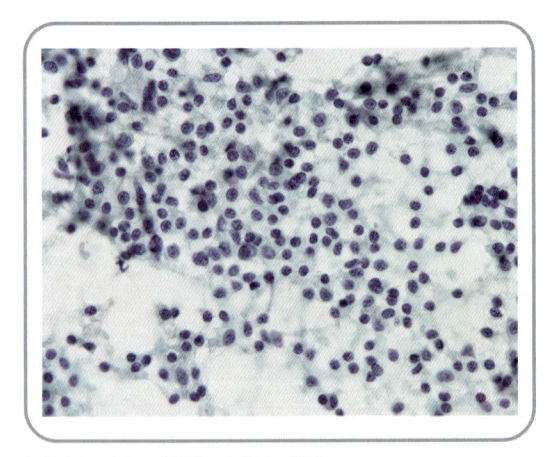

図27　リンパ腫．MALT型

## 文　献

1) 廣川満良：甲状腺―組織像からみた細胞所見．臨床病理 1999；**47**：593-600
2) 廣川満良ほか：甲状腺乳頭癌にみられる ropy colloid の細胞診学的，病理組織学的検討．日本臨床細胞学会雑誌 1994；**33**：628-630
3) Kini SR et al：Cytopathology of papillary carcinoma of the thyroid by fine needle aspiration. Acta Cytol 1980；**24**：511-521
4) 廣川満良：甲状腺乳頭癌の塗抹細胞像．日本臨床細胞学会雑誌 1997；**36**：431-436
5) Papaparaskeva K et al：Cytologic diagnosis of medullary carcinoma of the thyroid gland. Diagn Cytopathol 2000；**22**：351-358
6) Kuma S et al：Cytologic features of hyalinizing trabecular adenoma of the thyroid. Acta Cytol 2003；**47**：399-404
7) Christ ML, Haja J：Intranuclear cytoplasmic inclusions (invaginations) in thyroid aspirations.：frequency and specificity. Acta Cytol 1979；**23**：327-331
8) Gould E et al：Nuclear grooves in cytologic preparations：a study of the utility of this feature in the diagnosis of papillary carcinoma. Acta Cytol 1989；**33**：16-20

9) Hirokawa M et al：Cribriform-morular variant of papillary thyroid carcinoma： cytological and immunocytochemical findings of 18 cases. Diagn Cytopathol 2010；**38**：890-866
10) Sidawy MK, Costa M：The significance of paravacuolar granules of the thyroid：a histologic, cytologic and ultrastructural study. Acta Cytol 1989；**33**：929-933
11) 前川観世子ほか：甲状腺濾胞性腫瘍の細胞診，診断の現状と細胞学的鑑別．日本臨床細胞学会雑誌 2010；**49**：48-54
12) Deshpande V et al：Follicular neoplasms of the thyroid：decision tree approach using morphologic and morphometric parameters. Acta Cytol 1997；**41**：369-376
13) Nguyen GK et al：Cytodiagnosis of benign and malignant Hürthle cell lesions of the thyroid by fine-needle aspiration biopsy. Diagn Cytopathol 1999；**20**：261-265
14) 廣川満良ほか：甲状腺の穿刺吸引細胞診における隔壁性細胞質内空胞，septate cytoplasmic vacuoles，日本臨床細胞学会雑誌 1994；**33**：996-1000
15) 前川観世子ほか：甲状腺低分化癌の細胞像．日本臨床細胞学会雑誌 2009；**48**：268-273
16) Us-Krasovec M et al：Anaplastic thyroid carcinoma in fine needle aspirates. Acta Cytol 1996；40：953-958
17) Kini SR et al：Cytopathologic features of medullary carcinoma of the thyroid. Arch Pathol Lab Med 1984；**108**：156-159
18) Sangalli G et al：Fine needle aspiration cytology of primary lymphoma of the thyroid：a report of 17 cases. Cytopathology 2001；**12**：257-263

## E 甲状腺細胞診：依頼書，診断書（報告書）の記載方法

### キーセンテンス

1. 甲状腺細胞診診断書の依頼書部分には，患者情報のほか，臨床情報や検体情報の記載が重要である．

2. 細胞診断は，標本の診断適否，診断カテゴリーと，細胞所見，推定病変から構成される．その内容は，簡潔で必要十分な診断情報を含むことが望まれる．記載した内容は普遍的であり，他施設においても理解可能で，必要十分な情報が得られることが必要である．

3. 鑑別困難については，濾胞性腫瘍が疑われるもの（A 群）と，濾胞性腫瘍以外が疑われるもの（B 群）に区別する．A 群については可能な限り，「良性の可能性が高い（favor benign）」，「悪性の可能性が高い（favor malignant）」を記載する．

### 解説

1. 患者情報のほかに，臨床情報や，検体情報を記載することは，検体の取り違えなどの単純ミスを防ぎ，細胞診断における鑑別診断を狭め，より正確な診断に導くために重要である[1]．臨床情報は，採取方法や臓器の種類，結節の性状（囊胞性か，充実性か），大きさ，画像情報（石灰化の有無，辺縁の性状）などの所見が必須である．また，検体情報には臨床的にどのような性状の病変から採取されたかに加えて，検体処理方法（通常塗抹，液状処理検体），固定方法，染色方法（ギムザ染色，パパニコロウ染色）が必須である．欧米では甲状腺細胞診断の多くの細胞診検体が，液状処理で提出され診断される．この検体処理方法では細胞はより小さくなり，クロマチン構造が濃染し，判別に慣れが必要であるため，検体情報として記載する必要がある．現在わが国では一部の検体にしか保険適用がないため普及していないが，細胞採取，塗抹の失敗を防ぐのに有効であることから，将来的には甲状腺穿刺吸引細胞診断の大部分が液状処理に変更されると推定される．

2. 細胞診断報告書の様式例を表1に示す[2]．細胞診断報告書は，患者情報，臨床情報，検体情報，細胞診断，推定病変，細胞所見を含んでいなければならない．用いる診断用語，所見用語は治療に携わるどの分野の専門家にとっても理解可能な，普遍的用語で記録されなければならない．そのため本ガイドライン，「甲状腺癌取扱い規約」，WHO 分類などに従った，国際的にも通用する，普遍的診断用語と記載内容であることが望まれる．

3. 鑑別困難は細胞所見から，A 群（濾胞癌，濾胞腺腫を疑う病変）と B 群（乳頭癌，髄様癌，リンパ腫などの濾胞性腫瘍以外の病変を疑うもの）に多くの場合区別可能である．前

表1 細胞診断報告書に含まれることが必要な項目

```
                        細胞診断報告書
標本番号
患者情報：患者ID：                    患者氏名：
        年齢：          性別：         生年月日：
出所（依頼科）：         主治医：       病棟：        連絡先：
検体情報：臓器：         検体区分（穿刺細胞）        性状：嚢胞，血性
検体処理：通常塗抹，液状処理   染色：Pap標本　枚，Giemsa標本　枚
臨床情報：臨床診断：
         画像診断：
         細胞採取部位（画像に図示することが望ましい）
         診断に重要な既往歴，家族歴，検査値：
細胞診断：
検体不適正（塗抹不良，細胞少数，血液混入，乾燥，その他：              ）
検体適性　1）良性
         2）鑑別困難
         3）悪性の疑い
         4）悪性
鑑別困難の場合：
         A　濾胞性腫瘍が疑われる群
         A-1　良性の可能性が高いもの
         A-2　境界（中間）
         A-3　悪性の可能性が高いもの
         B　濾胞性腫瘍以外が疑われる群
推定病変：（乳頭癌，濾胞癌，髄様癌，悪性リンパ腫，転移癌，低分化癌，その他）
細胞所見：


推奨される臨床的対応：
         ①経過観察
         ②細胞診による再検査，その他細胞診以外の検査による精査
         ③診断的葉切除
         ④術中診断を準備したうえでの外科的対応
         ⑤癌としての外科的治療
```

者は悪性の確率が15～30％程度（多くが濾胞癌で乳頭癌も含まれる点に注意）であるのに対し，後者は多様な悪性病変（乳頭癌，悪性リンパ腫，髄様癌，低分化癌，転移癌，濾胞癌など）が含まれ，悪性の可能性は40～60％と高い．そのため，A群とB群の悪性の確率の差と，その後の臨床的対応の違い（A群では基本的に穿刺吸引細胞診の再検は有用ではないが，B群においては有用）から，両者を区別して報告することが要請される[3,4]．本ガイドラインでは，オプションとしてA群をさらに良性の可能性が高い「A-1群」と悪性の可能性が高い「A-3群」，その中間の「A-2群」に区別することを推奨している[5,6]．従来は，濾胞腺腫と濾胞癌の鑑別は，細胞診ではわからないとの考えが優勢であった．そのためパパニコロウクラスⅢ，疑陽性，または濾胞性腫瘍と診断し，良性悪性の診断は切除標本での病理組織診断で決定することが論理的と考えられてきた[7]．しかし，これでは甲状腺結節を持つ多くの患者が濾胞性腫瘍と診断され，診断的甲状腺葉切除術の適応となる．これを解決するため，濾胞性腫瘍の細胞診断を20％以下にとどめることが推奨されるなどの改善策が講じられてきたが，結果は臨床家の満足を得られるものではなかった[8]．

　一般的な細胞診断報告書の記載例を表2に示す．甲状腺細胞診断の診断基準や診断様式は，それを担当する細胞病理医によっても異なるため，施設ごとの特色，傾向を検証

表2-1　甲状腺細胞診断報告書（診断書）記載例

| 記載例① |
|---|
| 標本の評価：標本適正<br>細胞診断：良性<br>推定病変：囊胞，囊胞合併腺腫様結節<br>細胞所見：少数の良性濾胞上皮細胞と，多数の泡沫細胞を認めます．乳頭癌を疑う細胞は認めません．<br>コメント：経過観察を推奨します． |
| 記載例② |
| 標本の評価：標本適正<br>細胞診断：良性<br>推定病変：腺腫様結節の疑い<br>細胞所見：コロイドを多量に認める背景に，シート状，大型の濾胞上皮集塊を認めます．濾胞上皮細胞の核は小型でN/C比は小で，細胞の結合性はよく保たれています．乳頭癌を疑う核所見は認めません．<br>コメント：経過観察を推奨します． |
| 記載例③ |
| 標本の評価：標本適正<br>細胞診断：鑑別困難（A-1）<br>推定病変：濾胞性腫瘍，良性の可能性が高い<br>細胞所見：コロイドに乏しい背景に，シート状，大型の濾胞上皮集塊を多量に認めます．濾胞上皮細胞は，結合性はよく保たれ，核はやや増大するが，N/C比は小で，重積性は軽度です．核異型に乏しく，乳頭癌を疑う核所見もみられません．<br>コメント：経過観察を推奨します． |
| 記載例④ |
| 標本の評価：標本適正<br>細胞診断：鑑別困難（A-3）<br>推定病変：濾胞性腫瘍，悪性の可能性が高い（濾胞癌または乳頭癌濾胞型，低分化癌の可能性が50％程度にあります）<br>細胞所見：コロイドに乏しい背景に，濾胞上皮集塊が多量に採取されています．濾胞上皮細胞は，結合性が低下し，細胞集塊には重積性があり，集塊の辺縁では細胞のほつれが目立ちます．小濾胞状集塊や単孤の細胞が多数認められます．核は軽度増大し大小不同を伴います．N/C比は増加し，核クロマチンの増量，核小体の肥大も認められます．核異型に乏しく，乳頭癌を疑う所見は認めません．<br>コメント：診断的葉切除術を推奨します． |
| 記載例⑤ |
| 標本の評価：標本適正<br>細胞診断：鑑別困難（B）<br>推定病変：乳頭癌疑い<br>細胞所見：血性背景に少数の濾胞上皮細胞を認めます．核は増大し，核クロマチンパターンは淡明で核小体は目立ちません．核は多形性を示し，核溝を認めます．核内細胞質封入体は明らかでありませんが，砂粒体様石灰化があり乳頭癌が疑われます．<br>コメント：細胞診による再検査，または，術中迅速診断を準備のうえ，切除組織診断へ |

するために，細胞診断と手術例の病理診断結果を対比検討することが勧められる．さらに，その結果を踏まえて診断を依頼する臨床医と，診断を担当する病理医の間で細部の取り決めが必要である．

表2-2 甲状腺細胞診断報告書（診断書）記載例

| 記載例⑥ |
|---|
| 標本の評価：標本適正 |
| 細胞診断：悪性 |
| 推定病変：乳頭癌，通常型 |
| 細胞所見：血性，濃縮コロイドを認める背景に，結合性のよい濾胞上皮集塊が多量に採取されています．核内細胞質封入体を少数の細胞に，核の溝を多数の細胞に認めます．細胞集塊はシート状，濾胞状で細胞密度は増加しています．重積性は軽く，結合性はよく保たれ，乳頭癌，通常型と判定されます． |
| コメント：癌としての外科的対応を推奨します． |
| 記載例⑦ |
| 標本の評価：標本適正 |
| 細胞診断：良性 |
| 推定病変：橋本病 |
| 細胞所見：多数のリンパ球を認める背景に，好酸性の広い細胞質を持つ濾胞上皮集塊を中等量認めます．濾胞上皮細胞の結合性はよく保たれ，小濾胞状，シート状に出現しています．核の大小不同，核小体の肥大を中等度認めますが，細胞の核密度は低く，N/C比は小さい．核内細胞質封入体など乳頭癌を疑う核所見は認めません． |
| コメント：経過観察を推奨します． |
| 記載例⑧ |
| 標本の評価：検体不適性（標本乾燥，塗抹不良，細胞少数など理由を記載する） |
| 細胞診断：－ |
| 推定病変：－ |
| 細胞所見：－ |
| コメント：細胞診での再検査が必要です． |

## 主要な臨床研究論文の紹介

### ▼ Baloch ZW et al, 2008 [2)]

The National Cancer Institute thyroid fine needle aspiration state of the science conference：a summation. Cytojournal 2008；5：6

【要約】2007年米国ベセスダにて，The National Cancer Instituteの後援のもとに甲状腺針生検の診断用語，診断基準の改善と統一についての会議がもたれ，その内容が学術論文として2008年に発表された．紹介する論文は細胞診部会がまとめたものであり，細胞診断を中心としたものではあるが，甲状腺腫瘍の診療ガイドラインそのものである．穿刺吸引細胞診の対象患者，患者のインフォームドコンセント，細胞診依頼書に必要な項目，針の太さ，穿刺回数，検体処理，適正な細胞材料を得るためのトレーニングの重要性なども含め包括的に論じている．特に細胞診依頼書に必要な項目については，以下の項目を必須のものとしてあげている．

①患者情報（病歴番号，性別，年齢，臨床診断，標本採取日時，部位，方法など）
②結節の局在
③結節の大きさ
④甲状腺機能低下，橋本病の既往と甲状腺自己抗体の異常
⑤甲状腺機能亢進症，バセドウ病の既往
⑥[131]I内用療法の既往と期間

⑦癌治療の既往
⑧癌の家族歴（遺伝性癌の既往）

オプションとして
①穿刺吸引細胞診の既往
②甲状腺ホルモンによる甲状腺機能の抑制の有無
③TSHの値
④超音波検査所見
⑤甲状腺シンチグラフィ所見

【コメント】これらはいずれも細胞所見に影響があるか，診断の精度に強く関連するものとして取りあげられている．

## 文　献

1) Ali SZ, Cibas ES：The Bethesda System for Reporting Thyroid Cytopathology：Definitions, Criteria and Explanatory Notes, Springer, New York, 2010
2) Baloch ZW et al：The National Cancer Institute thyroid fine needle aspiration state of the science conference：a summation. Cytojournal 2008；**5**：6
3) Renshaw AA：Focal features of papillary carcinoma of the thyroid in fine-needle aspiration material are strongly associated with papillary carcinoma at resection. Am J Clin Pathol 2002；**118**：208-210
4) Weber D et al：Atypical epithelial cells, cannot exclude papillary carcinoma, in fine needle aspiration of the thyroid. Acta Cytol 2008；**52**：320-324
5) 藤澤俊道ほか：甲状腺濾胞性腫瘍の診断基準と診断精度―伊藤病院での検討．日本臨床細胞学会雑誌 2010；**49**：42-47
6) 前川観世子ほか：甲状腺濾胞性腫瘍の細胞診―診断の現状と細胞学的鑑別．日本臨床細胞学会雑誌 2010；**49**：48-54
7) 越川　卓ほか：甲状腺濾胞性腫瘍の細胞診断における問題点―新しい報告様式の提唱．日本臨床細胞学会雑誌 2002；**41**：360-367
8) 谷口恵美子ほか：「良悪鑑別困難」の細分類―腺腫結節の細胞所見と濾胞性腫瘍の細胞所見．日本臨床細胞学会雑誌 2010；**49**：61-66

# 4 その他の画像診断

## A CT，MRI

### ポイント

- 甲状腺結節の質的診断や術前病期診断において，CT，MRI は第一選択となる画像診断ではないが，超音波検査に付加的な情報を提供できる場合がある．
- 局所進行癌や未分化癌における病期診断には有用と考えられる．

### ステートメント

1. 甲状腺結節の質的診断や甲状腺癌の術前病期診断において，CT や MRI が超音波検査より優れているというエビデンスは存在しないが，以下のような場合には CT や MRI の施行を推奨する．超音波検査に対して付加的な情報を与えることが期待できる．　コンセンサス　グレード C

   ①結節内にリング状，板状，敷石状などの石灰化がみられ，その内部や背側の組織性状の評価が超音波検査では困難な場合．
   ②巨大甲状腺腫，縦隔内甲状腺腫など超音波検査では全体の観察が困難な場合．
   ③気管切開後，喉頭全摘出術後，広範な頸部郭清術後など超音波プローブの走査に困難を伴う場合．
   ④皮弁による再建術後など既存の解剖学的構造が大きく変化している場合．
   ⑤凸凹のある甲状腺の体積を算出する場合．
   ⑥右鎖骨下動脈の起始異常に伴う反回神経の走行異常を評価する場合．
   ⑦異所性甲状腺を評価する場合．
   ⑧甲状腺癌で甲状腺被膜を越える浸潤が認められ，気管，食道，総頸動脈，内頸静脈，椎体などの周囲の臓器への進展の程度や腫瘍の浸潤に伴う周囲臓器の変化を評価する場合．
   ⑨甲状腺癌で頸部の外側領域にリンパ節転移が疑われ，手術時にこれらのリンパ節郭清が考慮される場合．あるいは所属リンパ節以外のリンパ節，すなわち縦隔リンパ節，咽頭後リンパ節，傍咽頭リンパ節などへの転移を評価する場合．
   ⑩甲状腺癌の遠隔転移を評価する場合．

2. 甲状腺未分化癌において造影剤を用いた CT と MRI は腫瘍の進行度の把握に有用であり，原発腫瘍の診断確定後速やかに施行することを推奨する．　コンセンサス　グレード C

## ステートメントの根拠

**1** CTやMRIは超音波検査を上回る空間分解能がないため，甲状腺や副甲状腺のような体表臓器の結節内部性状の評価には限界がある．また，核医学検査のように結節の機能を評価することはできない．良好な組織コントラストを得るためには造影剤の使用が必要であるが，造影剤アレルギーや腎機能低下のある患者では使用できない．検査の対象においてCTは被曝の問題があり，MRIは検査時間を要し，閉所恐怖症や金属デバイスが留置されている患者では実施が不可能である．

　CTやMRIの甲状腺結節の質的診断や甲状腺癌の術前病期診断における成績を超音波検査と検討した報告は，1990年代半ば以降極めて少ない．甲状腺の画像診断で主要な役割を担っているのは超音波検査と核医学検査であり，CTやMRIは補助的な役割と位置づけられている[1～9]．CTやMRIが超音波検査に対して付加的な情報を示すと考えられる病態は，日常診療における長年の経験から導き出されたものが多い．CTやMRIを実施するかどうかは，患者の臨床所見を考慮して判断する．

**2** 甲状腺未分化癌は甲状腺分化癌と比べて生物学的悪性度が高く，診断確定時にすでに転移を生じていることも少なくない．細胞診などで診断が確定したら，速やかに病期診断を行い最適な治療法を選択する必要がある．未分化癌の局所進展の程度や遠隔転移の評価は超音波検査所見や身体所見のみでは不十分であり，断層像の得られるCTやMRI所見は重要である．また，治療のタイミングが遅れることのないように，迅速に行われるべきである[10]．

## 解　説

### a．CTとMRIについて

　超音波検査は検者の技量に影響されるが，CTやMRIの画質は機器の基本性能や画像の再構成アルゴリズムに影響を受ける．CTは16列以上の多列検出器を備えた装置（multi-detector CT：MDCT），MRIは1.5テスラ（T）以上の高磁場の装置を用いるのが理想である．

### b．CTの撮影について

　甲状腺や頸部の評価を目的とする場合には，画像のスライス厚を2～3 mmにして横断像に加えて冠状断像や矢状断像を作製する（multi-planar-reconstruction：MPR）と情報量が増える．甲状腺の下極部はしばしば鎖骨からのアーチファクトと重なるので，撮影時に頸部を十分に伸展させる．最新の装置には再構成アルゴリズムとして逐次近似法が導入されており，アーチファクトを軽減するのに役立つ．X線による被曝を十分考慮して検査を行うが，最新の装置では線量を最適化するような撮影プロトコルが組み込まれているものも少なくない．ワークステーションを用いた画像処理によって腫瘍への流入血管の3D画像や他の画像との融合画像などを作製することもできる[11]．

### c．MRI の撮像について

　MRI は頸部専用コイルを用いて T1 強調像，T2 強調像ないし脂肪抑制 T2 強調像，脂肪抑制造影 T1 強調像の横断像と冠状断像を撮像し，必要に応じて矢状断像を撮像する．スライス厚は 4～5 mm，スライスギャップは 1 mm が適当である．目的に応じて血管画像（MR angiography：MRA）や拡散強調像（DWI）[12] を追加する．拡散強調像と T2 強調像を重ね合わせて FDG-PET/CT に近似した画像を作製することもできる．

### d．造影検査について

　造影検査を行う場合には，その利点と起こりうる副作用について患者に十分説明して文書による同意を得る．造影前に必ず血清クレアチニンを測定して腎機能を確認する．「腎障害患者におけるガドリニウム造影剤使用に関するガイドライン 2009」[13] や，造影剤腎症の予防のための「腎障害患者におけるヨード造影剤使用におけるガイドライン 2012」[14] が参考になる．また，ヨード造影剤の薬剤相互作用として，ビグアナイド系糖尿病治療薬併用の注意に関する注意文書[15] も公開されている．

## 主要な臨床研究論文の紹介

### ▼ 日本腎臓学会，日本医学放射線学会，日本循環器学会（編）[14]

　腎障害患者におけるヨード造影剤使用に関するガイドライン 2012，東京医学社，東京，2012

　【要約】造影剤腎症（contrast induced nephropathy）の予防を目的として 3 つの学会が共同で編集したガイドラインである．造影剤腎症の定義，リスクや患者の評価法，造影剤の種類と量，侵襲的診断法，非侵襲的診断法，造影剤腎症の予防法，造影剤腎症の治療法について clinical question とその回答，エビデンスレベル，推奨グレードが示されている．

## 文　献

1) Harnsberger HR et al：Diagnostic Imaging：Head and Neck, 2nd Ed, Amirsys.Inc, Salt Lake City, 2011
2) Hasso AN：Diagnostic Imaging of the Head and Neck：MRI with CT & PET Correlations, Lippincott Williams & Wilkins, Philadelphia, 2012
3) 多田信平，尾尻博也：頸部の CT・MRI，メディカルサイエンスインターナショナル，東京，2011
4) Terri DJ, Giuri C：Thyrd and Parathyroif Diseases, Thieme Medocal Publishers, 2009
5) Weber AL et al：The thyroid and parathyroid glands：CT and MR imaging and correlation with pathology and clinical findings. Radiol Clin North Am 2000；**38**：1105-1129
6) Loevner LA et al：Cross-sectional imaging of the thyroid gland. Neuroimaging Clin N Am 2008；**18**：445-461
7) Cooper DS et al：Revised American Thyroid Association management guidelines for patients with thyroid nodules and differentiated thyroid cancer：American Thyroid Association（ATA）Guidelines Taskforce on Thyroid Nodules and Differentiated Thyroid Cancer. Thyroid 2009；**19**：1167-1214
8) Gharib H et al；AACE/AME Task Force on Thyroid Nodules： American Association of Clinical Endocrinologists, Associazione Medici Endocrinologi, and EuropeanThyroid Association Medical Guidelines for Clinical Practice for the Diagnosis and Management of Thyroid Nodules. Endocr Pract 2010；**16**

　　　　（Suppl 1）：1-43
 9) Pacini F et al；European Thyroid Cancer Taskforce： European consensus for the management of patients with differentiated thyroid carcinoma of the follicular epithelium. Eur J Endocrinol 2006；**154**： 787-803
10) Smallridge RC et al；The American Thyroid Association Anaplastic Thyroid Cancer Guidelines Taskforce：American thyroid association guidelines for management of patients with anaplastic thyroid cancer. Thyroid 2012；**22**：1104-1139
11) 中駄邦博ほか：甲状腺腫瘍の画像診断．日本臨床 2011；**69**（Suppl 2）：308-319
12) Bozgeyik Z et al：Diffusion-weighted MR imaging of thyroid nodules. Neuroradiology 2009；**51**：193-198
13) 日本医学放射線学会・日本腎臓学会：腎障害患者におけるガドリニウム造影剤使用に関するガイドライン 2009　http://www.radiology.jp/uploads/photos/649.pdf
14) 日本腎臓学会，日本医学放射線学会，日本循環器学会（編）：腎障害患者におけるヨード造影剤使用に関するガイドライン 2012，東京医学社，東京，2012
15) 日本医学放射線学会：ヨード造影剤（尿路・血管用）とビグアナイド系糖尿病薬との併用注意についての本文の改訂（第 2 報）　http://www.radiology.jp/uploads/photos/994.pdf

# B FDG-PET/CT

## ポイント

- F-18 fluorodeoxyglucose（FDG）を用いた PET（positron emission tomography）ないし PET/CT（以後，一括して FDG-PET/CT と記載する）は甲状腺結節の質的診断や甲状腺癌の術前病期診断において超音波検査を上回る有用性は示されていない．
- 悪性腫瘍と診断された症例において超音波検査に対する補助的検査として使用することが推奨される．なお，未分化癌や悪性リンパ腫においては転移の検索や病期診断の目的で積極的に活用されるべきである．

## ステートメント

1. FDG-PET/CT で甲状腺への限局性の集積を認めた場合は悪性腫瘍の可能性があり，超音波検査，および必要に応じて穿刺吸引細胞診の対象とすべきである． EL3　グレードB
ただし，FDG 集積の程度から結節の良性悪性の鑑別を行うことは困難である． EL3
2. 甲状腺へのびまん性の集積は，橋本病，バセドウ病など良性疾患のことが多いが，悪性リンパ腫でもみられるため，特異性は不明である． EL3
3. 甲状腺結節の鑑別診断や甲状腺癌の術前リンパ節転移の評価において，FDG-PET/CT に超音波検査以上の有用性はない． EL3
4. 穿刺吸引細胞診の結果が「鑑別困難」と判定された甲状腺結節に対し，外科的切除の判断のために，FDG-PET/CT を施行することは推奨しない． EL2　グレードB
5. 進行した甲状腺分化癌，あるいは悪性リンパ腫や未分化癌など悪性度の高い腫瘍の病期診断において，CT，MRI とともに FDG-PET/CT を実施してもよい． EL3　グレードC
6. 甲状腺結節の評価においては，FDG 集積の半定量評価法（standard uptake value：SUV）だけでなく視覚的評価を併せて判断する必要がある．　コンセンサス

## ステートメントの根拠

1. 甲状腺結節における FDG-PET/CT の意義は，主に癌検診あるいは他の悪性腫瘍の病期診断や経過観察の目的で施行された FDG-PET/CT 検査で偶然発見された FDG-PET/CT 偶然腫（incidentaloma）を対象として検討されてきた．結節様の FDG 集積を示す偶然腫の悪性腫瘍の頻度は 30～50％ とされている．当初，甲状腺癌の SUVmax は良性結節の SUVmax よりも高値なので FDG-PET/CT が甲状腺結節の良性悪性の鑑別に有用とする報告が相次いだ[1~4]．一般に FDG-PET/CT では SUV 値が 3～4 を超えた場合には悪性疾患を疑うが，甲状腺の偶然腫の場合は良性結節，悪性結節いずれの場合も SUVmax の平均値や範囲の幅が大きく，良性結節の SUV 値は甲状腺癌とオーバーラップする（表1）．

また，SUV値は結節径の影響を受けるが，偶然腫では結節径による補正は行われておらず，長径10mm未満の微小癌が長径20mm以上の乳頭癌よりも高SUVmaxを示している報告もあり，その理由は考察されていない．偶然腫のSUV値にカットオフ値を設定し，あるいはROC解析を行って，結節の鑑別診断成績を甲状腺シンチグラフィや超音波検査，あるいは穿刺吸引細胞診成績と比較した報告は極めて少なく，それらの報告ではFDG-PET/CTを行えば超音波検査や穿刺吸引細胞診を省略できるとする結果は得られていない[5,6]．FDG-PET/CT偶然腫の後ろ向きの検討では，母集団中のFDG-PET/CT陰性の甲状腺結節の頻度が不明であり，病理診断が得られているのはさらにそのなかの限られた症例である．

### 表1 PET偶然腫のSUV値

| 報告者 | 掲載誌，年 | 悪性腫瘍/精査された症例数\*（悪性腫瘍の頻度） | 悪性腫瘍SUVmax[††]（範囲） | 良性腫瘍SUVmax[††]（範囲） | 悪性腫瘍 vs 良性腫瘍のSUVmaxの有意差 |
|---|---|---|---|---|---|
| Cho JY et al | J Nucl Med 2006 | 17/44 (34.0%) | 10.7±7.8 (2.2～32.9) | 6.7±5.5 (2.3～33.1) | あり |
| Bae JS et al | World J Surg Oncol 2009 | 23/99 (23.2%) | 6.64±1.12 | 3.35±1.69 | あり |
| Are C et al | Ann Surg Oncol 2007 | 24/57 (42%) | 9.2 | 8.2 | なし |
| Nam SY et al | Clin Endocrinol (Oxf) 2007 | 5/12 (41.7%) | 8.4±13.2 | 4.2±4.0 | なし |
| Eloy JA et al | Am J Neuroradiol 2009 | 5/18 (28.6%) | 3.4±2.6 (1.1～6.8) | 2.9±1.6 (1.1～7.4) | なし |
| Nishimori H et al | Can J Surg 2011 | 9/50 (18%) | 5.8 (3.0～25.6) | 5.2 (記載なし) | なし |
| Chen W et al | Nucl Med Commun 2009 | 7/11 (63.6%) | 4.0±1.4 | 2.9±1.4 | なし |
| Ohba et al | Endocr J 2010 | 11/20 (55%) | 5.4±3.4 (2.5～14.7) | 3.3±0.7 (2.2～4.3) | なし |
| Bogsrud TV et al | Nucl Med Commun 2007 | 15/48 (35%) | 6.4 (3.5～16) | 5.6 (2.5～53) | なし |
| Ho TY et al | Endocrine 2011 | 8/55 (14.5%) | 8.2±4.5 (3.7～17.1) | 5.6±3.2 (3.7～20.1) | あり\*\*\* |
| Kim BH et al | Ann Nucl Med 2010 | 37/159 (23%) | 4.53 (2.1～12.0) | 3.08 (1.5～35) | あり\*\*\*\* |
| Kwak JY et al | AJR Am J Roentgenol 2008 | 42/87 (48%) | 7.60±8.09 (5.34～18.55) | 5.98±5.11 (4.35～13.64) | なし |
| Wong et al | Acta Radiol 2011 | 20/63 (32%) | 4.3 (1.8～25.6) | 3.5 (1.7～39) | なし |
| Shie et al[†] | Nucl Med Commun 2009 | 107/322 (33.2%) | 6.8±4.6 | 4.6±2.1 | あり |
| D'Souza MM et al | Ann Nucl Med 2010 | 26/200 (13%) | 16.2±10.6 | 4.5±3.1 | あり |
| Kim SJ et al | Ann Nucl Med 2011 | 9/50 (18%) | 3.53±1.38 | 3.14±1.69 | なし\*\*\* |

\*：focal uptakeを示した症例，[†]：review article，[††]：平均ないし中間値，\*\*\*：良性悪性の鑑別に至適なSUV値は見出せず，\*\*\*\*：視覚的評価がSUVよりも優れる

**2** FDG-PET/CT 偶然腫で，甲状腺へのびまん性集積を示した場合には悪性腫瘍の頻度は 0~6％であった[8]．また，びまん性集積を示した症例のほぼ全例で甲状腺自己抗体が陽性で，TSH 値と FDG 集積との間には関連はなかった[9~11]．したがって，びまん性の FDG 集積を認めた場合はまず橋本病を考えるが，甲状腺原発悪性リンパ腫のなかにもびまん性の FDG 集積を示すものがあり，FDG-PET/CT だけでは橋本病との鑑別は困難である[12,13]．

**3** 偶然腫以外の甲状腺結節の評価において，FDG-PET/CT の成績は必ずしも優れているとはいえない．術前に FDG-PET/CT が施行された乳頭癌の約 20％は FDG 集積が陰性で，特に微小癌では 43％が FDG 陰性であった[14~16]．手術例を対象として FDG-PET/CT を行った検討では甲状腺結節の鑑別診断に有用な FDG-PET/CT の指標は見出されず，超音波検査を上回る FDG-PET/CT の有用性は得られなかった[17,18]．甲状腺癌の術前リンパ節転移検索においても，FDG-PET/CT に超音波検査や CT を上回る有用性は確認されていない[19,20]．

**4** 穿刺吸引細胞診で「鑑別困難」と診断された甲状腺結節の評価における FDG-PET/CT の意義に関しては，有用とする意見と否定的ないし懐疑的な意見とがある．有用性を支持する報告は，FDG-PET/CT の陰性的中率が極めて高いため不要な手術を減らすことができるとするもので，特に 15 mm 以上の結節で FDG-PET/CT 陰性の場合は癌の可能性を除外できるとしている[21]．しかし，これらの検討の多くは SUV 値でなく視覚的評価で集積を判定している．一方，有用性を否定する報告では，鑑別困難と診断された結節の SUVmax は良性腫瘍と甲状腺癌の間で有意差のないものが多く（表2），FDG-PET/CT の感度も低いため，穿刺吸引細胞診で鑑別困難とされた結節の評価に FDG-PET/CT を追加する利益はないと結論している[22]．

表2 穿刺吸引細胞診の結果が判定困難であった甲状腺結節における FDG-PET 所見

| 報告者 | 掲載誌，年 | 悪性/良性 | PET の PPV (%) / NPV (%) | 悪性腫瘍の SUVmax*** (範囲) | 良性腫瘍の SUVmax*** (範囲) | 悪性腫瘍と良性腫瘍の SUVmax の有意差 |
|---|---|---|---|---|---|---|
| de Geus-Oei LF et al* | J Nucl Med 2006 | 6/38 | 32 / 100 | 6.2 ± 6.7 (0.9~20.4) | 7.9 ± 8.9 (1.1~35.1) | なし |
| Traugott AL et al | World J Surg 2010 | 10/41 | 33 / 93 | 12.7 ± 5.71 (2~51.9) | 1.91 ± 2.64 (1.87~11.1) | なし |
| Sebastianes FM et al | J Clin Endocrinol Metab 2007 | 11/31 | 37 / 100 | 11.3 ± 12.9 (3.8~46.5) | 9.9 ± 16.7 (0~77.5) | なし |
| Hales NW et al | Am J Otolaryngol 2008 | 10/43 | 50 / 57 | 3.1 ± 2.1 (1.5~7.4) | 3.6 ± 2.2 (1.5~7.4) | なし |
| Kim JM et al | J Clin Endocrinol Metab 2007 | 15/21 | 算出されず | 3.6 ± 3.5 (0.9~15.0) | 3.4 ± 3.2 (1.2~16.2) | なし |
| Smith RB et al | Otolaryngol Head Neck Surg 2008 | 5/23 | 算出されず | 19.4 ± 22.2 (0.9~44.8) | 5.3 ± 7.9 (0.9~38.2) | なし |
| Deabdreis D et al | Thyroid 2012 | 22/34* | 57 / 81** | 5.6** (2.2~33) | 3.1 (2.2~11.2) | あり |

*：悪性腫瘍と tumors with unceratin maliganant poential を含んでいる．**：悪性腫瘍のみでの結果，***：平均値

5　低分化癌，未分化癌，悪性リンパ腫などの生物学的悪性度の高い腫瘍では，迅速かつ正確に腫瘍の進展度や転移の評価を行い，至適治療法を決定する必要がある．FDG-PET/CT は，他の画像検査で同定できない病変を検出できる可能性があるため[23,24]，これらの腫瘍では病期診断の一貫として行うべきと考えられる．海外のガイドラインでも未分化癌での FDG-PET/CT の撮影は強く推奨されている[25]．

6　甲状腺に FDG 集積がみられた場合には，その評価は SUV 値だけではなく，集積形態を考慮するのが妥当と考えられる．すなわち，限局性集積はさらなる精査を要するもので，びまん性集積は良性疾患，特に橋本病が示唆される．

## 解　説

### a. FDG 集積の機序

FDG は悪性腫瘍に特異的に取り込まれるトレーサーではない．FDG はブドウ糖と同様，グルコーストランスポーター（GLUT）によって細胞膜を通過し，細胞内でブドウ糖と同じように解糖系酵素のヘキソキナーゼによってリン酸化される．しかしリン酸化されたあとはそれ以上代謝されず細胞内にとどまる点がブドウ糖と異なっている．したがって FDG は糖代謝の亢進している組織に取り込まれ，特に結節組織の GLUT 1，GLUT 3 発現量あるいはヘキソキナーゼ II 活性が FDG 集積に影響を与える．結節内の低酸素細胞の存在も FDG 集積に影響する．

### b. 前処置[27]

FDG 投与時の血糖値は 120 mg/dL 未満が望ましい．FDG 投与前は最低 4 時間以上絶食とする．ジュース・スポーツドリンク・栄養剤などの糖分を含んだ飲料・菓子・ガム・飴なども控えさせる．糖分を含まない飲料を禁じる必要はない．血糖値が 120 mg/dL 以上であっても FDG 集積の視覚的判定には支障ないが，SUV 値は過小評価される．血糖値が 200 mg/dL を超えた場合は検査日時の変更を考慮したほうがよい．インスリンは FDG の生理的集積を修飾して筋肉や脂肪への集積を増加させ，結節とのコントラストを低下させるので，検査前には投与しないほうがよい．また，一部の経口血糖降下薬も避けたほうがよい．1 型糖尿病や血糖コントロールに問題のある糖尿病患者には個別に至適な前処置を検討する必要がある．骨格筋の活動は FDG 集積を増加させるため，検査当日の運動や重い荷物を持っての来院は避けるよう指導する．FDG 投与後，腕をついて横になるなどの行動でも，筋肉への影響がみられる．FDG-PET/CT の前処置については施設ごとに説明文書が準備されているので，その内容を主治医と患者の双方が十分理解しておくべきである．透析患者や腎機能障害のある患者は特に禁忌ではない．

### c. 集積の判定方法

FDG-PET/CT 画像における FDG 集積の判定には視覚的評価と半定量的評価がある．視覚的判定法は縦隔の血液プールよりも強い集積の場合に異常と判断する．FDG 集積の半定量評価方法には SUV が用いられる．SUV は，病巣に集積した放射性薬剤の単位体積あた

りの濃度のFDG投与量に対する割合を意味し，次の式で表される．

SUV＝関心領域（region of interest：ROI）における組織放射能濃度（MBq/mL）÷〔FDG投与量（MBq）/体重（g）〕．

組織放射能濃度は，設定したROI内に含まれるピクセル中の最大値（SUVmax）や平均値（SUVmean）が用いられる．FDGが全身に均一に分布していると仮定し，人体の比重を1とすると，全身のあらゆる部位でSUVは1となる．SUV値は病変のFDG濃度が全身に均一に分布すると仮定した場合と比べて何倍高くなっているかを示す．一般にSUVが3.0〜4.0を超える場合は悪性病変の可能性が高いと判断されるが，正常組織や良性疾患でもSUV値が高値となることがある．甲状腺のFDG集積の視覚評価方法については，日本におけるFDG-PET/CT検診の多施設研究の結果をもとにした詳細かつ実践的な指針が日本核医学会より示されている[26,27]．FDGの甲状腺への集積がみられた場合はさらなる精査が望ましいが，集積の程度を根拠に良性と悪性を鑑別することは難しい．びまん性集積の場合は限局性集積に比べ良性疾患（その大部分は橋本病）の頻度が高いが，甲状腺原発悪性リンパ腫もびまん性集積を示すことがあるため，甲状腺の腫大の強い橋本病との鑑別はFDG-PET/CTだけではしばしば困難である．

## 主要な臨床研究論文の紹介

### ▼ Ohba K et al, 2010 [7]

High incidence of thyroid cancer in focal thyroid incidentaloma detected by 18F-fluorodeoxyglucose [corrected] positron emission tomography in relatively young healthy subjects：results of 3-year follow-up. Endocr J 2010；**57**：395-401

【目的】比較的若年の健常成人において発見されたFDG-PET/CT偶発腫の癌のリスクを検討する．

【方法】2003〜2004年に健常成人ボランティアとしてFDG-PET/CT検査を受けた1,501例を対象として，甲状腺に限局性のFDG集積を認めた場合には精査が施行され，悪性が疑われた場合は手術が施行された．手術が施行されなかった症例はPET，超音波検査，穿刺吸引細胞診によって経過観察された．

【結果】限局性の集積は20例にみられ，11例が悪性腫瘍，判定困難と良性がそれぞれ1例で，7例は手術が施行されなかった．FDG-PET/CTによる1年ごとの経過観察では乳頭癌の1例と良性腫瘍の1例でSUV値の上昇を認め，残りの症例ではSUV値は変化しなかった．

【結論】比較的若年成人にみられる限局性のFDG集積は悪性腫瘍の頻度が高い．FDG-PET/CTによる経過観察は臨床的意義に乏しい．

【コメント】FDG-PET/CT偶発腫を経過観察した報告は少なく，貴重な研究である．

### ▼ Choi JW et al, 2011 [15]

Characteristics of primary papillary thyroid carcinoma with false-negative findings on initial [18]F-FDG-PET/CT. Ann Surg Oncol 2011；**18**：1306-1311

【目的】FDG-PET陰性の甲状腺乳頭癌の臨床的，病理学的因子を検討する．

【方法】術前にFDG-PET/CTが施行された115例の乳頭癌において，甲状腺へのFDG集

積と年齢，性別，腫瘍径，腫瘍の多発性，甲状腺周囲組織への浸潤の有無，脈管侵襲ないし被膜浸潤の有無，中央区域リンパ節転移の有無とFDG集積の関係を後ろ向きに検討した．

【結果】115例中26例（22％）がFDG陰性であった．腫瘍径，甲状腺周囲組織への浸潤の欠如，脈管侵襲ないし被膜浸潤の欠如がFDG集積陰性の独立した寄与因子であった．

【結論】腫瘍のサイズ，甲状腺周囲ないしリンパ管への浸潤がFDG-PET/CTの所見に影響した．甲状腺周囲ないしリンパ管への浸潤のないことは甲状腺乳頭癌へのFDG-PET/CT陰性の独立した寄与因子であった．

【コメント】生物学的におとなしい甲状腺乳頭癌ではFDGは集積しにくいことが予想される．

## ▼ Yun M et al, 2011 [16]

Visually discernible [$^{18}$F] fluorodeoxyglucose uptake in papillary thyroid microcarcinoma：a potential new risk factor. J Clin Endocrinol Metab 2010；**95**：3182-3188

【目的】術前のリスク評価目的で微小乳頭癌におけるFDG集積を検討する．

【方法】手術前にFDG-PET/CTが施行された87例の微小乳頭癌（長径1cm未満）のPET所見と，性別，年齢，腫瘍径，甲状腺外の浸潤の有無，リンパ節転移の有無についてretrospectiveに比較検討した．FDG集積は視覚的に判定し，集積程度は問題としなかった．手術は甲状腺全摘術と中央区域リンパ節郭清が施行された．

【結果】FDG集積陽性であったのは87例中46例（53％），甲状腺外への浸潤とリンパ節転移は各々44例（51％），27例（31％）にみられた．FDG集積陽性群と陰性群では甲状腺外浸潤とリンパ節転移の頻度に有意差がみられた．

【結論】微小癌における視覚的なFDG集積の有無は微小癌の術前のリスク評価に有用である．

【コメント】FDGの集積が微小癌を手術するかどうかの指標のひとつとして利用できる可能性がある．しかし，なぜ微小癌で全例全摘術が施行されたのか，甲状腺外浸潤やリンパ節転移が超音波検査で指摘されていたのかどうかは不明である．

## ▼ Morita S et al, 2010 [20]

The accuracy of [$^{18}$F]-fluoro-2-deoxy-D-glucose-positron emission tomography/computed tomography, ultrasonography, and enhanced computed tomography alone in the preoperative diagnosis of cervical lymph node metastasis in patients with papillary thyroid carcinoma. World J Surg 2010；**34**：2564-2569

【目的】乳頭癌の術前リンパ節転移診断におけるFDG-PETの成績をCT，超音波検査と比較する．

【方法】2007年から2009年まで74症例を前向きに検討した．FDG-PET/CT，造影CT，超音波検査の所見と手術所見を比較した．

【結果】FDG-PET/CTと造影CTのリンパ節転移の診断成績には有意差は認めなかった．超音波検査はPET，造影CTよりも有意に優れていた．いずれの検査でも外側リンパ節転移の検出成績は内側リンパ節転移よりも優れていた．

【結論】乳頭癌の術前リンパ節転移の評価には超音波検査が最も優れている．

【コメント】このような研究は欧米では難しく貴重である．3つの検査の組み合わせの診断成績が示されていないのが残念である．

### ▼ Deandreis D et al, 2012 [21]

Is $^{18}$F-fluorodeoxyglucose-PET/CT useful for the presurgical characterization of thyroid nodules with indeterminate fine needle aspiration cytology? Thyroid 2012；**22**：165-172

【目的】FDG-PET/CT が穿刺吸引細胞診で鑑別困難であった結節の悪性度を評価するのに有用かどうかを検討する．

【方法】2006 年から 2009 年までの 55 症例 56 結節を対象とした．FDG-PET/CT と超音波検査が術前施行された．

【結果】病理所見では 34 結節が良性，10 結節が悪性，12 結節が tumors of uncertain malignant potential（TUMP）であった．FDG-PET/CT と超音波検査の癌と TUMP の検出における感度，特異度，陽性的中率，陰性的中率は各々77％，62％，57％，81％，および 82％，47％，50％，80％であった．細胞異型が FDG 集積の指標であり，Hürthle 細胞と低分化の組織型が FDG 高集積に寄与する因子であった．

【結論】FDG-PET/CT の感度，特異度とも十分ではなく，細胞診で indeterminate であった結節の評価において FDG-PET/CT を超音波検査に追加する利益はない．

【コメント】TUMP の定義において議論が残るが，治療方針は癌と同様である．結果と結論は明快である．

### ▼ 南本亮吾ほか, 2009 [26]

集積パターンと併用検査に基づく FDG-PET がん検診の集積評価判定方法．核医学 2009：**46**：73-92

【目的】甲状腺を含む 4 つの臓器に関して「FDG-PET がん検針における読影基準」を作成する．

【方法】2003〜2006 年に国内で行われたがん検診で，精密検査結果の判明している 200 例を対象として読影判定試験を行った．

【結果】甲状腺については大きさ，集積度にかかわらず，限局性の集積がみられた場合は 56.4％が悪性で，びまん性集積の場合はほとんどが慢性甲状腺炎であった．

【結論】甲状腺への集積形態が大きさ，集積度にかかわらず限局性である場合は精査の対象とする．

## 文　献

1) Cohen MS et al：Risk of malignancy in thyroid incidentalomas identified by fluorodeoxyglucose-positron emission tomography. Surgery 2001；**130**：941-946
2) Van den Bruel A et al：Clinical relevance of thyroid fluorodeoxyglucose-whole body positron emission tomography incidentaloma. J Clin Endocrinol Metab 2002；**87**：1517-1520
3) Kang KW et al：Prevalence and risk of cancer of focal thyroid incidentaloma identified by $^{18}$F-fluorodeoxyglucose positron emission tomography for metastasis evaluation and cancer screening in healthy subjects. J Clin Endocrinol Metab 2003；**88**：4100-4104
4) Yi JG et al：Focal uptake of fluorodeoxyglucose by the thyroid in patients undergoing initial disease staging with combined PET/CT for non-small cell lung cancer. Radiology 2005；**236**：271-275
5) Pagano L et al：Thyroid Incidentaloma identified by $^{18}$F-fluorodeoxyglucose Positron Emission Tomography with CT (FDG-PET/CT)：clinical and pathological relevance Clin Endocrinol (Oxf) 2011；**75**：528-534
6) Bogsrud TV et al：The value of quantifying 18F-FDG uptake in thyroid nodules found incidentally on whole-body PET-CT. Nucl Med Commun 2007；**28**：373-381
7) Ohba K et al：High incidence of thyroid cancer in focal thyroid incidentaloma detected by 18F-fluorodexyglucose positron emission tomography in relatively young healthy subjects：results of 3-year follow-up. Endocr J 2010；**57**：395-401
8) Nishimori H et al：Incidental thyroid "PETomas"：clinical significance and novel description of the self-resolving variant of focal FDG-PET thyroid uptake. Can J Surg 2011；**54**：83-88
9) Yasuda S et al：Chronic thyroiditis：diffuse uptake of FDG at PET. Radiology 1998；**207**：775-778
10) Kurata S et al：Diffuse and diffuse-plus-focal uptake in the thyroid gland identified by using FDG-PET：prevalence of thyroid cancer and Hashimoto's thyroiditis. Ann Nucl Med 2007；**21**：325-330
11) Karantanis D et al：Clinical significance of diffusely increased $^{18}$F-FDG uptake in the thyroid gland. J Nucl Med 2007；**48**：896-901
12) Arabi M et al：Fluorodeoxyglucose positron emission tomography in primary thyroid lymphoma with coexisting lymphocytic thyroiditis. Thyroid 2011；**21**：1153-1156
13) 中駄邦博：FDG-PET または PET/CT による甲状腺腫瘍の診断. 日本甲状腺学会雑誌 2011；**2**：85-93
14) Kaida H et al：Relationship between clinicopathological factors and fluorine-18-fluorodeoxyglucose uptake in patients with papillary thyroid cancer. Nucl Med Commun 2011；**32**：690-698
15) Choi JW et al：Characteristics of primary papillary thyroid carcinoma with false-negative findings on initial $^{18}$F-FDG PET/CT. Ann Surg Oncol 2011；**18**：1306-1311
16) Yun M et al：Visually discernible [$^{18}$F] fluorodeoxyglucose uptake in papillary thyroid microcarcinoma：a potential new risk factor. J Clin Endocrinol Metab 2010；**95**：3182-3188
17) D'Souza MM et al：Prospective evaluation of solitary thyroid nodule on 18F-FDG PET/CT and high-resolution ultrasonography. Ann Nucl Med 2010；**24**：345-355
18) Kim SJ et al：Limited diagnostic and predictive values of dual-time-point $^{18}$F FDG PET/CT for differentiation of incidentally detected thyroid nodules. Ann Nucl Med 2011；**25**：347-353
19) Jeong HS et al：Integrated $^{18}$F-FDG PET/CT for the initial evaluation of cervical node level of patients with papillary thyroid carcinoma：comparison with ultrasound and contrast-enhanced CT. Clin Endocrinol (Oxf) 2006；**65**：402-407
20) Morita S et al：The accuracy of $^{18}$[F]-fluoro-2-deoxy-D-glucose-positron emission tomography/computed tomography, ultrasonography, and enhanced computed tomography alone in the preoperative diagnosis of cervical lymph node metastasis in patients with papillary thyroid carcinoma. World J Surg 2010；**34**：2564-2569
21) Deandreis D et al：Is $^{18}$F-fluorodeoxyglucose-PET/CT useful for the presurgical characterization of thyroid nodules with indeterminate fine needle aspiration cytology? Thyroid 2012；**22**：165-172
22) Vriens D et al：The role of [$^{18}$F]-2-fluoro-2-deoxy-d-glucose-positron emission tomography in thyroid nodules with indeterminate fine-needle aspiration biopsy：systematic review and meta-analysis of the literature. Cancer 2011；**117**：4582-4594

23) Bogsrud TV et al：$^{18}$F-FDG PET in the management of patients with anaplastic thyroid carcinoma. Thyroid 2008；18：713-719
24) Poisson T et al：$^{18}$F-fluorodeoxyglucose positron emission tomography and computed tomography in anaplastic thyroid cancer. Eur J Nucl Med Mol Imaging 2010；**37**：2277-2285
25) Smallridge RC et al；Thyroid Association Anaplastic Thyroid Cancer Guidelines Taskforce：American thyroid association guidelines for management of patients with anaplastic thyroid cancer. Thyroid 2012；**22**：1104-1139
26) 南本亮吾ほか：集積パターンと併用検査に基づくFDG-PETがん検診の集積評価判定方法．核医学 2009；**46**：73-92
27) 日本核医学会FDG PET，FDG-PETがん検診ガイドライン（2012）　http://www.jcpet.jp/files/pdf/がん検診ガイドライン2012マイナー改訂版120910.pdf#search='FDG＋PETがん検診ガイドライン

# C 各種シンチグラフィ

## ポイント

- 甲状腺結節の良性悪性の鑑別にシンチグラフィは有効ではない．
- 中毒性単結節性甲状腺腫，中毒性多結節性甲状腺腫の診断には，$^{123}$I，$^{131}$I，$^{99m}$Tc pertechnetate を用いたシンチグラフィが有用である．
- 甲状腺原発悪性リンパ腫の病期診断と遠隔転移検索には，$^{67}$Ga 全身シンチグラフィが有用である．

## ステートメント

1. 甲状腺結節の良性悪性の鑑別の目的でシンチグラフィを施行すべきではない． EL2 グレードB
2. 以下の場合はシンチグラフィの施行を推奨する．
   ① 中毒性結節性甲状腺腫の診断を目的に行う $^{123}$I，$^{131}$I，$^{99m}$Tc pertechnetate を用いたシンチグラフィ EL2 グレードB
   ② 悪性リンパ腫の病期診断，転移，再発の診断，未分化癌の診断のための $^{67}$Ga シンチグラフィ EL3 グレードC

## ステートメントの根拠

1. 甲状腺結節に対して放射性ヨウ素（$^{123}$I，$^{131}$I）を用いたシンチグラフィと手術または生検がなされた 22 論文のメタ解析では，非機能性結節の 4,457 例中 708 例（15.9％）が悪性，低機能または正常機能の 554 例中 49 例（8.8％）が悪性，過機能の 283 例中 10 例（3.5％）が悪性と報告されている[1]．非機能性結節を癌の所見とした場合，感度は 92.3％，特異度 17.2％，陽性尤度比は 1.12 であった．この 22 論文中 11 論文[2〜12]には病理組織型の記載があるが，放射性ヨウ素の結節への取り込みでは乳頭癌と濾胞癌など甲状腺悪性腫瘍の鑑別診断は困難である．

   シンチグラフィによる濾胞癌と濾胞腺腫の鑑別の試みは，$^{201}$Tl-，$^{99m}$Tc-MIBI，$^{99m}$Tc-tetrofosmin を用いて行われてきた．$^{201}$Tl シンチグラフィの成績は感度 70.2〜100％，特異度 57〜91.8％[13〜17]であった．しかし，これらの研究は，対象症例数が 60〜91 例と少なく，感度，特異度とも 80％以上の報告はない．

   $^{99m}$Tc-MIBI の検討では，濾胞癌を含む甲状腺悪性腫瘍と良性甲状腺結節の検討がある．Sundram らは濾胞癌 3 例を含む検討で $^{99m}$Tc-MIBI の取り込みを認めた結節の 20 例中 9 例が悪性であり，濾胞癌 3 例はいずれも取り込みを認めたと報告している[18]．また，Saggiorate らは，半定量法を用いて濾胞癌 2 例を含む 36 例で検討を行い，感度 100％，特異

度90.5％，陽性尤度比10.5で，濾胞癌2例は陽性と報告している[19]．いずれも濾胞癌の症例数が少なく有用性は不明である．

また，$^{99m}$Tc-tetrofosmin は Kresnik らが，甲状腺癌11例中10例で陰性，良性甲状腺腫21例中15例で陽性であったと報告しており[20]，鑑別には有用でない．

**2** Okosieme らは $^{123}$I 甲状腺摂取率とシンチグラフィによる中毒性結節性甲状腺腫の診断の有用性について検討している．シンチグラフィ前にバセドウ病と診断された363例中9例（1.9％），バセドウ病か中毒性結節性甲状腺腫か不明の181例中111例（61％），中毒性結節性甲状腺腫が疑われた290例中278例（95.9％）がシンチグラフィによって中毒性結節性甲状腺腫と診断された[21]．

Higashi らは甲状腺悪性腫瘍と橋本病患者において $^{67}$Ga シンチグラフィの有用性を検討した[22]．未分化癌31例中28例で取り込み陽性，悪性リンパ腫14例中12例で陽性，乳頭癌17例中12例で陰性，1例で陽性，4例が equivocal な取り込みを，濾胞癌9例中8例で陰性，1例が equivocal な取り込みを認め，悪性リンパ腫，未分化癌の診断に有用であると報告している．また，$^{67}$Ga が腺腫様甲状腺腫[23]，甲状腺由来の扁平上皮癌に取り込まれたという報告もある[24]．甲状腺原発悪性リンパ腫の多くは橋本病を基礎疾患として発症することが知られている．Kasagi らは取り込みが一部であれば悪性リンパ腫の可能性が高いが，びまん性の場合は橋本病も $^{67}$Ga を取り込むため鑑別は困難であると報告している[25]．$^{67}$Ga シンチを用いた遠隔転移の検討では，胸部を含め上部では有用であるが，腹部を中心とした下部では偽陽性が多く，他の検査を勧めている[26]．また，悪性リンパ腫の治療については，化学療法，放射線治療で $^{67}$Ga 取り込みは減少し，腹部の局所再発時に $^{67}$Ga の取り込みが認められたと報告されている[27]．

## 解説

甲状腺結節に用いられるシンチグラフィとしては，結節の機能性の有無をみる $^{123}$I，$^{131}$I，$^{99m}$Tc と，腫瘍の診断に用いられる $^{201}$Tl，$^{67}$Ga などがある．このなかで甲状腺疾患に特異的なものは $^{123}$I，$^{131}$I であり，他のシンチグラフィは他臓器疾患の診断にも用いられる．甲状腺悪性腫瘍のなかで細胞診や超音波検査で最も診断が困難であるのは濾胞癌であるが，シンチグラフィを用いても同様に診断は困難である．濾胞癌以外の甲状腺腫瘍の診断においてもシンチグラフィは，細胞診，超音波検査より有用性が低い．診断においてシンチグラフィが有用であるのは，
①甲状腺乳頭癌，濾胞癌の術後の全身転移検索
②甲状腺原発悪性リンパ腫の病期診断と治療後の再発の診断
③中毒性多結節性甲状腺腫，中毒性単結節性甲状腺腫の診断
である．

甲状腺乳頭癌，濾胞癌の術後の全身転移検索の問題点は，たとえ甲状腺全摘術が行われた場合でも甲状腺が気管に強く付着している部分（甲状腺ベッド）は甲状腺組織が残存しやすく，少量の $^{131}$I ではこの部分に取り込まれてしまうために，転移の検索が困難となることである．これを避けるために $^{131}$I による甲状腺ベッドのアブレーションが推奨される．

転移検索のために[131]I全身シンチグラフィが必要か否かはTSH刺激後の血清Tg濃度によって判断する．Tgがまったく上昇しない場合は，シンチグラフィの必要はないが，2 ng/mL以上[28]であれば必要と報告されている．しかし，2 ng/mLより低い値であっても13％の患者で転移を見逃すという報告がある[29]．転移検索に必要なTSH濃度は30 mU/L以上である[30]．[131]I全身シンチグラフィでの転移巣の検索については，Cailleuxらは2 mCiと5 mCiで検討し，この[131]I量では転移の検出は困難と報告している[31]．またWaxmanらは，2，10，30，100 mCiで検討し投与量が増えるに従い検出率は高まり，2 mCiでは不十分と報告している[32]．

また，濾胞癌の甲状腺全摘後に甲状腺機能亢進症になった症例が報告されている[33〜35]．このような症例では，[131]I全身シンチグラフィにて骨，肺などの臓器への著明な取り込みが認められ，なかにはTSH受容体抗体（TRAb）が陽性の例も報告されている[33]．

甲状腺腫が急激に増大する悪性疾患としては悪性リンパ腫と未分化癌がある．[67]Gaはいずれにも取り込まれるために両疾患の鑑別には有用でなく，速やかに細胞診や組織生検を行うことが重要である．

TRAb陰性の甲状腺中毒症を呈する症例において鑑別が重要なのは，バセドウ病，無痛性甲状腺炎，中毒性多結節性甲状腺腫，中毒性単結節性甲状腺腫である．バセドウ病では，ほとんどの症例でTRAbが陽性であり，無痛性甲状腺炎，中毒性多結節性甲状腺腫，中毒性単結節性甲状腺腫はほとんどの症例で陰性である．バセドウ病と無痛性甲状腺炎の基礎疾患である橋本病は，びまん性甲状腺腫である場合が多いが，結節を合併することがある[36]．この場合，中毒性多結節性甲状腺腫あるいは中毒性単結節性甲状腺腫との鑑別には，シンチグラフィが必要である．

## 主要な臨床研究論文の紹介

### ▼ Okosieme OE et al, 2010 [21]

The utility of radioiodine uptake and thyroid scintigraphy in the diagnosis and management of hyperthyroidism. Clin Endocrinol (Oxf) 2010；**72**：122-127

【目的】[123]I甲状腺摂取率とシンチグラフィが甲状腺機能亢進症の診断と[131]I内用療法の結果の予知に有用かを検討する．

【対象および方法】2000〜2007年までに甲状腺摂取率とシンチグラフィを行った甲状腺機能亢進症の881例．バセドウ病383例，中毒性多結節性甲状腺腫253例，中毒性単結節性甲状腺腫164例，バセドウ病と甲状腺結節の合併は81例．シンチグラフィを行った前後の診断の一致率の評価にはK係数を用い，K値は0〜0.20＝poor，0.21〜0.40＝regular，0.41〜0.60＝moderate，0.61〜0.80＝good，0.81〜1.00＝very goodと定義した．

【結果】シンチグラフィを行う前の診断と行ったあとの診断の一致率は73.8％，不一致率は5.7％，判定不能は20.5％であった．バセドウ病の診断率はK＝0.85（95％CI＝0.57〜0.64）で非常に良好，中毒性結節性甲状腺腫はK＝0.65（95％CI＝0.60〜0.69）で良好，バセドウ病と甲状腺結節の合併はK＝0.45（95％CI＝0.33〜0.56）で良好ではなかった．シンチグラフィ検査前の診断がバセドウ病，バセドウ病と甲状腺結節の合併，中毒性結節性甲状腺腫，判定不能患者で，検査後中毒性結節性甲状腺腫と診断されたのはそれぞれ9/363（2.5％），

19/47(40%), 278/290(96%), 111/180(62%)例であった.

$^{123}$I 甲状腺摂取率 4 時間値と $^{131}$I 内用療法の結果には相関を認めなかった.

【結論】甲状腺シンチグラフィと $^{123}$I 甲状腺摂取率の測定は,甲状腺機能亢進症の診断と治療に大きな影響を及ぼさなかった.

【コメント】筆者は,シンチグラフィの有用性について否定的に結論づけているが,結果をみると中毒性結節性甲状腺腫の診断に関してはかなり有用と思われる.

### ▼ Higashi T et al, 1981 [22]

Clinical evaluation of $^{67}$Ga scanning in the diagnosis of anaplastic carcinoma and malignant lymphoma of the thyroid. Radiology 1981;**141**:491-497

【目的】甲状腺未分化癌と甲状腺原発悪性リンパ腫の診断における $^{67}$Ga の有用性を検討する.

【対象および方法】対象は 86 例(男性 63 例,女性 23 例,年齢は 21〜83 歳).$^{67}$Ga(2.5〜3.0 mCi(92.5〜111 MBq))静注 48 時間後に撮影を行った.最終診断は細胞診または生検で行った.

【結果】未分化癌 31 例中 28 例で取り込み陽性,悪性リンパ腫 14 例中 12 例で陽性.取り込みを認めなかった 5 例は頸部放射線治療後の症例であった.分化癌の 26 例では,乳頭癌 17 例中 12 例で陰性,1 例で陽性,4 例が不明瞭な取り込みを,濾胞癌 9 例中 8 例で陰性,1 例が不明瞭な取り込みを認めた.陽性の 1 例は急性化膿性甲状腺炎の組織所見を認めた.扁平上皮化生を認めた 6 例は全例陽性であった.9 例の慢性甲状腺炎では 6 例が明らかに陽性,1 例が不明瞭,2 例が陰性で,陽性例では組織で多くの未熟リンパ網内系細胞を伴った胚中心を認め,組織学的変化が重篤な慢性甲状腺炎であった.

【結論】$^{67}$Ga シンチグラフィは甲状腺未分化癌と甲状腺原発悪性リンパ腫の診断に有用である.ただし,慢性甲状腺炎にも強い集積がみられるため,悪性リンパ腫と慢性甲状腺炎の鑑別診断は困難である.

## 文 献

1) Ashcraft M, Van Herle A:Management of thyroid nodules:scanning techniques, thyroid suppressive therapy and fine needle aspiration. Head Neck Surg 1981;**3**:297-322
2) Charkes ND, Sklaroff DM:The Use of Iodine 125 in Thyroid Scintiscanning. Am J Roentgenol Radium Ther Nucl Med 1963;**90**:1052-1058
3) Thomas CG Jr et al:Differentiation of malignant from benign lesions of the thyroid gland using complementary scanning with 75Selenomethionine and radioiodide. Ann Surg 1969;**170**:396-408
4) Messaris G et al:The single thyroid nodule and carcinoma. Br J Surg 1974;**61**:943-944
5) Katz AD, Zager WJ:The malignant "cold" nodule of the thyroid. Am J Surg 1976;**132**:459-462
6) Livadas D et al:Malignant cold thyroid nodules in hyperthyroidism. Br J Surg 1976;**63**:726-728
7) Scott MD, Crawford JD:Solitary thyroid nodules in childhood:is the incidence of thyroid carcinoma declining? Pediatrics 1976;**58**:521-525
8) Born D, Fleischer B:["Cold" thyroid nodules(author's transl)]. Dtsch Med Wochenschr 1977;**102**:717-721
9) Liechty RD et al:Solitary thyroid nodules. Arch Surg 1977;**112**:59-61
10) Reichelt HG et al:Xeroradiographic studies in 150 patients with solitary scintigraphically nonfunction-

ing nodules of the thyroid gland. Radiology 1977；**125**：689-694
11) Rodigas P et al：Surgery of the thyroid gland. Int Surg 1977；**62**：588-591
12) Spencer R et al：Ultrasonic scanning of the thyroid gland as a guide to the treatment of the clinically solitary nodule. Br J Surg 1977；**64**：841-846
13) Yamamoto Y et al：Differentiation of thyroid nodules using Tl-201 scintigraphy quantitative analysis and fine-needle aspiration biopsy. Acta Med Okayama 2004；**58**(2)：75-83
14) Maki K et al：Quantitative evaluation by Tl-201 scintigraphy in the diagnosis of thyroid follicular nodules. Ann Nucl Med 2003；**17**(2)：91-98
15) Yada H et al：Quantitative estimation and clinical significance of accumulation and washout of thallium-201 chloride in follicular thyroid neoplasm. Endocr J 2002；**49**：55-60
16) Tamizu A et al：The usefulness of serum thyroglobulin levels and Tl-201 scintigraphy in differentiating between benign and malignant thyroid follicular lesions. Ann Nucl Med 2002；**16**：95-101
17) Higashi T et al：Radioactive iodine ((131) I) therapy for differentiated thyroid cancer in Japan：current issues with historical review and future perspective. Ann Nucl Med 2012；**26**：99-112
18) Sundram FX, Mack P：Evaluation of thyroid nodules for malignancy using 99Tcm-sestamibi. Nucl Med Commun 1995；**16**：687-693
19) Saggiorato E et al：99mTc-MIBI Imaging in the presurgical characterization of thyroid follicular neoplasms：relationship to multidrug resistance protein expression. J Nucl Med 2009；**50**：1785-1793
20) Kresnik E et al：Technetium-99m-MIBI scintigraphy of thyroid nodules in an endemic goiter area. J Nucl Med 1997；**38**：62-65
21) Okosieme OE et al：The utility of radioiodine uptake and thyroid scintigraphy in the diagnosis and management of hyperthyroidism. Clin Endocrinol (Oxf) 2010；**72**：122-127
22) Higashi T et al：Clinical evaluation of $^{67}$Ga scanning in the diagnosis of anaplastic carcinoma and malignant lymphoma of the thyroid. Radiology 1981；**141**：491-497
23) Miyamoto S et al：Ga-67 citrate accumulation in adenomatous goiter. Clin Nucl Med 1992；**17**：803-805
24) Usui K et al：Ga-67 and Tl-201 accumulation in squamous cell carcinoma of the thyroid. Clin Nucl Med 2000；**25**：926-929
25) Kasagi K et al：Lymphoproliferative disorders of the thyroid gland：radiological appearances. Br J Radiol 1991；**64**：569-575
26) Shiojima K et al：Gallium-67 scintigraphy in evaluation of malignant lymphoma of the thyroid gland. Radiat Med 1996；**14**：31-34
27) Nishiyama Y et al：Diagnosis of thyroid lymphoma and follow-up evaluation using Ga-67 scintigraphy. Ann Nucl Med 2003；**17**：351-357
28) Mazzaferri EL et al：A consensus report of the role of serum thyroglobulin as a monitoring method for low-risk patients with papillary thyroid carcinoma. J Clin Endocrinol Metab 2003；**88**：1433-1441
29) Robbins RJ et al：Is the serum thyroglobulin response to recombinant human thyrotropin sufficient, by itself, to monitor for residual thyroid carcinoma? J Clin Endocrinol Metab 2002；**87**：3242-3247
30) Edmonds CJ et al：Measurement of serum TSH and thyroid hormones in the management of treatment of thyroid carcinoma with radioiodine. BrJ Radiol 1977；**50**：799-807
31) Cailleux AF et al：Is diagnostic iodine-131 scanning useful after total thyroid ablation for differentiated thyroid cancer? J Clin Endocrinol Metab 2000；**85**：175-178
32) Waxman A et al：The significance of I-131 scan dose in patients with thyroid cancer：determination of ablation：concise communication. J Nucl Med 1981 **22**：861-865
33) Yoshimura Noh J et al：Appearance of TSH receptor antibody and hyperthyroidism associated with metastatic thyroid cancer after total thyroidectomy. Endocr J 1997；**44**：855-859
34) Kasagi K et al：Metastatic thyroid cancer presenting as thyrotoxicosis：report of three cases. Clin Endocrinol (Oxf) 1994；**40**：429-434
35) Paul SJ, Sisson JC：Thyrotoxicosis caused by thyroid cancer. Endocrinol Metab Clin North Am 1990；**19**：593-612
36) Mukasa K et al：Prevalence of malignant tumors and adenomatous lesions detected by ultrasonographic screening in patients with autoimmune thyroid diseases. Thyroid 2011；**21**：37-41

# 5 血中および分子マーカー

## A 血清TSH

### ポイント

- 甲状腺に結節を発見した場合には血清TSHを測定する．
- 甲状腺の結節が甲状腺ホルモンを自律的に産生している場合は悪性の可能性は低い．

### ステートメント

1. 甲状腺に結節を発見した場合には，血清TSHを測定することを推奨する．血清TSHは甲状腺癌の独立した危険因子との報告がある．バセドウ病や橋本病などの甲状腺機能異常を呈する疾患を合併している可能性や，自律性機能性結節である可能性を見逃さないためにも必要である．　コンセンサス　グレードB

2. 血清TSHが正常下限を下回る場合には機能性結節の可能性があるため，甲状腺シンチグラフィを行うことを推奨する．機能性結節であっても，超音波検査所見を参考に，必要に応じて穿刺吸引細胞診を行うことを推奨する．　コンセンサス　グレードB

### ステートメントの根拠

1. 視床下部-下垂体-甲状腺調節機構に異常がないときには，血中の甲状腺ホルモンが高値であれば血清TSHは正常下限以下に抑制され，甲状腺ホルモンが低値であればTSHは正常上限以上に上昇する．血清TSHは血中甲状腺ホルモンよりはるかに鋭敏に甲状腺機能を反映する[1]．視床下部ないし下垂体機能障害による甲状腺機能異常の頻度は非常に低いため，血清TSHの測定は甲状腺機能異常をスクリーニングする簡便で有用な検査である．血清TSHを測定することにより，機能性結節や甲状腺機能異常の合併を発見することが可能である．

　Boelaertらは2006年に穿刺吸引細胞診を施行した1,500例の甲状腺結節を調べ，血清TSHの高値と甲状腺癌のリスクが有意に相関することを見出した．すなわちTSH＞5.5 mU/Lではオッズ比：11.18，TSHが1.8〜5.5 mU/Lのときはオッズ比：3.88であった[2]．その後，Haymartら[3]，Jonklaasら[4]も同様の報告を行っており，血清TSH値は甲状腺癌の独立したリスクファクターとみなされている．

❷ 機能性結節であればその結節が癌である可能性はかなり低いという報告が多い[5]．そのため欧米のガイドラインでは機能性結節を穿刺吸引細胞診の対象にしていない[6,7]．しかし機能性結節が癌である可能性は皆無ではないため，結節が細胞診の対象となる基準を満たしていれば細胞診を行うことを推奨する（V-3「機能性甲状腺結節」参照）．

## 解 説

### a．甲状腺の異常と血清 TSH 値測定

甲状腺は甲状腺ホルモンを産生している臓器であるため，甲状腺の結節を精査する場合には甲状腺の機能的側面を把握することが重要である．実際，バセドウ病や橋本病のように甲状腺機能異常を示す疾患に結節が合併することも多い．そのような場合には，結節の診断とともに合併する甲状腺疾患の治療が必要である．血清 TSH が正常下限を下回る場合には，バセドウ病や無痛性甲状腺炎によって生じた甲状腺中毒症であるのか，機能性結節による甲状腺中毒症なのかを鑑別する必要がある．その鑑別には甲状腺シンチグラフィを行う（II-4-C「各種シンチグラフィ」参照）．

### b．機能性結節の有病率

機能性結節の有病率についての報告はほとんどない．すべての結節についてシンチグラフィを日常検査として行うことは現実的でなく，結節の触知できない甲状腺中毒症ではシンチグラフィが行われないことも多いからである．わが国では 20 年間に手術を施行した結節性甲状腺腫 882 例のうち 26 例（2.9％）が機能性結節であったとの報告がある[8]．

甲状腺中毒症における機能性結節の有病率は地域によって異なり，オランダでは 1/4～1/3 を占めている[9]．欧州の他の地域では 12～15％であり，欧州以外の有病率が少ない地域では 2％と報告されている[9]．地域による有病率の違いはヨウ素摂取量の違いによって生じていると考えられている[9]．

### c．機能性結節と甲状腺癌の可能性

機能性結節であればその結節が癌である可能性はかなり低いという報告が多い[5]．77 例の単結節性中毒性甲状腺腫中 2 例（2.6％）が甲状腺癌であったが，112 例の多結節性中毒性甲状腺腫患者の 402 個の機能性結節中には甲状腺癌がみられなかったという海外からの報告がある[10]．わが国では 26 例の機能性結節中 1 人の hot nodule（放射性物質が集積した部位）に甲状腺濾胞癌がみられたのと報告がある[8]．ただし，甲状腺ホルモンを産生する甲状腺癌もありうるので，結節が細胞診の対象となる基準を満たしていれば穿刺吸引細胞診を行うほうが安全である．また機能性結節の存在は，hot nodule 以外の部位に癌が存在する可能性を否定するものではない．

## 主要な臨床研究論文の紹介

### ▼ Sahin M et al, 2005 [10]

Thyroid cancer in hyperthyroidism: incidence rates and value of ultrasound-guided fine-needle aspiration biopsy in this patient group. J Endocrinol Invest 2005；**28**：815-818

【目的】甲状腺機能亢進症と甲状腺癌の関連を探る．

【方法】112例の中毒性多結節性甲状腺腫，77例の中毒性単結節性甲状腺腫，144例のバセドウ病患者にみられた612個の結節に対して穿刺吸引細胞診を行った．

【結果】甲状腺乳頭癌は中毒性多結節性甲状腺腫患者の1.8％（2例），中毒性単結節性甲状腺腫患者の6.5％（5例），バセドウ病患者の3.5％（5例）にみられた．479個のhot nodule中2個（0.4％）が悪性であり，133個のcold nodule中11個（8.3％）が悪性であった．悪性のhot noduleは1例が甲状腺乳頭癌，もう1例が甲状腺濾胞癌であり，いずれも中毒性単結節性甲状腺腫患者にみられた．

【結論】甲状腺機能亢進症の3.9％に甲状腺癌が合併しており，診断には穿刺吸引細胞診が有効であった．甲状腺機能亢進症に合併する甲状腺癌はhot areaでない部分に存在することが多い．

## 文　献

1) Nicoloff JT, Spencer CA：The use and misuse of the sensitive thyrotropin assays. J Clin Endocrinol Metab 1990；**71**：553-558
2) Boelaert K et al：Serum thyrotropin concentration as a novel predictor of malignancy in thyroid nodules investigated by fine-needle aspiration. J Clin Endocrinol Metab 2006；**91**：4295-4301
3) Haymart MR et al：Higher Serum Thyroid stimulating hormone level in thyroid nodule patients is associated with greater risks of differentiated thyroid cancer and advanced tumor stage. J Clin Endocrinol Metab 2008；**93**：809-814
4) Jonklaas J et al：Endogenous thyrotropin and triiodothyronine concentrations in individuals with thyroid cancer. Thyroid 2008；**18**：943-952
5) Hamburger JI：The autonomously functioning thyroid nodule：Goetsch's disease. Endocr Rev 1987；**8**：439-447
6) Cooper DS et al：Revised American Thyroid Association management guidelines for patients with thyroid nodules and differentiated thyroid cancer：American Thyroid Association (ATA) Guidelines Taskforce on Thyroid Nodules and Differentiated Thyroid Cancer. Thyroid 2009；**19**：1167-1214
7) Pacini F et al；European Thyroid Cancer Taskforce： European consensus for the management of patients with differentiated thyroid carcinoma of the follicular epithelium. Eur J Endocrinol 2006；**154**：787-803
8) 鈴木真一ほか：自律性機能性甲状腺結節（AFTN）の臨床的検討．日本臨床外科学会雑誌 1992；**53**：1257-1260
9) Wiener JD：Plummer's disease：localized thyroid autonomy. J Endocrinol Invest 1987；**10**：207-224
10) Sahin M et al：Thyroid cancer in hyperthyroidism：incidence rates and value of ultrasound-guided fine-needle aspiration biopsy in this patient group. J Endocrinol Invest 2005；**28**：815-818

# B 血清サイログロブリン（Tg）

## ポイント

- 血清 Tg の測定だけで甲状腺結節性病変の良性悪性の鑑別をすることはできない．

## ステートメント

1. 血清 Tg 値だけで甲状腺の結節が良性であるか，悪性であるかを鑑別することはできない．したがって，単独で甲状腺結節の良性悪性の判定に用いるべきではない．　EL3　グレードA
2. 濾胞性腫瘍において，血清 Tg の異常高値（1,000 ng/mL 以上）は濾胞癌を示唆する因子のひとつであるが，濾胞癌を強く疑う根拠となるものではない．穿刺吸引細胞診や超音波検査所見など他の所見に付加的に使用することで，濾胞癌の診断率が向上する可能性がある．　EL3
3. 甲状腺乳頭癌，濾胞癌の患者では，術前の血清 Tg 値は癌の分化度と腫瘍の進展度に関係している．術前の血清 Tg 値の異常高値は遠隔転移の可能性を示唆する．特に骨転移において最も高い値を示す．　EL3

## ステートメントの根拠

1. 血清 Tg は濾胞性腫瘍，甲状腺の炎症，囊胞性病変，腺腫様甲状腺腫など良性病変においても高値になることが多い[1]．したがって，Tg 値のみで甲状腺結節の良性悪性を判定することはできない．

2. 濾胞性腫瘍の場合，Tg 値が 1,000 ng/mL 以上であると濾胞癌である可能性が高い（オッズ比：1.72，$p=0.03$）とする報告がある[2〜4]．穿刺吸引細胞診や超音波検査所見など他の所見と組み合わせることにより濾胞癌の診断率が向上する可能性がある．

3. 甲状腺乳頭癌，濾胞癌は Tg を産生するため，血清 Tg 値は甲状腺癌の分化度が高いほど，腫瘍が大きいほど，また転移巣が大きいほど高値を示す[5〜7]．Tg 高値はときに骨転移を示唆している[8,9]．

## 解　説

血清 Tg 値は甲状腺癌だけではなく，ヨウ素欠乏，良性甲状腺結節，バセドウ病，橋本病，亜急性甲状腺炎などで高値をとることが多い[1]．したがって血清 Tg 値のみで甲状腺結

節の良性悪性を判定することはできない．血清 Tg 測定が最も有用であるのは，甲状腺を全摘し[131]I 内用療法によって甲状腺組織を全廃した甲状腺癌の患者である[10〜12]．Tg は甲状腺濾胞細胞で産生される蛋白であるが，甲状腺分化癌とその転移巣においても産生される．甲状腺を全摘し，[131]I 内用療法により残存甲状腺が破壊された患者では，通常血中に Tg は検出されないはずである．そのような患者において血中に Tg が検出され，連続的に上昇する場合は甲状腺癌の再発，転移が疑われる[10〜12]．ただし，甲状腺癌が低分化ないし未分化のときは血清 Tg は低値であることが多い[1]．また，血中にサイログロブリン抗体（TgAb）が存在する場合には Tg の測定系が影響を受け正しい値が示されない[13]．特に Tg 測定法として汎用されている ELISA（サンドイッチ法）では低値となるため，注意が必要である[13]．血清 Tg を甲状腺癌再発のマーカーとして用いる場合は TgAb を同時に測定すべきである．

Tg 産生は TSH によって刺激される．甲状腺癌再発のマーカーとしての感度を上げるために $LT_4$ 補充療法の中止や，ヒトリコンビナント TSH（rhTSH）の投与が行われる[14,15]．最近，TSH 抑制下での血清 Tg ダブリングタイムが極めて強力な予後因子であるという報告がなされた[16]．TgAb が陰性で甲状腺全摘後の甲状腺癌患者において，Tg は単に再発のマーカーだけではなく予後を推定するために用いることができる．

血清 TgAb が陽性のときには血清 Tg を甲状腺癌の再発のマーカーとして使用できないが，TgAb 自体が腫瘍マーカーとして使用できるとする報告がある[17,18]．甲状腺全摘後に甲状腺癌が完全に取り除けていれば，抗原としての Tg も体内には存在しなくなるため TgAb も減少してくるはずである．甲状腺全摘後に血清 TgAb が減少してこなければ癌の残存または再発の可能性がある．

濾胞性腫瘍の場合，濾胞癌と濾胞腺腫の鑑別は難しいため，血清 Tg の測定が両者の鑑別に有用であるかという視点での研究がある．血清 Tg が異常高値（1,000 ng/mL 以上）であると濾胞癌である可能性が高まるという報告がある[2,3]が，良性結節でも異常高値を示す場合も多い[3]ため，診断には注意が必要である．

初診時に触診と超音波検査所見で甲状腺癌が予想される場合，血清 Tg が異常高値であれば乳頭癌ないし濾胞癌で，肺転移や骨転移巣が存在している可能性を念頭に置いて精査を進める必要がある．

## 主要な臨床研究論文の紹介

### ▼ Pacini F et al, 1980 [1]

Serum thyroglobulin in thyroid carcinoma and other thyroid disorders. J Endocrinol Invest 1980；**3**：283-292

【目的】血清 Tg 値を様々な甲状腺疾患において測定する．また，[131]I 内用療法と TSH 抑制療法による血清 Tg 値の変化を検討する．

【方法】健康なコントロール群 58 例，妊娠女性 12 例，未治療のバセドウ病患者 35 例，治療中のバセドウ病患者 14 例，中毒性甲状腺結節の患者 13 例，非中毒性甲状腺腫の患者 23 例（びまん性 16，多結節性 7），亜急性甲状腺炎の患者 5 例，甲状腺癌の患者 88 例，甲状腺以外の癌患者 10 例について血清 Tg 値を測定した．

【結果】血清 Tg 値（ng/mL）は健康なコントロール群 9.5±0.9，妊娠女性 25.7±5.2，未治

療のバセドウ病患者 424±101，治療中のバセドウ病患者 328±222，中毒性甲状腺結節の患者 129±47，非中毒性甲状腺結節の患者 61.4±15，亜急性甲状腺炎の患者 138±67，未治療の甲状腺分化癌の患者 89.5±19，甲状腺未分化癌の患者 10±2.9，甲状腺髄様癌の患者 0.8±0.2，甲状腺以外の癌患者 21.7±4.5 であった．また，中毒性甲状腺腫に対する $^{131}$I 内用療法により血清 Tg は一過性の上昇を示し，そのピークは治療後 3 日以内であった．

【結論】血清 Tg は様々な甲状腺疾患において増加し，一部は TSH によって促進される．血清 Tg 値の測定によって甲状腺疾患の良性悪性を鑑別することはできない．

### ▼ Kobayashi K et al, 2005 [2]

Diagnosis of follicular carcinoma of the thyroid：role of sonography in preoperative diagnosis of follicular nodules. J Med Ultrasonics 2005；**32**：153-158

【目的】甲状腺濾胞性腫瘍において，濾胞癌と濾胞腺腫の鑑別に有用な超音波検査所見と臨床所見を評価する．

【方法】同一施設における 3 年間の手術症例のうち，濾胞性病変の患者 910 例を抽出し検討した後ろ向き研究．病理学的に濾胞癌（109 例），濾胞腺腫（237 例），腺腫様結節（574 例）と診断された患者において性別，年齢，血清 Tg 値，細胞診結果，結節の大きさ，結節の数，充実性パターン，低エコーレベル，境界粗雑性の各因子を調査した．

【結果】甲状腺濾胞癌のオッズ比は血清 Tg 値 1,000 ng/mL 以上で 1.72，細胞診 Class 3 以上で 6.70，充実性パターンで 2.15，低エコーレベルで 2.56，境界粗雑で 5.29 であった．positive predictive value（％）は血清 Tg 値 1,000 ng/mL 以上で 17.2，細胞診 Class 3 以上で 38.0，充実性パターンで 14.2，低エコーレベルで 15.7，境界粗雑で 30.9 であった．

【結論】濾胞性病変における血清 Tg 値 1,000 ng/mL 以上，細胞診 Class 3 以上，超音波検査での充実性パターン，低エコーレベル，境界粗雑の存在は甲状腺濾胞癌の可能性を示唆する．

### ▼ Kloos RT et al, 2005 [15]

A single recombinant human thyrotropin-stimulated serum thyroglobulin measurement predicts differentiated thyroid carcinoma metastases three to five years later. J Clin Endocrinol Metab 2005；**90**：5047-5057

【目的】rhTSH によって刺激された血清 Tg 値（rhTSH-Tg）を測定することで，甲状腺分化癌の術後遺残を高い感度で検出できるが，陽性的中率は低い．本研究では，rhTSH-Tg の単独測定による甲状腺癌の遺残および再発予測の正確性を検証した．

【方法】107 例の甲状腺分化癌の患者（甲状腺全摘後，アブレーション後）を rhTSH-Tg の値によって 3 群に振り分け，再発の有無を調査した（観察期間：0.9〜5.2 年）．3 群の内訳は，グループ 1：rhTSH-Tg＜0.5（$n$＝68），グループ 2：rhTSH-Tg 0.6〜2.0（$n$＝19），グループ 3：rhTSH-Tg＞2 ng/mL（$n$＝20）．再発は頸部超音波検査，胸部 X 線，CT，MRI，放射性ヨウ素による whole body scan，FDG-PET/CT によって検査された．

【結果】再発はグループ 1 の 1 例（1.6％），グループ 2 の 1 例（5.5％），グループ 3 の 16 例（80％）に確認された．経過観察中を含めて rhTSH-Tg が 2 を超えた患者の 81％に腫瘍が発見された．rhTSH-Tg の初回測定値が 2 を超えた場合の陽性的中率は 80％，陽性的中率は 98％であった．

【結論】①rhTSH-Tg 値が 2 ng/mL を超える場合，腫瘍が遺残している可能性が高い．②再発の危険のある患者，特に rhTSH-Tg が 1 ng/mL を超える場合には，rhTSH-Tg を用いた継続的な経過観察が望ましい．③rhTSH-Tg が 0.5 ng/mL を下回る患者では，98％の確率で腫瘍は存在しない．

### ▼ Miyauchi A et al, 2011 [16)]

Prognostic impact of serum thyroglobulin doubling-time under thyrotropin suppression in patients with papillary thyroid carcinoma who underwent total thyroidectomy. Thyroid 2011；21：707-716

【目的】甲状腺乳頭癌の患者において甲状腺全摘後に血清 Tg が検出され場合，甲状腺組織や癌の遺残もしくは再発を意味する．本研究では，甲状腺全摘後の血清 Tg ダブリングタイムと予後との関連を調査した．

【方法】1998～2004 年に甲状腺全摘術を施行された 1,515 例のうち，TgAb 陰性かつ TSH 抑制下（0.1 mIU/L 未満）に血清 Tg が測定された甲状腺乳頭癌患者 426 例を対象とした．Tg ダブリングタイム（Tg-DT）を算出し，その値により以下の 6 群に分類した．①Tg-DT＜1 年，②Tg-DT 1～3 年，③Tg-DT≧1 年，④Tg 減少のため Tg-DT が負の値を示す，⑤Tg-DT 計算不能，⑥血清 Tg 検知不能．平均観察期間：88.1 ヵ月，中央値 86.7 ヵ月．

【結果】426 例中 137 例（32％）において血清 Tg が検知可能であった．

疾患特異的 10 年生存率はグループ①が 50％，グループ②が 95％で，他のグループでは 100％であった．古典的予後因子（TNM stage，年齢，性別）を加えた多変量解析では Tg-DT だけが独立した予後予測因子であった．遠隔転移，局所再発に関しても Tg-DT だけが独立した予後予測因子であった．

【結論】甲状腺乳頭癌において Tg-DT は古典的予後因子に勝る強力な予後予測因子である．

## 文　献

1) Pacini F et al：Serum thyroglobulin in thyroid carcinoma and other thyroid disorders. J Endocrinol Invest 1980；3：283-292
2) Kobayashi K et al：Diagnosis of follicular carcinoma of the thyroid：role of sonography in preoperative diagnosis of follicular nodules. J Med Ultrasonics 2005；32：153-158
3) Okamoto T et al：Measuring serum thyroglobulin in patients with follicular thyroid nodule：its diagnostic implications. Endocr J 1997；44：187-193
4) Besic N et al：Predictive factors of carcinoma in 327 patients with follicular neoplasm of the thyroid. Med Sci Monit 2008；14：CR459-CR467
5) Ericsson UB et al：Serum thyroglobulin in differentiated thyroid carcinoma. Acta Chir Scand 1984；150：367-375
6) Dralle H et al：Comparison of histology and immunohistochemistry with thyroglobulin serum levels and radioiodine uptake in recurrences and metastases of differentiated thyroid carcinomas. Acta Endocrinol（Copenh）1985；108：504-510
7) Sharma AK et al：The role of estimation of the ratio of preoperative serum thyroglobulin to the thyroid mass in predicting the behaviour of well differentiated thyroid cancers. J Postgrad Med 1996；42：39-42
8) Shah DH et al：Serum thyroglobulin in differentiated thyroid carcinoma：histological and metastatic classification. Acta Endocrinol（Copenh）1981；98：222-226

9) Edmonds CJ, Willis CL：Serum thyroglobulin in the investigation of patients presenting with metastases. Br J Radiol 1988；**61**：317-319
10) Ozata M et al：Serum thyroglobulin in the follow-up of patients with treated differentiated thyroid cancer. J Clin Endocrinol Metab 1994；**79**：98-105
11) Bachelot A et al：Relationship between tumor burden and serum thyroglobulin level in patients with papillary and follicular thyroid carcinoma. Thyroid 2002；**12**：707-711
12) Baudin E et al：Positive predictive value of serum thyroglobulin levels, measured during the first year of follow-up after thyroid hormone withdrawal, in thyroid cancer patients. J Clin Endocrinol Metab 2003；**88**：1107-1111
13) Spencer CA et al：Clinical impact of thyroglobulin (Tg) and Tg autoantibody method differences on the management of patients with differentiated thyroid carcinomas. J Clin Endocrinol Metab 2005；**90**：5566-5575
14) Mazzaferri EL et al：A consensus report of the role of serum thyroglobulin as a monitoring method for low-risk patients with papillary thyroid carcinoma. J Clin Endocrinol Metab 2003；**88**：1433-1441
15) Kloos RT, Mazzaferri EL：A single recombinant human thyrotropin-stimulated serum thyroglobulin measurement predicts differentiated thyroid carcinoma metastases three to five years later. J Clin Endocrinol Metab 2005；**90**：5047-5057
16) Miyauchi A et al：Prognostic impact of serum thyroglobulin doubling-time under thyrotropin suppression in patients with papillary thyroid carcinoma who underwent total thyroidectomy. Thyroid 2011；**21**：707-716
17) Chung JK et al：Clinical significance of elevated level of serum antithyroglobulin antibody in patients with differentiated thyroid cancer after thyroid ablation. Clin Endocrinol (Oxf) 2002；**57**：215-221
18) Spencer CA：Clinical review：clinical utility of thyroglobulin antibody (TgAb) measurements for patients with differentiated thyroid cancers (DTC). J Clin Endocrinol Metab 2011；**96**：3615-3627

# C 血清カルシトニン

## ポイント

- 血清カルシトニン測定は甲状腺髄様癌を疑った場合に行う．
- 血清カルシトニン値が基準値を超えても異常高値でなければ，直ちに甲状腺髄様癌と診断することはできない．

## ステートメント

**1** 甲状腺に結節を認めたとき，常に血清カルシトニンを測定することは推奨しない．
　コンセンサス　グレードB

　　血清カルシトニン検査は簡便で甲状腺髄様癌の診断手段として特異性が高いため，以下の場合には測定することを推奨する．　コンセンサス　グレードA
　　①超音波検査や穿刺吸引細胞診で甲状腺髄様癌が疑われるとき
　　②高CEA血症を呈するとき
　　③副甲状腺機能亢進症や褐色細胞腫を合併しているとき
　　④甲状腺髄様癌の家族歴があるとき

**2** 現在わが国で採用されているカルシトニン測定キットは，欧米で使用されているキットよりも感度，特異度が低いため，血清カルシトニン値が基準値を超えても異常高値でなければ直ちに甲状腺髄様癌と診断することはできない．　コンセンサス

　　血清CEAを測定するとともに，穿刺吸引細胞診施行時の穿刺針を生理食塩水で洗浄し，洗浄液中のカルシトニンを測定することが診断の補助となる．　EL3

**3** 現在わが国で採用されているカルシトニン測定キットでは，甲状腺髄様癌の手術後に血清カルシトニン値が検出されても必ずしも甲状腺髄様癌の遺残を意味するとは限らない．　EL3

## ステートメントの根拠

**1** 血清カルシトニンの異常高値は甲状腺髄様癌を強く示唆する．甲状腺結節を認めたとき，血清カルシトニンの測定は甲状腺髄様癌の早期発見に役立ち，費用対効果に見合うものであるとの報告があり[1]，欧州では積極的な測定を推奨している[2]．しかし，米国は現在ペンタガストリンが入手できず，ペンタガストリン刺激試験での確定診断が困難であることもあり，結節に対し常に血清カルシトニンを測定することには賛成も反対もできないとする立場である[3]．わが国でもペンタガストリンは入手できず，ペンタガストリン刺激試験を施行することはできない．米国の全甲状腺癌に対する甲状腺髄様癌の頻度は3.7％である[4]が，わが国では1.3％と頻度はより低く[5]，すべての甲状腺結節に対し

て血清カルシトニンを測定した場合，費用対効果は米国よりさらに低いであろう．したがって，血清カルシトニンの測定は甲状腺髄様癌が疑われる場合に行うことが望ましいと考えられる．ただし，超音波検査では良性結節との鑑別は難しいことが多く，細胞診で甲状腺髄様癌疑う場合も細胞診専門医の熟練度が要求される．細胞診では髄様癌の疑いが少しでもあれば積極的に拾い上げ，できるだけ見落としを避けることが大切である．多少でも髄様癌の疑いのある場合には血清カルシトニンを測定すべきである．この他，原因不明の高 CEA 血症があるときには，甲状腺髄様癌を疑い測定しておく．また髄様癌は多発性内分泌腫瘍症 2 型や家族性甲状腺髄様癌など遺伝性のものがあるため，副甲状腺機能亢進症や褐色細胞腫が発見されたとき，家族歴があるときには測定すべきである．

**2** 現在わが国で採用されているカルシトニン測定キット（カルシトニン RIA 三菱）は感度，特異度とも欧米のキットより劣っており，カルシトニンの基準値の範囲が 36.4〜75.5 pg/mL である．欧米のキットでは 10〜13 pg/mL 未満であり，10〜20 pg/mL をグレーゾーンとしている[6]．したがってわが国では，血清カルシトニン値が基準値を超えても直ちに甲状腺髄様癌と診断することができない[7,8]．ペンタガストリンが入手できないため，ペンタガストリン刺激試験による確定診断は施行できない．髄様癌では血清 CEA が高値をとることが多いため測定すべきである．穿刺吸引細胞診施行時の穿刺針を生理食塩水で洗浄し，洗浄液中のカルシトニンを測定することは有用である．異常高値をとれば問題の病変が髄様癌またはその転移巣であると確定診断できる[9,10]．髄様癌と診断がついた時点で必ず RET 遺伝子検査を行うべきである[11]．髄様癌が遺伝性か散発性かによって外科的術式が変わるのみならず，リスクのある家族の診断にも有用である．

**3** 甲状腺髄様癌の手術後に血清カルシトニンが検出された場合，一般的には甲状腺髄様癌の遺残または転移巣の存在を意味するため，転移巣の検索が必要となる．しかし，現在わが国で採用されている測定キットでは，血清カルシトニンの検出は必ずしも甲状腺髄様癌の遺残または転移を意味するものではない．このため，カルシトニンダブリングタイムを把握したうえで検査計画を立てるべきであろう．甲状腺髄様癌の術後のカルシトニンダブリングタイムが予後をよく反映することが知られている[12]．

## 解 説

甲状腺髄様癌は，カルシトニンを分泌する C 細胞から出る癌である．したがって，血清カルシトニンが高値であれば甲状腺髄様癌が疑われる．血清カルシトニンがやや高値である場合は，ペンタガストリン刺激試験を施行することで甲状腺髄様癌の確定診断が可能である．

すべての甲状腺結節に対する血清カルシトニンの測定が甲状腺髄様癌の発見に有用であるという報告が欧州に多い[13〜18]．そのため欧州のガイドラインでは甲状腺結節の初期の評価に血清カルシトニン検査を推奨している[2]．一方，米国ではペンタガストリンを入手できないため確定診断が困難であることから，全結節に対する血清カルシトニンの測定には欧州ほど積極的ではない[3]．

米国における甲状腺髄様癌の頻度（全甲状腺癌に占める頻度）は 1985～1990 年が 3.7%，1991～1995 年が 3.7% と報告されている[4]．わが国における甲状腺髄様癌の頻度は 1977～2003 年までの甲状腺悪性腫瘍登録集計（甲状腺外科研究会，甲状腺悪性腫瘍登録委員会）によると全甲状腺癌中 1.3%（46,695 例中 621 例）と低い[5]．わが国でもペンタガストリンを入手できないことから全結節に対する血清カルシトニンの測定の意義は米国よりさらに少ないと考えられる．さらに現在わが国で採用されているカルシトニン測定キットの感度と特異度は低く，甲状腺分化癌全摘後の患者でも血清カルシトニンが検出される．これらの点を考慮すると，わが国で結節患者すべてに血清カルシトニンを測定することは推奨できない．細胞診で少しでも甲状腺髄様癌が疑われる場合に，血清カルシトニンを測定することが妥当であろう．また，わが国でも感度と特異度に優れたキットの採用が望まれる．

## 主要な臨床研究論文の紹介

### ▼ d'Herbomez M et al, 2007 [6]

　Reference range of serum calcitonin levels in humans：influence of calcitonin assays, sex, age, and cigarette smoking. Eur J Endocrinol 2007；**157**：749-755

　【目的】5 つの異なったイムノアッセイを用いて成人のカルシトニン基準範囲を再評価する．

　【方法】対象は臨床的に甲状腺機能が正常の 375 例．5 種類のイムノアッセイを用いて TSH，ガストリン，プロカルシトニン，尿素，カルシウム，抗 TPO 抗体を測定し，カルシトニンを上昇させる因子を持つ者を除外した．

　【結果】23% が除外され，基準範囲を決める対象者は 287 例（男性 142 例，女性 145 例）であった．カルシトニンが検出されなかった者の割合はアッセイによって 56～88% までの開きがあった．カルシトニン値と年齢，BMI に正の相関がみられた．10 pg/mL を超えた者の割合はアッセイ別に 4.7，9.8，2.5，6.5，8.0% であった．10 pg/mL を超えた者は 11 例の男性で，ほとんどが喫煙者であった（この論文では血清カルシトニンの正常基準範囲は 10 pg/mL 以下，10～20 pg/mL をグレイゾーンとしている）．

　【結論】カルシトニン値を評価する場合，アッセイ法，性別，年齢，体重，喫煙の有無を考慮すべきである．

### ▼ Boi F et al, 2007 [9]

　Calcitonin measurement in wash-out fluid from fine needle aspiration of neck masses in patients with primary and metastatic medullary thyroid carcinoma. J Clin Endocrinol Metab 2007；92：2115-2118

　【目的】甲状腺髄様癌が疑われる患者において，術前に穿刺吸引細胞診の穿刺針洗浄液中のカルシトニン（CT-FNAB）値と血清カルシトニン値を測定し，有用性を評価する．

　【方法】血清カルシトニン基礎値とペンタガストリンによって刺激されたカルシトニンが高値またはボーダーラインの患者 23 例に対して計 36 回の超音波ガイド下穿刺吸引細胞診が行われた．細胞診は，術前患者 12 例については 18 個の甲状腺結節と 3 個の頸部リンパ節に対して行われ，術後に再発が疑われる患者 9 例については 6 個の局所再発疑いと 9 個

の頸部リンパ節に対して行われた．CT-FNABのカットオフ値は36 pg/mLとし，これを超えた場合を陽性とした．

【結果】CT-FNABが陽性であった21個の病変すべてと細胞診が陽性であった13個の病変は組織診断で髄様癌と診断された．CT-FNABが陰性の15病変のうち，切除された5個は組織診で良性であった．10病変は細胞診でも良性と診断され手術されなかったが，その後の経過観察でも髄様癌とは診断されなかった．CT-FNABによる髄様癌診断の感度，特異度は100％であった．細胞診の感度は61.9％，特異度は80％であった．

【結論】超音波ガイド下のCT-FNABは髄様癌とそのリンパ節転移を同定するのに最もよい診断ツールである．

### ▼ Kudo T et al, 2007 [10]

Diagnosis of medullary thyroid carcinoma by calcitonin measurement in fine-needle aspiration biopsy specimens. Thyroid 2007；**17**：635-638

【目的】穿刺吸引細胞診施行時の穿刺針洗浄液中のカルシトニンを測定することにより目的の結節が髄様癌であるかどうかを鑑別する．

【方法】5例の髄様癌患者と11例のコントロール（甲状腺乳頭癌7例，腺腫様結節2例，慢性甲状腺炎1例，正常者1例）に穿刺吸引細胞診を施行し，穿刺針洗浄液中のカルシトニンと血清カルシトニンを測定した．

【結果】髄様癌の患者では穿刺針洗浄液中のカルシトニン値が血清カルシトニン値の74～1,888倍であった．

【結論】血清カルシトニン値と細胞診によっても髄様癌の確定診断が得られない場合には，穿刺吸引細胞診施行時の穿刺針洗浄液中のカルシトニンを測定することにより診断を確定することができる．

## 文献

1) Cheung K et al：Calcitonin measurement in the evaluation of thyroid nodules in the United States：a cost-effectiveness and decision analysis. J Clin Endocrinol Metab 2008；**93**：2173-2180
2) Pacini F et al；European Thyroid Cancer Taskforce：European consensus for the management of patients with differentiated thyroid carcinoma of the follicular epithelium. Eur J Endocrinol 2006；**154**：787-803
3) Cooper DS et al：Revised American Thyroid Association management guidelines for patients with thyroid nodules and differentiated thyroid cancer. American Thyroid Association (ATA) Guidelines Taskforce on Thyroid Nodules and Differentiated Thyroid Cancer. Thyroid 2009；**19**：1167-1214
4) Hundahl SA et al：A National Cancer Data Base report on 53,856 cases of thyroid carcinoma treated in the U.S., 1985-1995. Cancer 1998；**83**：2638-2648
5) 海老原　敏：甲状腺悪性腫瘍登録集計．第38回甲状腺外科研究会抄録集 2005，p204，2005
6) d'Herbomez M et al；French Group GTE (Groupe des Tumeurs Endocrines)：Reference range of serum calcitonin levels in humans：influence of calcitonin assays, sex, age, and cigarette smoking. Eur J Endocrinol 2007；**157**：749-755
7) Milone F et al：Predictive value of pentagastrin test for preoperative differential diagnosis between C-cell hyperplasia and medullary thyroid carcinoma in patients with moderately elevated basal calcitonin levels. Clin Endocrinol (Oxf) 2010；**73**：85-88
8) Costante G et al：Predictive value of serum calcitonin levels for preoperative diagnosis of medullary thy-

roid carcinoma in a cohort of 5817 consecutive patients with thyroid nodules. J Clin Endocrinol Metab 2007 ; **92** : 450-455

9) Boi F et al : Calcitonin measurement in wash-out fluid from fine needle aspiration of neck masses in patients with primary and metastatic medullary thyroid carcinoma. J Clin Endocrinol Metab 2007 ; **92** : 2115-2118

10) Kudo T et al : Diagnosis of medullary thyroid carcinoma by calcitonin measurement in fine-needle aspiration biopsy specimens. Thyroid 2007 ; **17** : 635-638

11) Kloos RT et al ; American Thyroid Association Guidelines Task Force : Medullary thyroid cancer : management guidelines of the American Thyroid Association. Thyroid 2009 ; **19** : 565-612

12) Miyauchi A et al : Relation of doubling time of plasma calcitonin levels to prognosis and recurrence of medullary thyroid carcinoma. Ann Surg 1984 ; **199** : 461-466

13) Rieu M et al : Prevalence of sporadic medullary thyroid carcinoma : the importance of routine measurement of serum calcitonin in the diagnostic evaluation of thyroid nodules. Clin Endocrinol (Oxf) 1995 ; **42** : 453-460

14) Niccoli P et al : Interest of routine measurement of serum calcitonin : study in a large series of thyroidectomized patients. J Clin Endocrinol Metab 1997 ; **82** : 338-341

15) Vierhapper H et al : Routine measurement of plasma calcitonin in nodular thyroid diseases. J Clin Endocrinol Metab 1997 ; **82** : 1589-1593

16) Hahm JR et al : Routine measurement of serum calcitonin is useful for early detection of medullary thyroid carcinoma in patients with nodular thyroid diseases. Thyroid 2001 ; **11** : 73-80

17) Elisei R et al : Impact of routine measurement of serum calcitonin on the diagnosis and outcome of medullary thyroid cancer : experience in 10,864 patients with nodular thyroid disorders. J Clin Endocrinol Metab 2004 ; **89** : 163-168

18) Chambon G et al : The use of preoperative routine measurement of basal serum thyrocalcitonin in candidates for thyroidectomy due to nodular thyroid disorders : results from 2733 consecutive patients. J Clin Endocrinol Metab 2011 ; **96** : 75-81

## D 分子マーカー診断

### ポイント

- 乳頭癌の診断において分子マーカーによる診断を併用する明らかな利点はない．
- 濾胞癌の鑑別診断に使用可能であると考えられる分子マーカーはいくつか同定されているが，術前診断においてこれらの有用性を証明するデータの蓄積はまだ十分でない．
- 遺伝性の髄様癌は RET 遺伝子の変異を調べることで診断できる．

### ステートメント

1. 乳頭癌は甲状腺超音波検査と穿刺吸引細胞診でほぼ確実に診断できるため，診断の目的で分子マーカーを検査することは推奨しない． EL1 グレードB
2. 組織検体を用いた診断では濾胞腺腫と濾胞癌の鑑別に有用な分子マーカーは存在するが，微少浸潤型濾胞癌に対する鑑別診断では病理診断と 10% 以上の乖離を示す． EL2
3. 分子マーカーによる濾胞癌の術前診断は，現状では施行された症例数が少なく有用性が確立されていないため，積極的な使用は推奨できない． EL3 グレードB
4. 髄様癌が遺伝性かどうかの判定には血液中の DNA を用いて RET 遺伝子の異常を調べることを推奨する． EL1 グレードA
5. 未分化癌・髄様癌は分子マーカーを用いて診断することは可能であるが，分子マーカー診断が勧められるのは特殊な症例に限られる． EL3 グレードB

### ステートメントの根拠

1. 乳頭癌を鑑別する分子マーカーは数多く報告されており，分子診断のみで高い正診率が得られるとする報告もある[1]．しかし，乳頭癌の場合，適切に採取された検体を使用すれば細胞診でほとんど診断可能である[2,3]．分子マーカーを使用した診断では様々な要因で偽陽性，偽陰性が出る[4]．追加検査に伴う費用などを考慮すると，細胞診に加えて分子マーカー診断を施行することの意義は少ない．また，乳頭癌に特異的に認める遺伝子異常 (BRAF 変異など) を検出して術前診断を行った報告もあるが，このような変異を有さない乳頭癌も多く，癌の見逃し (偽陰性) が出やすい検査であることを認識する必要がある[5]．BRAF 変異の有無をみることで乳頭癌の悪性度の判定ができるとの報告もあるが，日本においては肯定する報告と否定する報告の両者があり，統一した見解は得られていない[6,7]．

2. 濾胞癌を鑑別するための分子マーカーについては多くの報告がある．濾胞癌と濾胞腺腫の診断において感度・特異度の詳細な記載のあるこれまでの報告を表1に示す．しか

表1 濾胞癌を鑑別するマーカー

| 遺伝子または抗原 | 感度 | 特異度 | 正確度 | 文献 |
|---|---|---|---|---|
| PAX8-PPARγ1 | 62.5% | 100% | 89.2% | 26 |
| MET | 22.2% | 100% | 65% | 29 |
| TERT | 100% | 71.4% | 84.6% | 30 |
| LGALS3 (galectin-3) | 100% | 98% | 99% | 19 |
| DDIT3 | 85.1% | 90.6% | 88.1% | 20 |
| ARG2 | 85.1% | 90.6% | 88.1% | 20 |
| TFF3 | 72.4% | 83.3% | 79.5% | 13, 31 |
| CCND2, PCSK2, PLAB | 100% | 94.7% | 96.7% | 21 |
| TPO | 79% | 60% | 70.6% | 32 |
| EMMPRIN | 63% | 49% | — | 12 |
| HBME-1 | 84.6% | 72.5% | 77.2% | 11 |
| HMGA2 | 82.6% | 97.0% | 87.7% | 33 |

し，これらの多くは単発の報告で，のちに追試で結果が否定されているものもある．結果の再現性が確認されているものは比較的少ない．最近各マーカーの優劣を比較した成績が報告されてきており[8〜12]，今後さらなるデータの蓄積が必要である．広汎浸潤型濾胞癌，および遠隔転移を有する微少浸潤型濾胞癌は，特徴的な遺伝子発現のパターンを示し，分子マーカー診断の結果と病理組織診断の結果はほぼ完全に一致する[8,13]．しかし，遠隔転移のない微少浸潤型濾胞癌と濾胞腺腫との鑑別診断では，病理診断の結果と完全に一致する分子マーカーを提示した信頼できる報告はない．たとえば，mRNAの発現を指標とした場合，どのような遺伝子を使用しても，またどのような遺伝子の組み合わせを使用しても両者は最低でも10％の乖離を示す[9]．

[3] 濾胞癌は細胞診で悪性と判定できないことが多く[2,3]，直ちに手術を受けるとは限らないため症例の蓄積に時間を要する．現在，各国で術前分子マーカー診断の検討が行われているが，その感度・特異度・正診率などが詳細に検討されるには組織診断で診断が確定された症例の集積が必要である．濾胞性腫瘍の良悪鑑別に分子マーカー診断が有用か否かは，それらの検討結果を待たねばならない．現時点での分子マーカー診断の積極的な使用は推奨できない．

[4] 髄様癌で家族内発症を疑う症例に，血液からDNAを抽出して10番染色体のRET遺伝子の変異を証明すれば，多発性内分泌腺腫症2型，家族性髄様癌と診断できる[14]．

[5] 未分化癌はTgを発現しない腫瘍であり，髄様癌はCEA，カルシトニンを発現する腫瘍である．したがって，両者とも分子マーカーを用いて診断することが可能であり，実際免疫染色やmRNAの検出による術前診断が施行された例もある[1,15]．しかし，未分化癌，髄様癌とも，細胞診，血中腫瘍マーカーなどでの診断が比較的容易であり，分子マーカー診断を追加する必要があるのは特殊な症例に限られる[16,17]．

## 解　説

### a. 甲状腺乳頭癌，髄様癌，未分化癌における分子マーカー診断

　甲状腺の悪性腫瘍のうち，未分化癌は Tg を発現しない細胞，乳頭癌は Tg と癌胎児性フィブロネクチンを発現する細胞，髄様癌は CEA とカルシトニンを発現する細胞として，病理診断とほぼ完全に一致させることが可能で，実際それらの分子マーカーを使用した術前診断の報告も多く出されている．しかし，乳頭癌は術前の細胞診による診断が感度・特異度とも非常に高く，分子マーカー診断の補助が必要となる機会はほとんどないといってよい．未分化癌の細胞は異型性が強いため，細胞診で良性と誤診されることはまずない．髄様癌も細胞診や腫瘍マーカーによる診断が比較的容易であるため，分子マーカー診断が活用される機会は少ないが，細胞診で鑑別困難な例にカルシトニンの免疫染色が施行されたり，穿刺吸引で十分な細胞数が得られないときは穿刺針洗浄液中のカルシトニン測定が行われることもある[17,18]．

### b. 甲状腺濾胞癌における分子マーカー診断

　甲状腺濾胞癌は細胞診による術前診断が極めて困難であり，分子マーカーによる客観的な診断法の確立が望まれている．濾胞腺腫と濾胞癌との鑑別診断に利用可能な分子的マーカーの探索は 30 年以上にわたってなされてきたが，具体的な標的候補が多数同定されるようになったのは，ゲノム，蛋白，mRNA などの網羅的な解析が可能になった 2000 年以降である．これまでに報告された膨大なデータからわかってきたことは，濾胞癌と濾胞腺腫を完璧に鑑別できるマーカーは今のところないということである．初期には 2001 年の galectin-3 を用いた Baltrazzi らの報告のように，濾胞癌と濾胞線腫を事実上ほぼ完全に鑑別できるとする報告もいくつかみられたが，これまでに追試で再現性が確認されたものはない[19~21]．微少浸潤型濾胞癌の病理診断が局所の微少浸潤像のみ基準にされ，腫瘍の総合的な悪性度と必ずしも一致するものではないこと，濾胞腺腫と微少浸潤型濾胞癌との鑑別診断は専門の病理医でもしばしば困難であることを考慮すると，微少浸潤型濾胞癌に関しては生物学的特性を指標とした分子マーカー診断と多少乖離がみられても無理はない．遺伝子発現パターンによる生物学的特性と病理診断がどの程度乖離しているかについては，Taniguchi らのデータからは少なくとも 10% 程度と推測される[9]．

　したがって，各マーカーの優劣を決めるうえで単に濾胞癌と濾胞腺腫の病理診断との一致率のみに目を向けて評価すると，微少浸潤型濾胞癌の病理診断の"ぶれ"に影響されて結論を誤る可能性がある．臨床的には，予後不良の広汎浸潤型濾胞癌および微少浸潤型であっても遠隔転移を有する濾胞癌を見逃さないことが最も重要であるが，残念ながらこのような観点を加えて各診断マーカーを検討した報告はこれまでに 2 つしかない[8,13]．今後，このような濾胞癌について分子マーカーの診断効率が詳細に検討されるべきであり，データの積み重ねが必要である．そのうえでより偽陽性の少ないマーカーが選択されるべきであろう．

### c. 分子マーカーの解析方法

　臨床検査として成立させるためには，分子マーカーの選別とともに解析法の比較，検討

も重要である．術前臨床検査として現時点で考えられるものは，穿刺検体を使用した免疫染色，蛋白定量，mRNA 定量である．このうち過去に報告があるのは免疫染色と mRNA 定量である．

免疫染色は簡便で安価である．しかし，解析結果が研究グループによって大きく異なることが最大の欠点としてあげられる[11,12,19,20,22]．免疫染色の結果は染色された細胞の割合と染色の強さで評価されるが，いずれも評価者の主観に依存し，また発色条件によって染色性が変化する．実際に臨床検査としての信頼性を確保するためには，染色手技と評価法の標準化が必要である．

mRNA 定量法は客観的評価が可能であり，すでに感染症や悪性腫瘍の診断に使用されている．また，最近穿刺検体から甲状腺腫瘍細胞を選択的に回収する前処理法が確立し，技術的な問題はほぼ解決された[23]．しかし，穿刺検体ではごく少量の細胞しか得られないことと定量法の誤差がやや大きいことから，診断に用いることのできる遺伝子は，発現量が多く，濾胞癌と濾胞腺腫の間で著しい差のあるものに限られる．mRNA 定量法は近年患者検体を使用した術前診断のデータが蓄積し始めており，近い将来，これらを用いた分子マーカー診断法の具体的性能に関する成績がまとめられるであろう[24,25]．

## 主要な臨床研究論文の紹介

### a. 濾胞癌と濾胞腺腫を鑑別するゲノム異常
▼ Kroll TG et al, 2000 [26]

PAX8-PPARgamma1 fusion oncogene in human thyroid carcinoma. Science 2000；**289**：1357-1360

【目的】各種甲状腺組織において遺伝子の再構成である PAX8-PPARγ1 が検出されるかどうか検討する．

【方法】腺腫様甲状腺腫 10 例，乳頭癌 10 例，濾胞腺腫 20 例，濾胞癌 8 例より RNA，および蛋白を抽出し PAX8-PPARγ1 の mRNA または蛋白が検出されるかどうか検討した．

【結果】濾胞癌 8 例中 5 例（62.5%）で PAX8-PPARγ1 の mRNA または蛋白が検出されたが，他の組織では検出されなかった．

【結論】PAX8-PPARγ1 は濾胞癌組織に特異的に検出される．

【コメント】この報告がなされた当時，PAX8-PPARγ1 は濾胞癌特異的な遺伝子異常であると考えられたが，その後の追試では濾胞腺腫にも高頻度で検出されるとの報告が多く，再現性は確認されていない．

### b. 濾胞癌と濾胞腺腫の間で発現量に差のある遺伝子の網羅的スクリーニング
▼ Barden CB et al, 2003 [27]

Classification of follicular thyroid tumors by molecular signature：Results of gene profiling. Clin Cancer Res 2003；**9**：1792-1800

【目的】甲状腺濾胞癌と濾胞腺腫の間で発現量に差のある遺伝子を DNA マイクロアレイを用いて検出する．

【方法】濾胞腺腫 12 例，濾胞癌 7 例より RNA を抽出し DNA マイクロアレイを用いて

12,000個以上の遺伝子について発現量の差を解析した.

【結果】両者間で発現量に有意差のある遺伝子が 105 個同定された. これらのうち, 最も差の大きい 6 個を選んで reverse transcription-polymerase chain reaction (RT-PCR) で解析したところ, 濾胞癌と濾胞腺腫で発現量の差が確認できた.

【結論】DNA マイクロアレイによる遺伝子発現プロフィール解析は濾胞癌の鑑別診断に役立つマーカーの検出に有用である.

【コメント】甲状腺濾胞癌と濾胞腺腫の遺伝子発現の差を網羅的に解析したはじめての報告であり, 以後の研究の多くがここでスクリーニングされた遺伝子群を中心に解析されている. ただし, 当報告はかなり予備的なもので, 大多数の遺伝子については一次スクリーニングのみのデータで終わっている.

### ▼ Takano T et al, 2004 [13)]

High-throughput differential screening of mRNAs by serial analysis of gene expression: decreased expression of trefoil factor 3 mRNA in thyroid follicular carcinomas. Br J Cancer 2004; **90**: 1600-1605

【目的】甲状腺濾胞癌と濾胞腺腫の間で発現量に差のある遺伝子を serial analysis of gene expression (SAGE) をベースとしたスクリーニングで同定する.

【方法】典型的と思われる濾胞腺腫, 濾胞癌各 1 例より RNA を抽出し, SAGE によって発現している遺伝子を発現量の多い順にリストアップする. 両者で発現量に極端な差のある候補遺伝子を拾い上げたあと, 典型的な濾胞癌, 濾胞腺腫各 4 例を使用して定量的 RT-PCR を用いた二次スクリーニングを行った.

【結果】二次スクリーニングで明らかな差があったのは *TFF3* mRNA のみであった. また, 広汎浸潤型濾胞癌と遠隔転移を有する微少浸潤型濾胞癌については病理診断と *TFF3* mRNA による診断が完全に一致した.

【結論】*TFF3* mRNA は濾胞癌と濾胞腺腫の鑑別に役立つマーカー遺伝子である.

【コメント】この解析で検出されるのは濾胞癌と濾胞腺腫で発現している遺伝子のうち, 発現量が多く, しかも両者で極端な差があるものである. したがって, そのような条件を満たす遺伝子は *TFF3* mRNA のみであるという解釈になる.

### ▼ Taniguchi K et al, 2005 [9)]

Differentiation of follicular thyroid adenoma from carcinoma by means of gene expression profiling with Adapter-Tagged Competitive Polymerase Chain Reaction. Oncology 2005; **69**: 428-435

【目的】甲状腺濾胞癌と濾胞腺腫の間で発現量に差のある遺伝子を adapter-tagged competitive polymerase chain reaction (ATAC-PCR) で検出する.

【方法】濾胞腺腫 44 例, 濾胞癌 22 例について, 甲状腺腫瘍のライブラリーからクローニングされた 2,516 個の遺伝子に対するを用いた二次スクリーニングを行った. また, 複数の遺伝子の組み合わせで濾胞癌と濾胞腺腫の鑑別診断の正診率が向上するかどうかを検討した.

【結果】濾胞癌と濾胞腺腫の鑑別診断に有用な上位 60 個の遺伝子を同定した. これらの遺伝子の組み合わせ解析での診断効率を検討した結果, 最大 60 個の遺伝子を使用した場合

の正診率は90％であった．

【結論】ATAC-PCRは少量のRNAを元に解析が可能であるため今回同定された遺伝子をATAC-PCRで測定することで穿刺検体を使用した術前診断が可能であると予測される．

【コメント】濾胞癌で発現している遺伝子の世界最大規模のデータである．ATAC-PCRによる解析は，発現しているすべての遺伝子について，多数例を対象とした二次スクリーニングを行っていることになるため，データの信頼性は高いものと考えられる．また，興味深いのは多数の遺伝子の組み合わせ解析で，どのような組み合わせを用いても病理組織診断との一致率は90％にとどまったことである．この結果は濾胞癌の病理診断と分子マーカーを使用した診断の間には埋められない溝があることを明確に示唆している．

### c．濾胞癌の鑑別マーカーの有用性の比較検討

▼ Foukakis T et al, 2007 [8]

A PCR-based expression signature of malignancy in follicular thyroid tumors. Endocr Relat Cancer 2007；**14**：381-391

【目的】濾胞癌の鑑別マーカーとして過去に報告があった遺伝子のうち，どの遺伝子または遺伝子の組み合わせが最も有用であるかを決定する．

【方法】過去に報告のあった26個の候補遺伝子について75例の濾胞性腫瘍での発現を定量的RT-PCRで測定し，それらの遺伝子のどの組み合わせが最も効率よく濾胞癌と濾胞腺腫を鑑別できるか検討した．

【結果】26個の遺伝子のうち鑑別に有用と考えられるのは10個であった．これらのうち *TERT*，*TFF3*，*PPARγ*，*CITED1*，*EGR2* の単独あるいは組み合わせ解析が鑑別に有用であった．また，2つの遺伝子の組み合わせ解析では *TFF3* と *TERT* との組み合わせ解析が最も効率がよかった．

【結論】これらの遺伝子発現定量は濾胞癌と濾胞腺腫の鑑別に有用である．

【コメント】当報告では濾胞腺腫をfollicular adenoma（グループⅠ）とatypical follicular adenoma（グループⅡ）に，濾胞癌を転移を有しない微少浸潤型濾胞癌（グループⅢ）と転移を有する微少浸潤型濾胞癌と広汎浸潤型濾胞癌（グループⅣ）に分け，各群での遺伝子発現を詳細に記載している．検査としては臨床的に問題になるグループⅣが効率よく診断できればよいことになるが，*TERT* と *TFF3* はグループⅠとグループⅣの重なりがほとんどなく，検討された遺伝子群のなかでは優位性が際立つ．

▼ Krause K et al, 2008 [10]

TFF3-based candidate gene discrimination of benign and malignant thyroid tumors in a region with borderline iodine deficiency. J Clin Endocrinol Metab 2008；**93**：1390-1393

【目的】濾胞癌と濾胞腺腫を鑑別するマーカーの優劣をヨウ素不足地域での検体を使用して検討する．

【方法】過去に報告のあった10個の遺伝子について濾胞癌を含む甲状腺悪性腫瘍と濾胞腺腫を含む良性病変の鑑別診断の効率を定量的RT-PCRで調べた．

【結果】10個の遺伝子のうち単独で良性悪性の間で有意差があったのは *TFF3*，*PLAB*，*ADM* の3個であった．2つの遺伝子の組み合わせ解析では *TFF3* を含む組み合わせはすべて濾胞癌と濾胞腺腫の鑑別診断に有効であり，最も差が大きかったのは *TFF3* と *PLAB* の

組み合わせであった．

【結論】ヨウ素不足地域でも日本や米国で報告された遺伝子が濾胞癌の鑑別に有用であった．

【コメント】当報告では 10 個の遺伝子について解析されているが，Foukakis らの報告には含まれていないものも検討されている．両者の共通の結論としては TFF3 を含んだ組み合わせ解析が最も効率がよいということであるが，Foukakis は PLAB を，Krause は TERT を検討していないので両者の結論が異なっている．

### ▼ Liu YY et al, 2008 [11]

Combined immunostaining with galectin-3, fibronectin-1, CITED-1, Hector Battifora mesothelial-1, cytokeratin-19, peroxisome proliferator-activated receptor-γ, and sodium/iodide symporter antibodies for the differential diagnosis of non-medullary thyroid carcinoma. Eur J Endocrinol 2008；**158**：375-384

【目的】濾胞癌を含む甲状腺癌を鑑別するマーカーの優劣を決定する．

【方法】過去に報告のあった遺伝子のうち，galectin-3，HBME-1，CK-19，CITED-1，FN-1，PPARγ，NIS について濾胞癌を含む甲状腺悪性腫瘍と濾胞腺腫を含む良性病変の鑑別診断の効率を，組織マイクロアレイを使用した免疫染色で評価した．

【結果】これらの蛋白のうち，FN-1 の細胞質における染色，NIS の細胞質における染色が濾胞癌と濾胞腺腫の間で有意な差を認めた．

【結論】免疫染色の組み合わせ解析で甲状腺癌と良性疾患とが鑑別できる可能性がある．

【コメント】当報告はむしろ濾胞癌以外の症例を多く解析しており，濾胞腺腫は 12 例，濾胞癌は 13 例と少ないので評価が難しい．結果として統計学的に有意でなかった蛋白でも発現量の差は確認されているようである．

### ▼ Bryson PC et al, 2008 [12]

Immunohistochemical distinction of follicular thyroid adenomas and follicular carcinomas. Arch Otolaryngol Head Neck Surg 2008；134：581-586

【目的】濾胞癌と濾胞腺腫を鑑別するマーカーの優劣を決定する．

【方法】過去に報告のあった遺伝子のうち，autotaxin，galectin-3，GADD153，EMMPRIN，TFF3 について濾胞癌と濾胞腺腫各 62 例の組織マイクロアレイを使用した免疫染色で評価した．

【結果】autotaxin を除くすべての蛋白で濾胞癌と濾胞腺腫の間に染色性の有意な差を認めた．このうち，最も診断効率が高かったのは galectin-3 と EMMPRIN の組み合わせで，感度 80％，特異度 70％，正確度 75％であった．

【結論】免疫染色の組み合わせ解析で濾胞癌と濾胞腺腫が鑑別できる可能性がある．

【コメント】当報告は Liu らの報告より多くの症例を使用して解析している．解析された個々の蛋白単独では診断効率はあまり高くないので，実際に使用する場合はいくつかのターゲットの組み合わせが必要になる．

### d. 乳頭癌の悪性度と BRAF 変異との関係
▼ Namba H et al, 2003 [6]

Clinical implication of hot spot BRAF mutation, V599E, in papillary thyroid cancers. J Clin Endocrinol Metab 2003；**88**：4393-4397

【目的】乳頭癌における BRAF 変異の有無の臨床的意義を検討する．

【方法】組織標本を使用して乳頭癌 126 例における BFAF V599E の変異の有無を調べ，臨床像との比較をした．

【結果】BRAF 変異は遠隔転移を有する例（$p=0.033$），甲状腺外への浸潤のある例（$p=0.286$），臨床ステージが進行した例（$p=0.049$）で頻度が高かった．

【結論】BRAF 変異を有する乳頭癌は悪性度が高い．

【コメント】BRAF 変異が乳頭癌の悪性度と関連しているとする世界ではじめての報告で，その後各国の追試で同様の結果が出ている．ただし，この論文に限れば，症例数が少ないために有意差があるとされた項目でも $p$ 値がかなり高く，また BRAF 変異を認めた例が高齢者に多いことから，対象の平均年齢を合わせて解析するとこれらの有意差が消えてしまう可能性が高い．なお，2009 年に出された伊藤らの 631 例の乳頭癌の同様の解析では乳頭癌の予後，悪性度と BRAF 変異の関連性は認めていない [7]．また，最近，乳頭癌組織の多くが BRAF 変異を有する細胞と有さない細胞のミックスで構成されているとする論文が出された [28]．BRAF 変異と予後との関連性についての過去の報告はこの視点からも全面的に見直していく必要性がある．

## 文 献

1) Takano T et al：Accurate and objective preoperative diagnosis of thyroid papillary carcinomas by reverse transcription-PCR detection of oncofetal fibronectin messenger RNA in fine-needle aspiration biopsies. Cancer Res 1998；**58**：4913-4917
2) Sangalli G et al：Fine needle aspiration cytology of the thyroid：a comparison of 5469 cytological and final histological diagnoses. Cytopathology 2006；17：245-250
3) 北川 亘，伊藤公一：甲状腺腫瘍の検査・診断：穿刺吸引細胞新検査．日本臨床 2011；**69**（増刊号 2）：320-323
4) Takano T et al：Expression of oncofetal fibronectin messenger ribonucleic acid in fibroblasts in the thyroid：a possible cause of false positive results in molecular-based diagnosis of thyroid carcinomas. J Clin Endocrinol Metab 2000；**85**：765-768
5) Nikiforov YE et al：Molecular testing for mutations in improving the fine-needle aspiration diagnosis of thyroid nodules. J Clin Endocrinol Metab 2009；**94**：2092-2098
6) Namba H et al：Clinical implication of hot spot BRAF mutation, V599E, in papillary thyroid cancers. J Clin Endocrinol Metab 2003；**88**：4393-4397
7) Ito Y et al：BRAF mutation in papillary thyroid carcinoma in a Japanese population：its lack of correlation with high-risk clinicopathological features and disease-free survival of patients. Endocr J 2009；**56**：89-97
8) Foukakis T et al：A PCR-based expression signature of malignancy in follicular thyroid tumors. Endocr Relat Cancer 2007；**14**：381-391
9) Taniguchi K et al：Differentiation of follicular thyroid adenoma from carcinoma by means of gene expression profiling with adapter-tagged competitive polymerase chain reaction. Oncology 2005；**69**：428-435
10) Krause K et al：TFF3 based candidate gene discrimination of benign and malignant thyroid tumours in a

region with borderline iodine deficiency. J Clin Endocrinol Metab 2008；**93**：1390-1393
11) Liu YY et al：Combined immunostaining with galectin-3, fibronectin-1, CITED-1, Hector Battifora mesothelial-1, cytokeratin-19, peroxisome proliferator-activated receptor-γ, and sodium/iodide symporter antibodies for the differential diagnosis of non-medullary thyroid carcinoma. Eur J Endocrinol 2008；**158**：375-384
12) Bryson PC et al：Immunohistochemical distinction of follicular thyroid adenomas and follicular carcinomas. Arch Otolaryngol Head Neck Surg 2008；**134**：581-586
13) Takano T et al：High-throughput differential screening of mRNAs by serial analysis of gene expression：decreased expression of trefoil factor 3 mRNA in thyroid follicular carcinomas. Br J Cancer 2004；**90**：1600-1605
14) Brandi ML et al：Guidelines for diagnosis and therapy of MEN type 1 and type 2. J Clin Endocrinol Metab 2001；**86**：5658-5671
15) Takano T et al：Preoperative diagnosis of medullary thyroid carcinoma by RT-PCR using RNA extracted from leftover cells within a needle used for fine needle aspiration biopsy. J Clin Endocrinol Metab 1999；**84**：951-955
16) Are C, Shaha AR：Anaplastic thyroid carcinoma：biology, pathogenesis, prognostic factors, and treatment approaches. Ann Surg Oncol 2006；**13**：453-464
17) Kaushal S et al：Fine needle aspiration cytology of medullary carcinoma of the thyroid with a focus on rare variants：a review of 78 cases. Cytopathology（in press）
18) Kudo T et al：Diagnosis of medullary thyroid carcinoma by calcitonin measurement in fine-needle aspiration biopsy specimens. Thyroid 2007；**17**：635-638
19) Bartolazzi A et al：Application of an immunodiagnostic method for improving preoperative diagnosis of nodular thyroid lesions. Lancet 2001；**357**：1644-1650
20) Cerutti JM et al：A preoperative diagnostic test that distinguishes benign from malignant thyroid carcinoma based on gene expression. J Clin Invest 2004；**113**：1234-1242
21) Weber F et al：Genetic classification of benign and malignant thyroid follicular neoplasia based on a three-gene combination. J Clin Endocrinol Metab 2005；**90**：2512-2521
22) Mase T et al：HBME-1 immunostaining in thyroid tumors especially in follicular neoplasm. Endocr J 2003；**50**：173-177
23) Yamada H et al：Measurement of TFF3 mRNA in aspirates from thyroid nodules using mesh filtration：the first clinical trial in 130 cases. Endocr J 2012；**59**：621-630
24) Patel MR et al：STT3A, C1orf24, TFF3：putative markers for characterization of follicular thyroid neoplasms from fine-needle aspirates. Laryngoscope 2011；**121**：983-989
25) Karger S et al：ADM3, TFF3 and LGALS3 are discriminative molecular markers in fine-needle aspiration biopsies of benign and malignant thyroid tumours. Br J Cancer 2012；**106**：562-568
26) Kroll TG et al：PAX8-PPARgamma1 fusion oncogene in human thyroid carcinoma [corrected]. Science 2000；**289**：1357-1360
27) Barden CB et al：Classification of follicular thyroid tumors by molecular signature：results of gene profiling. Clin Cancer Res 2003；**9**：1792-1800
28) Guerra A et al：The primary occurrence of BRAF (V600E) is a rare clonal event in papillary thyroid carcinoma. J Clin Endocrinol Metab 2012；**97**：517-524
29) Di Renzo MF et al：Overexpression of the c-MET/HGF receptor gene in human thyroid carcinomas. Oncogene 1992；**7**：2549-2553
30) Saji M et al：Human telomerase reverse transcriptase (hTERT) gene expression in thyroid neoplasms. Clin Cancer Res 1999；**5**：1483-1489
31) Takano T et al：Decreased relative expression level of trefoil factor 3 mRNA to galectin-3 mRNA distinguishes thyroid follicular carcinoma from adenoma. Cancer Lett 2005；**219**：91-96
32) Savin S et al：The efficacy of the thyroid peroxidase marker for distinguishing follicular thyroid carcinoma from follicular adenoma. Exp Oncol 2006；**28**：70-74
33) Jin L et al：HMGA2 expression analysis in cytological and paraffin-embedded tissue specimens of thyroid tumors by relative quantitative RT-PCR. Diagn Mol Pathol 2011；**20**：71-80

# III

# 甲状腺結節の治療方針および長期的フォローアップ

# 1 穿刺吸引細胞診分類をもとにした治療方針

## ポイント

- 「検体不適正」と判定された結節は，穿刺吸引細胞診を再施行する．
- 「正常あるいは良性」と判定された結節は，超音波検査で経過を追う．結節の増大や形状の変化がみられた場合は穿刺吸引細胞診を行う．
- 「鑑別困難 A 群：濾胞性腫瘍が疑われる」と判定された結節で「悪性の可能性が高い」と考えられる場合は，外科的切除を行う．「良性の可能性が高い」と判断される場合は，超音波検査で経過をみることも可能である．
- 「鑑別困難 B 群：濾胞性腫瘍以外が疑われる」と判定された結節は，穿刺吸引細胞診を再検する．
- 「悪性の疑い」，「悪性」と判定された結節は外科的切除を考慮する．

## ステートメント

**1** 「検体不適正」と判定された結節は，超音波ガイド下で穿刺吸引細胞診を再施行すべきである． EL3 グレードA

繰り返し穿刺吸引細胞診を行っても適切な検体が得られない充実性結節ないし充実性部分を持つ囊胞性結節は，超音波検査所見も参考にして，診断をつけるために外科的切除を考慮する必要がある． EL3 グレードB

**2** 「正常あるいは良性」と判定された結節は，少なくとも数年間は 12～18 ヵ月ごとに超音波検査を施行し，経過観察することを推奨する． EL3 グレードC

超音波画像で明らかな結節の増大や形状の変化がみられた場合は穿刺吸引細胞診を再施行する． EL3 グレードB

診断の精度を高める目的で，穿刺吸引細胞診の再検を考慮してもよい． EL3 グレードC

**3** 「鑑別困難 A 群：濾胞性腫瘍が疑われる」と判定された結節は，「良性の可能性が高い」か「悪性の可能性が高い」かの判別が求められる．細胞診専門医は可能な限り 2 群，ないし 3 群に細分類するよう推奨する． コンセンサス グレードC

「悪性の可能性が高い」と判断されたら，超音波検査所見を参考にしたうえで，必要に応じて外科的切除を行い組織診断することを推奨する． EL3 グレードB （Ⅱ-3-C「穿刺吸引細胞診分類について」参照）

「良性の可能性が高い」と判断されれば，超音波検査所見によっては 6～12 ヵ月ごとに超音波検査を行いつつ経過をみていくことも可能である． コンセンサス グレードC

いずれとも判断できない場合は，超音波検査所見，臨床所見を参考に，外科的切除を行うか否かを患者と相談する． コンセンサス グレードC

4 「鑑別困難 B 群：濾胞性腫瘍以外が疑われる」と判定された結節は，穿刺吸引細胞診の再検を推奨する． EL2 グレードA

5 「悪性の疑い」，「悪性」と判定された結節は，超音波検査所見を参考にしたうえで，外科的切除を考慮する．ただし，微小癌の場合は経過観察という選択肢もありうる（Ⅲ-3「乳頭癌が疑われたとき」参照）． EL3 グレードA

## ステートメントの根拠

1 米国パパニコロウ協会ガイドラインの定義によれば，穿刺吸引細胞診で評価してよい検体は，よく保たれた甲状腺濾胞上皮細胞が少なくとも 10 個以上含まれた細胞群が 6 つ以上あるものに限られ，この条件を満たさない検体は「不適正」と判定される．一方，わが国の「甲状腺癌取扱い規約（第 6 版）」では，検体不適正を「標本作製不良のため，あるいは病変を推定するに足る細胞成分が採取されていない（コロイド，泡沫細胞，濾胞上皮，腫瘍細胞のいずれもまったく認められないか，あるいはごく少量）ため細胞診断不能な標本を指す」としている．1 回目の穿刺吸引細胞診で検体不適正であった場合，穿刺吸引細胞診を再度行うことで十分な検体が得られる可能性は 50〜80％と報告されており[1〜3]，2 回目の穿刺吸引細胞診を施行すべきである．先に施行した穿刺吸引細胞診によって反応性の変化が生じることが報告されており[4,5]，それを避けるため穿刺吸引細胞診の再検を 3 ヵ月ほど先にすることを勧めているガイドラインもあるが[6]，施行時期は問題でなかったとする報告もある．甲状腺超音波検査所見で悪性の可能性があれば速やかに再施行してよいが，その場合は診断結果が先の穿刺吸引細胞診による反応性の変化に影響されていないか注意する．

十分な検体が得られない原因として，手技的な問題を別にすると，囊胞性結節で濾胞細胞が少ない場合のほか，非常に固い結節，被膜が厚かったり石灰化しているような場合，内部が壊死していたり血流が豊富な結節などが考えられる．囊胞性結節の場合は囊胞の占める割合が高いほど，検体が「不適正」になる率が高い[7]．触診で行う穿刺吸引細胞診より超音波ガイド下穿刺吸引細胞診のほうが適正な検体を得る確率が高い[8]ことから，超音波ガイド下穿刺吸引細胞診を施行すべきである．

「不適正」と判定された検体に悪性が含まれる確率は比較的高く，10％前後の報告が多い[1,3,9]．したがって，充実性結節，充実性部分がかなり大きい囊胞性結節で，手技的問題がなく，穿刺吸引細胞診を繰り返し行っても検体が得られない場合は，超音波検査所見，臨床所見も参考にして，組織診断をつけるため外科的切除も考慮する必要がある．

2 穿刺吸引細胞診で「正常あるいは良性」と判断される結節の多くは腺腫様結節（結節が複数個であれば腺腫様甲状腺腫）であり，その他に囊胞や橋本病が含まれる．腺腫様結節・腺腫様甲状腺腫は病理学的には過形成の非腫瘍性病変と考えられてきた．したがって，穿刺吸引細胞診で確実に腺腫様結節と診断されれば理論的には良性と断定してよいことになるが，穿刺吸引細胞診で「正常あるいは良性」と判断された場合も，結節の性

状，採取された検体の条件，あるいは細胞診専門医側の経験度から，ある程度の偽陰性（false negative）が含まれうる．さらに最近は，腺腫様結節と濾胞腺腫を明瞭に線引きすることは必ずしも容易ではないと考えられている．すなわち，過形成（腺腫様結節）はポリクローナル，濾胞腺腫はモノクローナルという区分が分子生物学的手法を用いた検討でも明確ではないことから，両者はある程度連続的なものとも捉えられている．したがって，「正常あるいは良性」結節も，ある程度の期間，超音波検査で定期的に経過をみていく必要がある．

　穿刺吸引細胞診で「正常あるいは良性」と判断された結節に含まれる偽陰性の割合は1～11％と報告されている[10]．しかし，「正常あるいは良性」結節の大部分は手術されないため真の偽陰性の割合は不明であり，実際は多くても5％以下と推測される．手術された「良性」結節の結果を報告した12の論文を集計した成績によると（手術された割合は「良性」結節全体の平均8.7％），偽陰性は3.2％であった[11]．「正常あるいは良性」結節であっても偽陰性がありうることから，経過中に超音波検査で結節の性状が変化し悪性を疑う所見が多少でもみられた場合には，速やかに穿刺吸引細胞診を再検すべきである．また，結節が増大したときも穿刺吸引細胞診の再検が推奨されている[12～14]が，結節の増大が悪性を示唆することを裏づける明確なエビデンスはない．米国甲状腺学会のガイドラインでは結節容積の変化が50％以上のとき有意な増加としている[14]が，これは検者間の測定のばらつきの成績がもとになっている[15]．

　超音波検査で変化が認められない場合に穿刺吸引細胞診を再度行うべきか否かについては，積極的に行うことを推奨する論文が多い[3,16～19]．穿刺吸引細胞診を繰り返し行うことで「正常あるいは良性」の確率を高めることができる．穿刺吸引細胞診を受けた7,394例の患者を分析したOertelら[17]の報告では，1回の穿刺吸引細胞診で良性と診断され手術を受けた570例中，組織診断で良性であることが確認されたのは512例（90％）であったのに対し，2回の穿刺吸引細胞診で良性と判断され手術を受けた27例は98％が的中していた．同様にKwakらは，1回の穿刺吸引細胞診で良性と判断された結節の正確度は98％で，2回の穿刺吸引細胞診では100％と報告している[20]．Gabalecらの報告[21]では，1回目の穿刺吸引細胞診で良性と判断された574個の結節に2回目の穿刺吸引細胞診を行ったところ76個（13.2％）が悪性ないし悪性の疑いと判断され，そのうちの58個が手術されて，13個が悪性であったという．Flanaganら[16]も最初の穿刺吸引細胞診で良性と判断された111個の結節のうち57個に繰り返し穿刺吸引細胞診を施行した結果を報告している．2回目の穿刺吸引細胞診で悪性と判断されたものが2個，また21個が「鑑別困難」となり，そのうちの7個が組織診で悪性であったことから，穿刺吸引細胞診を再検することで9個の「悪性」が見出された．しかし，それ以上穿刺吸引細胞診を繰り返しても感度は上がらなかったという．一方，Orlandiらは穿刺吸引細胞診を3回までは繰り返す意味があるとしている[18]．偽陰性の頻度が低いことから全例に行うことに否定的な意見[22,23]や，費用対効果が低いとする意見[24]もあるが，わが国では欧米諸国と比べ超音波検査，穿刺吸引細胞診にかかる患者費用負担が低いこともあり，診断精度を高める目的で経過観察中に2回目の穿刺吸引細胞診の施行を積極的に考慮してもよいであろう．

　甲状腺癌に対しては，少なくとも中～高リスク群では術後TSHを積極的に抑制することが推奨されているが，「正常あるいは良性」結節にLT$_4$を投与してTSHを抑制することに関しては，その有効性は否定的である．いくつかのランダム化比較試験やメタ解析

は，TSHを正常以下に抑制することにより結節のサイズの縮小が図れる可能性を示しており，特に結節が比較的小さい若い患者，ヨード欠乏地域の患者では有効とされる．ただし，LT₄投与を中止すればサイズは元に戻り，また結節の縮小が甲状腺癌のリスクを減じるものではない．潜在性甲状腺機能亢進症の心臓や骨などに与える不利益な点を考えると，積極的なTSH抑制療法は支持できない（Ⅲ-4「甲状腺良性結節に対するTSH抑制療法」参照）．

**3** 濾胞腺腫と濾胞癌，乳頭癌の濾胞型亜型（follicular variant）は穿刺吸引細胞診による鑑別が困難なことから，濾胞性腫瘍としてまとめられ「鑑別困難」のカテゴリーに入れている．ただし，「鑑別困難」にはこれ以外に，異型性があり良性とは言い難い病変，明らかな診断が困難な病変も含まれており混乱していた．このため，本ガイドラインでは「鑑別困難」を「鑑別困難A：濾胞性腫瘍が疑われる」と「鑑別困難B：濾胞性腫瘍以外が疑われる」の2群に分けることにした．「濾胞性腫瘍が疑われる」場合は，穿刺吸引細胞診を再検しても一般的にはそれ以上の情報を得ることはあまり期待できない．確定診断は組織診断に拠るため外科的切除が必要となるが，手術に踏み切る必要があるか否かの判断は難しい．細胞診専門医は「良性の可能性が高い」か「悪性の可能性が高い」かの2群に，あるいはそれに境界領域を加えた3群に細分類するよう求められている．これは，穿刺吸引細胞診で濾胞癌の確定診断はできないが，良性悪性の推測はある程度可能との見解からである．Kelmanらは鑑別困難群においても核異型の有無が悪性を判断するうえで重要であることを示した[25]．Lubitzらも濾胞性腫瘍のなかで悪性を示唆するいくつかの細胞診所見をあげている[26]．また，注意深い甲状腺超音波検査からは，濾胞性腫瘍であっても良性悪性の判断にある程度参考となる所見を得ることができる[27]．穿刺吸引細胞診断および甲状腺超音波検査所見で「悪性の可能性が高い」と考えられれば，組織診断のための外科的切除が推奨される．一方，「良性の可能性が高い」と判断された場合は，6～12ヵ月毎程度に超音波検査を行いつつ経過観察してもよいが，悪性の可能性もあることを十分理解しておく必要がある．経過中に明らかな結節の増大，性状の変化があれば診断のため外科的切除を勧める．穿刺吸引細胞診で良性悪性いずれとも判断できない場合は，超音波検査所見，結節のサイズや固さ，可動性，患者の年齢，局所症状や美容上の問題の有無，さらには血清Tg値などをもとに，外科的切除を行うか否か患者と相談することになる．Alexanderらも超音波検査所見，ドプラ所見，臨床的評価項目を総合的に判断することを勧めている[28]．血清Tgは濾胞腺腫や腺腫様結節に比し濾胞癌で高値となり，Tgの異常高値（>1,000 ng/mL）を濾胞癌のリスクファクター（オッズ比：1.72, 95%CI：1.07～2.77）とする報告[29]がある．参考としてよいかもしれない．「鑑別困難A群：濾胞性腫瘍が疑われる」の場合，全症例が手術されているわけではないため正確な悪性の頻度は不明であるが，良性の可能性が高い（A-1群）で5～15%，良性悪性の境界病変（A-2群）で15～30%，悪性の可能性が高い（A-3群）で40～60%とみなされている（Ⅱ-3-C「穿刺吸引細胞診分類について」参照）．患者にはこの点も含めて説明すべきである．

「鑑別困難A群：濾胞性腫瘍が疑われる」の場合は，穿刺吸引細胞診を再検査してもそれ以上の診断は期待できない．しかし，得られた細胞数があまり多くない検体の場合は，濾胞性腫瘍が疑われるという穿刺吸引細胞診断の精度を高めるために，穿刺吸引細胞診を再施行することもよい．濾胞性腫瘍であるかどうかにより，その後の対処法に違

いが出るからである．

**4** 「鑑別困難 B 群：濾胞性腫瘍以外が疑われる」の場合は，穿刺吸引細胞診を再検することでより明確な診断にいたる可能性が高い．ベセスダ診断システムでは鑑別困難群を atypia of undetermined significance/follicular lesion of undetermined significance（AUS/FLUS）と follicular neoplasm or suspicious for a follicular neoplasm（FN/SFN）に二分している[13,30,31]が，AUS/FLUS は積極的に良性とも濾胞性腫瘍ともあるいは悪性の疑いとも断定し難いものを含むところで，その意義は他のカテゴリーの正診率を高めることにある[32]．ベセスダ診断システム発表後にその分類方式を検証したいくつかの報告で，AUS/FLUS と FN/SFN の区分の妥当性が示されている[32〜35]．AUS/FLUS カテゴリーの概念と意義づけは本ガイドラインの「鑑別困難 B 群：濾胞性腫瘍以外が疑われる」とは異なるが，実質的に含まれる検体は両群でかなり近いと思われる．AUS/FLUS に穿刺吸引細胞診を再検した場合，再度 AUS/FLUS と判定される割合は 20〜25％程度で，多くは別のカテゴリーに診断された[33,36]．したがって「鑑別困難 B 群：濾胞性腫瘍以外が疑われる」も，穿刺吸引細胞診の再検で別のカテゴリーに診断される可能性は高く，適当な時期（速やかにあるいは 1 年以内）に積極的に穿刺吸引細胞診を再検査すべきである．施行時期は超音波検査所見を参考にして判断する．

**5** 穿刺吸引細胞診で「悪性の疑い」，「悪性」と判断された結節について，「悪性の疑い」，「悪性」が意味するのは，ごく一部に髄様癌あるいはその他の悪性腫瘍が含まれるものの，実質的には大部分「乳頭癌の疑い」，あるいは「乳頭癌」である．穿刺吸引細胞診で「悪性の疑い」と判定された場合，組織診断で悪性である確率は 80％以上であり，その大部分が乳頭癌で残りは濾胞腺腫が多いとされている（Ⅱ-3-C「穿刺吸引細胞診分類について」参照）．「悪性」の判定の場合は乳頭癌である確率は非常に高く，97〜99％である[3,36]．したがって，「悪性の疑い」，「悪性」いずれも外科的手術の適応となる（具体的にはⅢ-3「乳頭癌が疑われたとき」参照）．

## 解　説

### a．濾胞癌の術前診断の困難さ

いわゆる腫瘍性病変の大部分は良性と考えられる濾胞腺腫で，一部に悪性腫瘍がある．悪性腫瘍としては乳頭癌が大部分を占め，濾胞癌はわが国では甲状腺癌の 5％前後を占めるに過ぎない．ただし，この濾胞癌の術前診断が非常に困難なため，結節の取扱いを複雑にしている．甲状腺結節を診断するうえで重要な検査は，超音波検査と穿刺吸引細胞診である．甲状腺乳頭癌は，境界不明瞭，形状不整の低エコー，内部に砂粒小体と称される微細石灰沈着などの超音波検査所見（Ⅱ-2-A「B モード画像」参照），穿刺吸引細胞診では微細顆粒状クロマチンや核内細胞質封入体，深い核溝などの核所見など独特の特徴があり（Ⅱ-3-D「穿刺吸引細胞診所見の読み方」参照），典型例であれば診断は容易である．一方，濾胞癌は乳頭癌と異なり超音波検査も穿刺吸引細胞診も特徴的所見に乏しく，濾胞腺腫との鑑別が非常に難しい．濾胞癌の確定診断は，腫瘍細胞の被膜浸潤，脈管侵襲，あるいは甲

状腺外への転移を認めることでなされており，細胞異型，核異型は濾胞癌の診断根拠とはならない．このことは，濾胞癌の最終診断は腫瘍の切除組織診に委ねられることを意味し，術前に濾胞腺腫か濾胞癌かを確実に鑑別することは現状では困難と言わざるを得ない．

### b. 濾胞癌の捉え方

濾胞癌は肉眼的な浸潤様式により微少浸潤型と広汎浸潤型に分けられる．微少浸潤型は肉眼的に腫瘍被膜が保たれているものであり，顕微鏡的に被膜浸潤，脈管侵襲が認められて濾胞癌と診断される．一方，広汎浸潤型は浸潤が広範囲に及んでいるものであるが，顕微鏡的脈管侵襲が広範囲に及んでいる場合も微少浸潤型でなく広汎浸潤型に分類する．当然，予後は両者で大きく異なり，微少浸潤型は極めてよく，広汎浸潤型は不良である[37]．しかし，この分類にうまくあてはまらないケースもあり，最近，脈管侵襲の有無が予後に非常に重要であることが明らかにされてきた．被膜浸潤のみで脈管侵襲の無い濾胞癌は，脈管侵襲をきたしているものや遠隔転移のみられる濾胞癌と比べ，予後は圧倒的によい[38~40]．脈管侵襲を伴わない微少浸潤型や被膜浸潤のみの濾胞癌の10年，20年生存率は，低危険度の乳頭癌とほぼ同レベルである[41]．したがって濾胞癌は，濾胞癌として一括して捉えるのではなく，浸潤様式で峻別して取扱うべきである．

現在の診断技術では，すべての濾胞癌を術前に的確に診断することは事実上不可能であることを認めざるを得ない．被膜浸潤のみの濾胞癌は，しばしば組織診断においてさえ濾胞腺腫や腺腫様甲状腺結節との鑑別が難しいことがある．幸い，このような良性結節との鑑別が難しいような濾胞癌は，生命予後のよいグループであり，発見が遅れても非常に重大な結果になる危険性は低い．臨床的には，特に広汎浸潤型濾胞癌を見逃さないよう，その発見に努めるべきである．

## 主要な臨床研究論文の紹介

### ▼ Alexander EK, 2008 [27]

Approach to the patient with a cytologically indeterminate thyroid nodule. J Clin Endocrinol Metab 2008；**93**：4175-4182

【目的】穿刺吸引細胞診で鑑別困難と診断された結節をいかに評価するか．
【方法】2008年までに発表された論文を基にした総説．
【結果】疫学的データから得られている基礎的な癌リスクがBaseline Riskとして表されている．①臨床的ハイリスクに含まれる所見：16歳以前に放射線被曝，結節の可動性不良，新たな嗄声の出現，一親等に髄様癌，②超音波検査上ハイリスクに含まれる所見：微細石灰化像，低エコー，不規則な境界，内部血流亢進，異常リンパ節腫大，③細胞診でのリスク所見：密集した細胞，すりガラス状クロマチン，核溝，核内封入体，明らかな核小体，乳頭状構造，砂粒小体
【結論】鑑別困難と診断された結節は一般に半葉切除あるいは準全摘術が勧められているが，穿刺吸引細胞診に臨床的因子，画像的因子，血中・分子マーカーなどを組み合わせ，癌のリスクを個々の結節ごとに評価して治療戦略を立てるべきである．
【コメント】欧米のガイドラインは鑑別困難のカテゴリーに対し外科的切除を一律に推奨

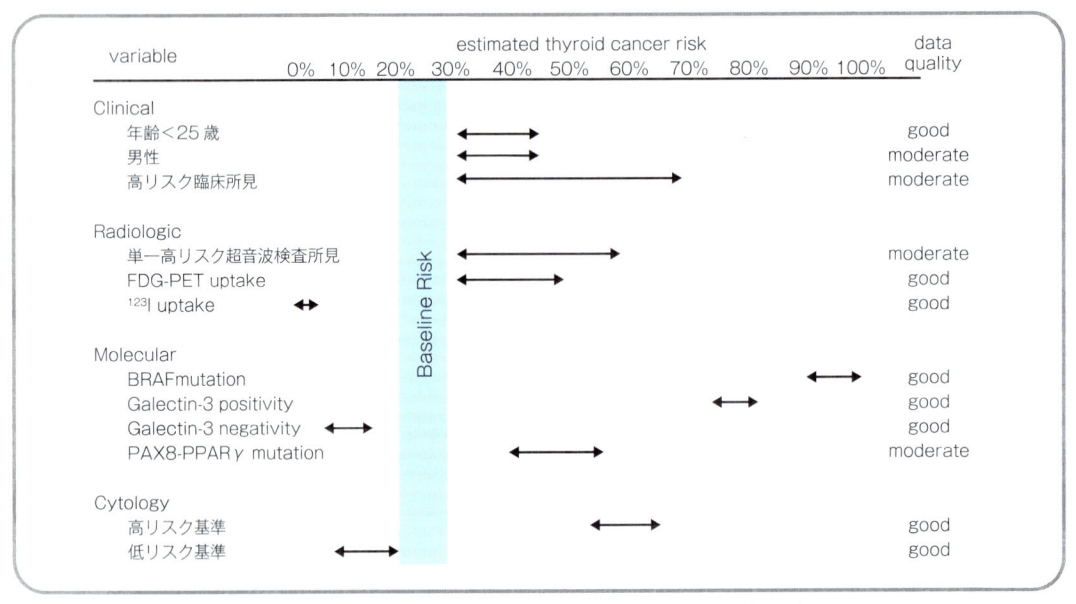

図1 穿刺吸引細胞診で「鑑別困難」と診断された1cm径以上の結節の癌リスク

しているが，各リスク因子を組み合わせて個々の結節に対する戦力を立てるべきという筆者の主張は本ガイドラインの立場に近い．筆者はまた「鑑別困難」が広すぎるため細分化すべきという主張も紹介している．図1のリスク因子に関しては，本ガイドラインのそれぞれの項目を参照されたい．

### ▼ Yang J et al, 2007 [3]

Fine-needle aspiration of thyroid nodules：a study of 4703 patients with histologic and clinical correlations. Cancer 2007；**111**：306-315

【目的】ベセスダ診断システムの6分類方式による穿刺吸引細胞診の診断的感度，特異度を検証する．

【方法】2つの施設における3,949例，4,703検体の穿刺吸引細胞診断を組織学的診断と対比

【結果】表1に3,949例の患者における穿刺吸引細胞診断と手術を受けた割合，その組織

表1 ベセスダ診断システムの妥当性の検証

| FNA診断 | | 患者総数(%) | 手術を受けた患者数(%) | 組織診断 | | | | |
|---|---|---|---|---|---|---|---|---|
| | | | | AG/HT | FA | FTC | PTC | その他 |
| I | 検体不適正 | 309 (7.8%) | 46 (14.9%) | 22 | 18 | 1 | 2 | 3 |
| II | 良性 | 2,526 (64.0%) | 247 (9.8%) | 183 | 45 | 2 | 13 | 4 |
| III | AUS | 128 (3.2%) | 52 (40.6%) | 33 | 9 | 2 | 8 | 0 |
| IV | 濾胞性腫瘍 | 516 (13.1%) | 326 (63.2%) | 64 | 157 | 29 | 71 | 5 |
| V | 悪性の疑い | 122 (3.1%) | 105 (86.1%) | 19 | 17 | 5 | 63 | 1 |
| VI | 悪性 | 348 (8.8%) | 276 (79.3%) | 1 | 3 | 4 | 257 | 11 |
| | 計 | 3,949 (100%) | 1,052 (26.6%) | 322 | 249 | 43 | 414 | 24 |

(注) AG/HT：腺腫様結節（橋本病を含む），FA：濾胞腺腫，その他：未分化癌，髄様癌，リンパ腫など

診断結果を示す.

穿刺吸引細胞診断の感度, 特異度はそれぞれ 94％, 98.5％であった.

【結論】6 分類方式による穿刺吸引細胞診の診断的感度, 特異度は高く, 妥当である.

【コメント】6 分類方式による穿刺吸引細胞診を詳細に検討したもので, 広範に引用されている論文である.

## ▼ Deandrea M et al, 2010 [34]

Diagnostic value of a cytomorphological subclassification of follicular patterned thyroid lesions：a study of 927 consecutive cases with histological correlation. Thyroid 2010；**20**：1077-1083

【目的】「鑑別困難 (indeterminate)」をベセスダ診断システムに従い細分類することの妥当性を検証する.

【方法】2000 年から 2008 年に手術を行った 927 穿刺吸引細胞診検体は 5 分類方式で判定されていたが, そのうちの Thy3 鑑別困難 (indeterminate) を Thy3a：AUS/FLU, Thy3b：FN/SFN, Thy3c：Hürthle-cell neoplasm の 3 群に細分類し直し, 組織診断と対比した.

【結果】表 2 に示すように Thy3a：AUS/FLU では悪性の確率が 4.95％であったのに対し, Thy3b：FN/SFN では 25％, Thy3c：Hürthle-cell neoplasm では 22.8％と高かった.

【結論】「鑑別困難 (indeterminate)」を細分類することは妥当である.

表 2 「鑑別困難」の細分類の妥当性

| FNA 診断 | | 組織診断 | | | | | | 計 | 悪性の確率 |
|---|---|---|---|---|---|---|---|---|---|
| | | AG | FA | PTC | FTC | HCC | PDC | MTC | | |
| 3a | AUS/FLU | 38 | 58 | 0 | 4 | 1 | 0 | 0 | 101 | 4.95％ (5/101) |
| 3b | FN/SFN | 13 | 56 | 2 | 18 | 1 | 1 | 1 | 92 | 25.0％ (23/92) |
| 3c | Hürthle-cell | 17 | 61 | 4 | 0 | 17 | 2 | 0 | 101 | 22.8％ (23/101) |
| | 計 | 68 | 175 | 6 | 22 | 19 | 3 | 1 | 294 | |

## ▼ Tee YY et al, 2007 [11]

Fine-needle aspiration may miss a third of all malignancy in palpable thyroid nodules：a comprehensive literature review. Ann Surg 2007；**246**：714-720

【目的】これまでに発表された論文を広範にレビューして, 穿刺吸引細胞診の診断的感度を考察する.

【方法】1966 年から 2005 年までに発表された論文 86, 抄録 116 から, 穿刺吸引細胞診の診断的感度を算出するのに適した 12 編を選択した. 診断的感度は手術されていない標本の扱いによって大きくことなる. 手術されていない標本も手術された標本と同じ割合の組織診断であったと仮定した場合 (same risk scenario) と, 手術されていない標本はすべて良性であったと仮定した場合 (no risk scenario) で検討した.

【結果】12 編の検討で観察された穿刺吸引細胞診による「悪性」の検出感度は, およそ 90％ (95％CI：88〜92％) であった. 手術されていない標本はすべて悪性ではなかったと仮定した場合 (no risk scenario) の感度は 95％と高かったが, 手術された標本と同じ割合の確率で悪性がみられたと仮定した場合 (same risk scenario), 感度は 66％にまで低下した.

【結論】穿刺吸引細胞診による「悪性」に対する真の検出感度は不明であるが，1/3を見落としている可能性がある．

【コメント】真の検出感度はno risk scenarioとsame risk scenarioの間になると考えられる．12編のスタディのうち，クウェート大学からの報告は穿刺吸引細胞診で良性であってもその82.2％が手術を受けているというかなり特異なもので，そこでは「良性」の14％が組織診断で悪性であり，穿刺吸引細胞診による「悪性」の検出感度は41％と低い．無論，細胞病理専門医のレベルが絡むので簡単に結論はつけられないが，same risk scenarioの場合の感度66％のように，穿刺吸引細胞診の「良性」のなかに悪性が含まれる率は期待しているほど低くないのかも知れない．

### ▼ Lubitz CC et al, 2010 [26)]

Clinical and cytological features predictive of malignancy in thyroid follicular neoplasms. Thyroid 2010；**20**：25-31

【目的】濾胞性腫瘍の良性悪性の鑑別に有用な因子を求める．

【方法】144例の濾胞性腫瘍につき，4個の臨床的因子（年齢，性，結節径，単発）と17個の細胞診断的因子を組織診断と対比して鑑別上の有用性を検討．

【結果】144個中16個（11％）が悪性（濾胞癌14，乳頭癌2）であった．乳頭癌を除いた場合，腫瘍径＞4 cm，transgressing vessels，核の大小不同（anisokaryosis），核小体の欠損の4因子が濾胞癌と有意に関係した．この4因子が存在する場合の濾胞癌に対する陽性的中率は96.5％である．乳頭癌を含めると核溝（nuclear grooves）も有意となった．

【結論】大きな腫瘍における穿刺吸引細胞診所見の組み合わせは診断に寄与する．

【コメント】transgressing vesselsは細胞群を毛細血管が突き抜けている状態と定義されている

### ▼ O'Neill CJ et al, 2011 [37)]

Management of follicular thyroid carcinoma should be individualised based on degree of capsular and vascular invasion. Eur J Surg Oncol 2011；**37**：181-185

【目的】被膜浸潤，脈管侵襲の程度により濾胞性腫瘍の予後の差を調べる．

【方法】組織学的に確定診断された124例の濾胞癌患者を次の3群に分類し平均40ヵ月フォローアップ．グループ1（$n=61$）：微少浸潤型で被膜浸潤のみ（脈管侵襲なし），グループ2（$n=52$）：微少浸潤型で脈管侵襲がある，グループ3（$n=11$）：広汎浸潤型．グループ1の12例に半葉切除術，その他はすべて全摘術．全摘術の大部分の患者にアブレーション施行．

【結果】グループ1, 2, 3の無病生存率はそれぞれ97％，81％，46％，グループ1で45歳未満の患者は100％であった．年齢と脈管侵襲が遠隔転移を起こす強い因子であった．

【結論】45歳未満で脈管侵襲を伴わない微少浸潤型濾胞癌は半葉切除で十分である．

【コメント】微少浸潤型濾胞癌のなかでも脈管侵襲を伴うか否かが予後に大きく関係する．ただし術前に脈管侵襲の有無を把握できないことが現在の最も大きな問題．

## 文 献

1) McHenry CR et al：Non-diagnostic fine needle aspiration biopsy：a dilemma in management of nodular thyroid disease. Am Surg 1993；**59**：415-419
2) Orija IB et al：Value of repeating a nondiagnostic thyroid fine-needle aspiration biopsy. Endocr Pract 2007；**13**：735-742
3) Yang J et al：Fine-needle aspiration of thyroid nodules：a study of 4703 patients with histologic and clinical correlations. Cancer 2007；**111**：306-315
4) LiVolsi VA, Merino MJ：Worrisome histologic alterations following fine-needle aspiration of the thyroid (WHAFFT). Pathol Annu 1994；**29** (Pt 2)：99-120
5) Baloch ZW, LiVolsi VA：Post fine-needle aspiration histologic alterations of thyroid revisited. Am J Clin Pathol 1999；**112**：311-316
6) Layfield LJ et al：Post-thyroid FNA testing and treatment options：a synopsis of the National Cancer Institute Thyroid Fine Needle Aspiration State of the Science Conference. Diagn Cytopathol 2008；**36**：442-448
7) Alexander EK et al：Assessment of nondiagnostic ultrasound-guided fine needle aspirations of thyroid nodules. J Clin Endocrinol Metab 2002；**87**：4924-4927
8) Cesur M et al：Comparison of palpation-guided fine-needle aspiration biopsy to ultrasound-guided fine-needle aspiration biopsy in the evaluation of thyroid nodules. Thyroid 2006；**16**：555-561
9) Garcia-Pascual L et al：Complex thyroid nodules with nondiagnostic fine needle aspiration cytology：histopathologic outcomes and comparison of the cytologic variants (cystic vs. acellular). Endocrine 2011；**39**：33-40
10) Gharib H：Fine-needle aspiration biopsy of thyroid nodules：advantages, limitations, and effect. Mayo Clin Proc 1994；**69**：44-49
11) Tee YY et al：Fine-needle aspiration may miss a third of all malignancy in palpable thyroid nodules：a comprehensive literature review. Ann Surg 2007；**246**：714-720
12) American Association of Clinical Endocrinologists and Associazione Medici Endocrinologi medical guidelines for clinical practice for the diagnosis and management of thyroid nodules. Endocr Pract 2006；**12**：63-102
13) Cibas ES, Ali SZ：The Bethesda System for Reporting Thyroid Cytopathology. Thyroid 2009；**19**：1159-1165
14) Cooper DS et al：Revised American Thyroid Association management guidelines for patients with thyroid nodules and differentiated thyroid cancer. Thyroid 2009；**19**：1167-1214
15) Brauer VF et al：Interobserver variation for ultrasound determination of thyroid nodule volumes. Thyroid 2005；**15**：1169-1175
16) Flanagan MB et al：Repeat thyroid nodule fine-needle aspiration in patients with initial benign cytologic results. Am J Clin Pathol 2006；**125**：698-702
17) Oertel YC et al：Value of repeated fine needle aspirations of the thyroid：an analysis of over ten thousand FNAs. Thyroid 2007；**17**：1061-1066
18) Orlandi A et al：Repeated fine-needle aspiration of the thyroid in benign nodular thyroid disease：critical evaluation of long-term follow-up. Thyroid 2005；**15**：274-278
19) Yeh MW et al：False-negative fine-needle aspiration cytology results delay treatment and adversely affect outcome in patients with thyroid carcinoma. Thyroid 2004；**14**：207-215
20) Kwak JY et al：Value of US correlation of a thyroid nodule with initially benign cytologic results. Radiology 2010；**254**：292-300
21) Gabalec F et al：Benign fine-needle aspiration cytology of thyroid nodule：to repeat or not to repeat？ Eur J Endocrinol 2009；**161**：933-937
22) Erdogan MF et al：Value of re-aspirations in benign nodular thyroid disease. Thyroid 1998；**8**：1087-1090
23) Merchant SH et al：Is repeated fine-needle aspiration cytology useful in the management of patients with benign nodular thyroid disease？ Thyroid 2000；**10**：489-492

24) van Roosmalen J et al：Diagnostic value and cost considerations of routine fine-needle aspirations in the follow-up of thyroid nodules with benign readings. Thyroid 2010；**20**：1359-1365
25) Kelman AS et al：Thyroid cytology and the risk of malignancy in thyroid nodules：importance of nuclear atypia in indeterminate specimens. Thyroid 2001；**11**：271-277
26) Lubitz CC et al：Clinical and cytological features predictive of malignancy in thyroid follicular neoplasms. Thyroid 2010；**20**：25-31
27) Sillery JC et al：Thyroid follicular carcinoma：sonographic features of 50 cases. AJR Am J Roentgenol 2010；**194**：44-54
28) Alexander EK：Approach to the patient with a cytologically indeterminate thyroid nodule. J Clin Endocrinol Metab 2008；**93**：4175-4182
29) Kobayashi K et al：Diagnosis of follicular carcinoma of the thyroid：role of sonography in preoperative diagnosis of follicular nodules. J Med Ultrasonics 2005；**32**：153-158
30) Ali SZ, Cibas ES：The Bethesda System for Reporting Thyroid Cytopathology：Definitions, Criteria and Explanatory Notes, Springer, New York, 2010
31) Baloch ZW et al：The National Cancer Institute Thyroid fine needle aspiration state of the science conference：a summation. Cytojournal 2008；**5**：6
32) Shi Y et al：Thyroid fine-needle aspiration with atypia of undetermined significance：a necessary or optional category? Cancer 2009；**117**：298-304
33) Nayar R, Ivanovic M：The indeterminate thyroid fine-needle aspiration：experience from an academic center using terminology similar to that proposed in the 2007 National Cancer Institute Thyroid Fine Needle Aspiration State of the Science Conference. Cancer 2009；**117**：195-202
34) Deandrea M et al：Diagnostic value of a cytomorphological subclassification of follicular patterned thyroid lesions：a study of 927 consecutive cases with histological correlation. Thyroid 2010；**20**：1077-1083
35) Theoharis CG et al：The Bethesda thyroid fine-needle aspiration classification system：year 1 at an academic institution. Thyroid 2009；**19**：1215-1223
36) Yassa L et al：Long-term assessment of a multidisciplinary approach to thyroid nodule diagnostic evaluation. Cancer 2007；**111**：508-516
37) Huang CC et al：Diagnostic and therapeutic strategies for minimally and widely invasive follicular thyroid carcinomas. Surg Oncol 2011；**20**：1-6
38) D'Avanzo A et al：Follicular thyroid carcinoma：histology and prognosis. Cancer 2004；**100**：1123-1129
39) Ito Y et al：Prognosis and prognostic factors of follicular carcinoma in Japan：importance of postoperative pathological examination. World J Surg 2007；**31**：1417-1424
40) O'Neill CJ et al：Management of follicular thyroid carcinoma should be individualised based on degree of capsular and vascular invasion. Eur J Surg Oncol 2011；**37**：181-185
41) Thompson LD et al：A clinicopathologic study of minimally invasive follicular carcinoma of the thyroid gland with a review of the English literature. Cancer 2001；**91**：505-524

# 2 「良性」結節に手術を選択する条件

## ポイント

- 良性の可能性が高いと考えられる場合でも，大きな結節や明らかな増大傾向があるとき，特に急速に増大してくるとき，結節に起因する圧迫症状などがあるとき，美容的に問題があるとき，縦隔へ進展する結節，臨床症状があって $^{131}$I 内用療法，エタノール注入療法など他の治療法を希望しない機能性結節では手術を考慮する．

## ステートメント

**1** 「良性」と考えられる結節に対しては次のような場合に手術を考慮する． グレードB
　①大きな結節（たとえば 4 cm を超えるもの） EL3
　②明らかな増大傾向，特に急速に増大してくる結節 EL3
　③結節に起因する局所症状（圧迫その他）あり コンセンサス
　④美容的に問題がある コンセンサス
　⑤縦隔内へ進展している EL2
　⑥$^{131}$I 内用療法，エタノール注入療法など他の治療法を希望しない機能性結節
　　コンセンサス
　⑦血清 Tg 値が異常高値（>1,000 ng/mL） EL3
　⑧経過観察中に超音波検査上悪性を疑う所見が現れた場合 コンセンサス

## ステートメントの根拠

### 1 「良性」と考えられる結節に対し手術を考慮する条件

#### 1）結節の大きさ

　Tuttle ら[1]は穿刺吸引細胞診で濾胞性腫瘍を疑った 149 例中 103 例に甲状腺切除を行った結果，22 例（21%）が悪性（15 例は乳頭癌，7 例が濾胞癌）であったと報告しており，悪性のリスクは腫瘍径が 4 cm 以上の場合は，4 cm 未満よりより高かったという．Schlinkert ら[2]によると，穿刺吸引細胞診で濾胞性腫瘍が疑われた結節のうち，手術の結果濾胞癌と診断された 19 例では 4 cm を超える結節および可動性不良の結節が有意に多かったという．一方，Kihara らの報告[3]では穿刺吸引細胞診で濾胞性腫瘍と診断された結節 227 例中 137 例に手術が行われ，33 例（24%）が悪性（乳頭癌 5 例，濾胞癌 28 例）であったが，悪性と良性とで腫瘍径に差はなかった．また，濾胞癌のなかで遠隔転移例と非遠

隔転移例で，腫瘍径に差がないとする報告もある[4]．いずれも手術が行われた症例についての後ろ向き研究で，腫瘍径が大きいものが手術適応になりやすいバイアスもあり，大きな結節が小さな結節より悪性の可能性が高いかどうかについてのエビデンスは弱い．しかしながら，大きな結節では局所症状や美容的に問題を起こす可能性が高くなるのは当然で，良性であっても手術を勧めてよいと考えられる．

### 2) 結節の増大傾向

良性結節であっても結節の大きさの緩徐な増大はしばしば認められる[5]．Asanumaら[6]によれば，2 cm 未満で穿刺吸引細胞診にて良性と診断された27の結節を20～85ヵ月間超音波検査で経過観察した結果，最終的に良性であったもの（12例）と悪性であったもの（15例，すべて乳頭癌）とで結節の増大率は変わらなかったという．濾胞癌と濾胞腺腫とで腫瘍の増大率を比較した論文は見当たらないが，Orlandiら[7]も初回穿刺吸引細胞診で良性と診断された306例中，再穿刺吸引細胞診で乳頭癌と診断訂正された3例では腫瘍径に変化はなく，経過観察中に増大した6例はいずれも悪性ではなかったと報告している．すなわち，結節の大きさの増大は必ずしも悪性を示唆する所見とはいえないが，明らかな増大傾向がある結節，特に急速に増大してくる結節は，手術適応としてよいと考えられる．

### 3) 縦隔甲状腺腫

縦隔甲状腺腫では，気管の偏位や圧排をきたし，呼吸にも悪影響を与える可能性が強い．Shinら[8]の200例の報告によれば，甲状腺腫の大きさと術前の息切れには明らかな相関がみられ（$p=0.02$），縦隔甲状腺腫の存在は気管の偏位と圧排に有意に相関していた（$p=0.01$）．癌発生率に関するRiosら[9]による247例の検討では，頸部のみに存在する結節では10.7％であったのに比べ，縦隔甲状腺腫では5.7％と逆に低かった．Whiteら[10]のレビューでは縦隔甲状腺腫における癌の頻度は3.7～22.6％と報告者により差がみられている．癌の比率が高いとはいえないが，将来気管圧排や狭窄が強くなってくる可能性があり，両側に及んでくると挿管困難になること，癌の場合は縦隔内血管に浸潤して手術が困難になる可能性などを考慮すると，縦隔甲状腺腫は手術適応があると考えてよい．

### 4) 血清 Tg 高値

Kobayashiら[11]の報告では，手術を行った濾胞癌109例，良性結節811例（濾胞腺腫237例，濾胞性結節574例）の比較において，濾胞癌では良性結節に比べ血清Tgが1,000 ng/mL以上の症例が有意に多かった．しかし，同施設のKiharaらの報告[3]では，穿刺吸引細胞診で濾胞性腫瘍と診断された結節の手術例における血清Tg値は，悪性で平均値が高い傾向にあるものの，ばらつきが大きく，良性との間に有意差は得られていない．

## 解　説

### a.「良性」と考えられる甲状腺結節の手術適応について

良性と考えられる結節の手術適応は教科書や総説で様々なものが提示されているものの，いずれも明らかなエビデンスに基づくものではない．

Hegedüs[12]は機能正常の単発甲状腺結節をみた場合，強く癌を疑う所見として，髄様癌や多発性内分泌腫瘍症の家族歴，急速な腫瘍増大，非常に硬い結節，隣接臓器への固定，

声帯麻痺，領域リンパ節腫大，遠隔転移をあげた．また，癌の可能性を考慮すべき所見として，20歳未満および70歳を超える年齢，男性，頭頸部への放射線照射歴，4cmを超える結節，圧迫症状を提示した．Gharibらの総説[13]やAACE/AME/ETAのガイドライン[14]においても，癌の可能性を高める臨床所見として，頭頸部への放射線照射歴，髄様癌・多発性内分泌腫瘍症2型または乳頭癌の家族歴，14歳未満または70歳を超える年齢，男性，結節の増大，硬い結節，頸部リンパ節腫大，固定した結節，遷延する発声障害・嚥下障害・呼吸困難があげられている．

日本内分泌外科学会・日本甲状腺外科学会編集による「甲状腺腫瘍診療ガイドライン2010年版」[15]では，「外科以外の医師が外科医師に手術適応をコンサルトする基準」として上記ステートメント①～⑦（および，超音波検査で濾胞癌が否定できない場合，穿刺吸引細胞診で濾胞癌が否定できない場合）がコンセンサスとして取り上げられている．手術適応とする腫瘍径については4cm以上，Tg値については1,000ng/mL以上とする意見が多いが，最終的な手術適応はこれらのうち1項目を満たすだけで決まるものではなく，総合的な判断が必要である．すなわち，良性と臨床診断された結節であっても，濾胞癌の可能性が残るもの，愁訴の原因となりうるものについては，十分なインフォームドコンセントのうえで手術適応を決定するのがよいと考えられる．

AACE/AME/ETAのガイドライン[14]では，良性結節の手術適応として，結節に起因する圧迫症状，放射線照射の既往，進行性の結節増大，超音波検査で癌を疑う場合，美容上の問題をあげている．局所症状としては，頸部圧迫，嚥下障害，息づまり，特に仰臥位での息切れ，労作時呼吸困難，嗄声，疼痛などがあげられるが，これらの症状がその他の呼吸器・循環器疾患，食道病変，その他の頭頸部腫瘍や肺腫瘍などに起因していないか，鑑別することが重要である．

縦隔甲状腺腫についての明確な手術適応は存在しないが，良性結節が縦隔内に落ち込んで発育している場合は気管の偏位や圧排をきたすことが多く，一般的に手術適応があると考えてよい[8,9]．また，異所性甲状腺腫で頸部甲状腺とは完全に分離して縦隔内で発育している場合，縦隔切開を伴う手術を要する可能性が高くなる．縦隔甲状腺腫が悪性腫瘍である可能性はそれほど高くないが，悪性であった場合は縦隔内臓器や血管へ浸潤する可能性があるので，分化癌か未分化癌かの診断をつけて手術適応を考慮する必要がある．Whiteら[10]のレビューによると，縦隔甲状腺腫で縦隔切開を要する確率は約2％であり，気管切開を要することは少なく（0.5～4.3％），気管軟化症は非常にまれであった．ただし，縦隔甲状腺腫で甲状腺全摘術を行う場合，頸部手術と比較して永続性副甲状腺機能低下症や反回神経麻痺をきたす可能性がやや高くなることは注意すべき点である．

## 主要な臨床研究論文の紹介

### ▼ Tuttle RM et al, 1998 [1]

Clinical features associated with an increased risk of thyroid malignancy in patients with follicular neoplasia by fine-needle aspiration. Thyroid 1998；**8**：377-383

【目的】穿刺吸引細胞診で濾胞性腫瘍と診断された症例において，悪性のリスク因子を見出す．

【方法】米国ワシントン州の2つの大きな教育病院で1990〜1995年に穿刺吸引細胞診を施行した1,121例のうち，濾胞性腫瘍と診断されたのは149例であった．そのなかで甲状腺切除が行われた103例を対象とし，22例（21％）の悪性例（乳頭癌15例，濾胞癌7例）の背景因子を良性例と比較した．

【結果】悪性リスクは男性で女性よりも高く（43％ vs. 16％，$p=0.007$），腫瘍径＞4cmで，＜4cmより高く（40％ vs. 13％，$p=0.03$），単発結節で多発結節よりも高かった（25％ vs. 6％，$p=0.02$）．男性・＞4cm・単発の悪性リスクは77％であったのに対し，女性・＜4cm・多発の悪性リスクは3％に過ぎなかった．

【結論】性別，腫瘍径，多発性（触診）により悪性リスクを層別化することで，濾胞性腫瘍の手術適応を決定できる．

【コメント】後ろ向き検討であるが，穿刺吸引細胞診で濾胞性腫瘍と診断した症例は，基本的に手術適応となっている．手術を施行しなかった理由は患者の意向や全身合併症によるものであった．術前診断が濾胞性腫瘍であったにもかかわらず，悪性例の多くは乳頭癌という結果であった．

## ▼ Schlinkert RT et al, 1997 [2]

Factors that predict malignant thyroid lesions when fine-needle aspiration is "suspicious for follicular neoplasm". Mayo Clin Proc 1997；**72**：913-916

【目的】穿刺吸引細胞診で「濾胞性腫瘍疑い」であった症例において悪性を予測する臨床因子は何かを検討する．

【方法】メイヨークリニックの3病院で1992〜1994年に手術された症例の後ろ向き検討．

【結果】穿刺吸引細胞診で「濾胞性腫瘍疑い」であった219例中，病理診断で悪性所見を認めたものは35例（16％）．ただし，9例は偶発微小乳頭癌が別に存在したもので，濾胞癌は19例（9％），乳頭癌が7例（うち4例は濾胞型乳頭癌）であった．多変量解析の結果，濾胞癌のリスクは腫瘍径＞4cm，固着した結節で有意に高かった．

【結論】穿刺吸引細胞診で濾胞性腫瘍疑いの症例における濾胞癌のリスクは臨床所見から推定可能．

【コメント】濾胞癌に限定して悪性リスクを検討している．手術施行例の後ろ向き検討だが，多数の腺腫様結節も含めたため，手術適応決定の際にバイアスが生じた可能性がある．

## ▼ Kihara M et al, 2011 [3]

Role of ultrasonography in patients with cytologically follicular thyroid tumor. Auris Nasus Larynx 2011；**38**：508-511

【目的】穿刺吸引細胞診で濾胞性腫瘍と診断された結節の悪性診断における超音波検査の役割を明らかにする．

【方法】2006年に隈病院で超音波検査にて検出され穿刺吸引細胞診を施行した6,586例のうち，「鑑別困難」であったのは438例（6.7％）．そのなかで「濾胞性腫瘍」と診断された277例を対象とした．手術適応基準は，悪性を疑う超音波検査所見がある，細胞学的に異型細胞を認める，径40mm以上の充実性部分を認める，血清Tg＞1,000ng/mL，気管・食道を強く圧迫する，縦隔に進展する，機能性結節であった．

【結果】277例中137例に手術が行われ，33例（24％）が悪性であった（微少浸潤型濾胞癌

表 1 良性結節と悪性腫瘍における腫瘍径と血清 Tg 値

|  | 良性 | 悪性 | p |
|---|---|---|---|
| 腫瘍径 (mm) | 39.1 ± 19.7 | 44.3 ± 24.5 | 0.17 |
| 血清 Tg (ng/mL) | 898 ± 1,544 | 1,634 ± 2,228 | 0.27 |

18 例，広汎浸潤型濾胞癌 10 例，乳頭癌 5 例)．腫瘍径，血清 Tg は良性と悪性とで差がなかった (表 1)．超音波検査所見が悪性診断に有用であった（超音波診断で悪性の場合 53% が実際に悪性，良性の場合悪性は 9%)．

【結論】穿刺吸引細胞診で鑑別困難であった結節の手術適応の決定には超音波検査が有用である．

【コメント】血清 Tg の平均値は悪性で高いが，ばらつきが大きく有意差は出ていない．

# 文献

1) Tuttle RM et al：Clinical features associated with an increased risk of thyroid malignancy in patients with follicular neoplasia by fine-needle aspiration. Thyroid 1998；**8**：377-383
2) Schlinkert RT et al：Factors that predict malignant thyroid lesions when fine-needle aspiration is "suspicious for follicular neoplasm". Mayo Clin Proc 1997；**72**：913-916
3) Kihara M et al：Role of ultrasonography in patients with cytologically follicular thyroid tumor. Auris Nasus Larynx 2011；**38**：508-511
4) 新橋 渉，杉谷 巖：甲状腺濾胞性腫瘍の手術適応，術式，治療成績，予後因子．内分泌外科 2008；**25**：34-37
5) Alexander EK et al：Natural history of benign solid and cystic thyroid nodules. Ann Intern Med 2003；**138**：315-318
6) Asanuma K et al：The rate of tumour growth does not distinguish between malignant and benign thyroid nodules. Eur J Surg 2001；**167**：102-105
7) Orlandi A et al：Repeated fine-needle aspiration of the thyroid in benign nodular thyroid disease：critical evaluation of long-term follow-up. Thyroid 2005；**15**：274-278
8) Shin JJ et al：The surgical management of goiter：Part I. Preoperative evaluation. Laryngoscope 2011；**121**：60-67
9) Rios A et al：Risk factors for malignancy in multinodular goitres. Eur J Surg Oncol 2004；**30**：58-62
10) White ML et al：Evidence-based surgical management of substernal goiter. World J Surg 2008；**32**：1285-1300
11) Kobayashi K et al：Diagnosis of follicular carcinoma of the thyroid：role of sonography in preoperative diagnosis of follicular nodules. J Med Ultrasonics 2005；**32**：153-158
12) Hegedüs L：The thyroid nodule. N Eng J Med 2004；**351**：1764-1771
13) Gharib H, Papini E：Thyroid nodules：clinical importance, assessment, and treatment. Endocrinol Metab Clin North Am 2007；**36**：707-735
14) Gharib H et al：AACE/AME/ETA Task Force on Thyroid Nodules：American Association of Clinical Endocrinologists, Associazione Medici Endocrinologi, and European Thyroid Association medical guidelines for clinical practice for the diagnosis and management of thyroid nodules. J Endocrinol Invest 2010；**33**(5 Suppl)：1-50
15) 日本内分泌外科学会，日本甲状腺外科学会 (編)．結節性甲状腺腫の手術適応．甲状腺腫瘍診療ガイドライン 2010 年版，金原出版，東京，p68-69，2010

# 3 乳頭癌が疑われたとき

## ポイント

- Ex0, N0, M0 の微小乳頭癌（1cm 以下の乳頭癌）に対しては，直ちに手術を行わずに経過観察を選択することも可能である．
- 乳頭癌の術前診断の精度は高い．乳頭癌が疑われる場合，病状に適した外科的治療を選択し，切除標本での最終診断の結果を踏まえ，個々の進行度（TNM 分類）と予後因子から再発リスクを勘案して，$^{131}$I 内用療法あるいは TSH 抑制療法などの補助療法を決定する．
- 外科的治療にあたっては甲状腺切除の範囲（甲状腺葉切除あるいは甲状腺全摘）とリンパ節郭清の範囲（非郭清，気管周囲リンパ節のみ，あるいは内深頸リンパ節まで）を決定する．
- T1N0M0（単発性の 2cm 以下の被膜外浸潤を伴わない）の乳頭癌に対する外科的治療としては，甲状腺葉切除術＋予防的気管周囲リンパ節郭清を推奨する．
- 進行乳頭癌（周囲の神経，血管，気管，あるいは食道への浸潤例，著明なリンパ節転移例，遠隔転移例）に対する外科的治療としては，甲状腺全摘術＋治療的あるいは予防的リンパ節郭清術を推奨する．さらに術後には $^{131}$I 内用療法および TSH 抑制療法を考慮する．
- 上記に該当しない T2〜3（2cm 以上もしくは甲状腺の被膜外に微少進展する腫瘍）N0 M0 乳頭癌に対する甲状腺切除範囲は，年齢や性別などの予後因子，甲状腺内多発病変の有無などを考慮して，甲状腺葉切除術あるいは甲状腺全摘術のいずれかを決定する．内深頸リンパ節に対しては，超音波検査などで転移が疑われる場合は郭清を勧めるが，予防的リンパ節郭清は一律には推奨しない．

## ステートメント

1. 微小乳頭癌（1cm 以下の乳頭癌）は経過観察という選択肢もありうる．ただし，触診・頸部超音波検査などで明らかなリンパ節転移や遠隔転移，甲状腺外浸潤を伴う場合は絶対的手術適応であり，経過観察は勧められない．これらの転移や浸潤の徴候のない患者が，十分な説明と同意のもと手術を希望しなかった場合，経過観察を考慮してもよい．
   EL2　グレードB
2. 予後予測性および利便性に優れた乳頭癌のリスク分類法として TNM 分類を推奨する．
   EL2　グレードB
3. 乳頭癌の場合，甲状腺（準）全摘術で残存甲状腺を含んだ局所再発は減らせるが，遠隔転移の発生を減らすことはできない．　EL2
4. 頸部リンパ節郭清（気管周囲リンパ節，内深頸リンパ節）が生命予後を向上させるという明らかな根拠は示されていない．しかし，局所再発（リンパ節再発）を減少させること

5 甲状腺全摘後に $^{131}$I 内用療法による残存甲状腺組織除去（アブレーション）を施行することで，局所再発や遠隔再発が減少すると報告されている．ただし，生命予後の改善については一定の見解が得られていない． EL3

6 甲状腺全摘後のアブレーションは，30 mCi の $^{131}$I の投与で 100 mCi と同等の効果が得られる． EL1

7 残存腫瘍に対する $^{131}$I 内用療法の効果は腫瘍の残存部位によって大きく異なる． EL3

8 甲状腺全摘後の再発リスクが高い場合には TSH 抑制療法を行うことが推奨される． EL2 グレードB

再発リスクが低い症例では血清 TSH 値を正常下限に維持することが推奨される． EL2 グレードB

## ステートメントの根拠

1 大きさが 1 cm 以下の乳頭癌は甲状腺微小乳頭癌（微小癌）と定義される．頸動脈超音波検診の普及に伴い偶然発見される甲状腺腫が増加し，超音波ガイド下細胞診の精度が向上したことと相まって，微小癌の頻度が激増している．甲状腺における臨床癌の罹患率は 0.1％以下であるが，検診からの計算によると微小癌は人口の 10％以上に存在すると推測される．乳頭癌の治療成績が一般に良好であることから，偶然発見される微小癌の大部分は終生臨床的に無害のまま経過するのではないかと推察される．米国の SEER プログラムという大規模データベースの解析結果では，微小癌を発見し治療しても甲状腺癌の死亡率は減少しなかったと報告されている[1]．乳頭癌と診断された微小癌を手術せずに経過観察した前向き臨床試験の報告が日本から2つあり，ともに 70％以上の症例で腫瘍は増大しなかった[2,3]．転移や浸潤の徴候のない微小乳頭癌に対する非手術経過観察は治療選択肢として妥当であると考えられる．微小癌でも，直ちに手術を選択するのではなく，転移や浸潤の徴候がないこと，腫瘍の局在部位が気管や反回神経に近接していないことなどを勘案のうえ，経過観察という選択肢もあることを患者に説明してよい．ただし腫瘍の増大やリンパ節転移の出現により手術が必要となる可能性があること，極めて低い確率ながら遠隔転移の出現や未分化癌への転化などのリスクが存在することを十分説明し，同意を得ることが必要である．

2 甲状腺癌のリスク分類には，AGES, AMES, MACIS, EORTC, TNM などがある．年齢，性，被膜外浸潤，腫瘍径，リンパ節転移，遠隔転移，腫瘍の分化度などがリスク分類の構成因子である．Brierley らは独自の指標を用いてこれらのリスク分類を分析し，TNM が最も優れていると報告している[4]．その他にも TNM が優れたリスク分類であるという報告が多い[5〜10]．わが国の「甲状腺癌取扱い規約（第6版）」にも TNM 分類が記載され，TNM による Stage 分類は広く用いられている．以上より，TNM が妥当性，利

便性に優れており，リスク分類法としてTNM分類を推奨する．

3  乳頭癌の術式として全摘が必要か，葉切除術で十分かという論議は古くから行われてきたが，これらを比較する論文はすべて後ろ向き症例集積研究である．多数例を比較し，全摘術のほうが葉切除術より生命予後がよいと報告している論文がある[7,11~15]．乳頭癌は生命予後がよいため，前向き研究で有意差を出すためには1,000例以上の症例と数十年に及ぶ経過観察データが必要である．後ろ向き研究の場合，長期間にわたる術式の統一性，経過観察の厳密さなどは単一施設においても一定であるとは考えがたく，介入の普遍性が信頼できるとはいえない．さらに欧米の成績は全摘術後に$^{131}$I内用療法が追加されている場合が多く，単純に術式のみを比較したものではない．したがって，欧米のガイドラインでは甲状腺全摘術がグレードAで推奨されているが，その根拠は強くはないと考えられる．甲状腺全摘術は葉切除術に比べて，残存甲状腺を含んだ局所再発が少ないが，遠隔転移や生命予後に差はないことが低リスク患者を含めて複数の論文で示されている[16~18]．

4  触知可能なリンパ節転移や，超音波検査所見でリンパ節転移が強く疑われる場合は，転移リンパ節を含む領域（気管周囲リンパ節，内深頸リンパ節ともに）の治療的リンパ節郭清が予後を向上させるエビデンスがある[19~21]．術前・術中にリンパ節転移を疑う所見のない場合に行うリンパ節郭清を予防的郭清と呼ぶが，気管周囲の予防的郭清を行った群と行わなかった群で，再発，死亡率および遠隔転移に有意差はなかったと報告されており[22]，予防的郭清が予後を向上させるというエビデンスはない．内深頸リンパ節転移に関するわが国のデータによると，Sugitaniら[20]はリンパ節腫大あり・なしでの10年無再発生存率はそれぞれ76％，91％と報告している．また，Wadaら[23]はリンパ節腫大のある症例の再発リスクは14.9倍と報告している．触診のみならず，超音波検査などで転移が疑われる場合は治療的郭清が必須であるが，リンパ節腫大を認めない場合は内深頸リンパ節の予防的郭清は必要ないという論文が多い[20,21,23~26]．

5  $^{131}$I内用療法によるアブレーションは局所制御率や無病生存率を向上させると報告されており[15,27]，また血清Tg値を再発の指標として利用できることから，甲状腺全摘後の補助療法として推奨される[28]．ただし，生命予後を改善させるかは議論の余地があり，いわゆる低リスク症例での利益は明らかでないとされている[27,29]．乳頭癌は予後がよいため$^{131}$I内用療法後に長期生存が期待できるが，一方で$^{131}$I内用療法後の二次発癌のリスクも考慮する必要がある[30,31]．

6  アブレーションに必要な$^{131}$Iの投与量について，30 mCiと100 mCiとで差がないとする報告があったが[32,33]，2012年に報告された前向きランダム化比較試験で，30 mCiは100 mCiと同等にアブレーション可能であること，アブレーション時の前処置（TSH上昇目的）はLT$_4$休薬およびrhTSH投与のどちらの方法によっても差がないという結果が示された[34,35]．わが国では$^{131}$I内用療法実施数が年々増加しており，そのニーズが高まっているにもかかわらず稼働病床数が減少しているのが現状であるが，最近，$^{131}$I 30 mCi外来投与によるアブレーションが実施可能となり，内用療法の治療環境の改善が期待されて

いる[28]．

[7] アブレーションではなく，残存腫瘍に対する[131]I内用療法の効果は腫瘍部位によって異なる．局所再発やリンパ節転移は[131]I集積を認めても十分な効果が得られないことが多く，むしろ外科的治療の適応である．肺転移に対する[131]I内用療法は若年の微小結節型で最も効果が期待でき，高齢者や粗大結節型では有効性は低下する[36]．骨転移に対しても予後改善につながる可能性がある[37]が，脳転移には有効でない[38]．

[8] 甲状腺乳頭癌・濾胞癌術後のTSH抑制療法に関するメタ解析では再発リスクを28％減少させると報告されているが，エビデンスは十分でなく効果は「probable」とされている[39]．日本人の乳頭癌術後のTSH抑制療法に関しては，前向きランダム化比較試験の結果，乳頭癌の危険度を問わずTSH抑制非施行群がTSH抑制施行群に比べ劣っていることは示されなかった[40]．一方，甲状腺ホルモンの長期投与による副作用として骨粗鬆症や心疾患のリスク増加が報告されており[41]，また日本人における前向きコントロール試験においても骨密度の低下が示されている[42]．再発リスクが高い場合にはTSH抑制療法を行うことが推奨されるが，リスクが低い症例では血清TSH値を正常下限に維持することが推奨される．

## 解 説

### a. 甲状腺微小乳頭癌における非手術経過観察について

甲状腺微小乳頭癌を手術せずに経過観察した臨床試験の論文はわが国からの2施設からのものだけで，症例数・経過観察期間が十分ではないが，いずれも前向き研究であり貴重なデータである．Itoらは隈病院において1993年～2001年に微小癌と診断された732例を対象とした臨床研究の結果を報告している[2]．非手術経過観察を選択した162例は，70％以上の症例で腫瘍径は増大しなかった(18～113ヵ月・平均46.5ヵ月経過観察)．5年以上経過観察した症例に限ると腫瘍径が2mm以上増大したものは27.5％，不変60.3％，縮小12.1％であった．2例(1.2％)に内深頸リンパ節転移が出現したが，遠隔転移や原病死は認めなかった．種々の理由により経過観察中に56例が手術を受けた．Sugitaniらは癌研病院で1995年から2008年に微小癌と診断されたなかから230例300病巣を手術せずに経過観察しその結果を報告した[3]．腫瘍径が3mm以上増大した症例は7％，不変90％，縮小3％で，リンパ節転移を認めたものが1％あったが，腺外浸潤，遠隔転移が出現した症例はなかった(経過観察期間：1～17年，平均5年)．手術への方針変更は5％(腫瘍増大9例，リンパ節転移3例)であった．これらの報告から，転移や浸潤傾向のない微小癌は，手術せずに経過観察する選択も妥当であると考えられる．ただし，激しいリンパ節転移や遠隔転移により発症する乳頭癌で原発巣が微小なものがわずかではあるが存在する．微小癌の定義は原発巣の大きさだけであるが，そのなかには危険度の異なる種類があるということをよく認識したうえで経過観察をすることが重要である．微小癌で手術をせずに経過観察する場合は，腫瘍の増大やリンパ節転移の出現により手術が必要となる可能性があること，極めて低い確率ながら遠隔転移の出現や未分化転化などのリスクが存在することを十分説明

### b. 乳頭癌に対して甲状腺全摘術を一律に推奨しない理由

欧米のガイドラインでは，臨床的顕性癌に対して甲状腺（準）全摘術（以下，全摘術）が推奨されている[43,44]．日本においては，リスクを問わず甲状腺葉（峡）切除術（以下葉切除術）が乳頭癌に対して最も広く行われてきた[45]．そして，いわゆる低リスク例では葉切除術でも予後良好であることが示されている[46,47]．「甲状腺腫瘍診療ガイドライン」（日本甲状腺外科学会，日本内分泌外科学会）では[28]，ステートメントの根拠2で解説した事実をもとに専門家による議論を経て，高リスクと評価した乳頭癌に対してのみ甲状腺（準）全摘術を推奨している．一方で，同じく委員会のコンセンサスとしてT1（2 cm以下）N0M0の明らかに低危険度と考えられる場合は葉切除術を推奨した．高危険度，低危険度のどちらにもあてはまらない場合をグレーゾーンとしたが，そのなかでもT3（4 cmを超える乳頭癌），明らかなN1（N1a・N1bを問わず）症例には専門家のコンセンサスとして全摘術を推奨している．

グレーゾーンの症例の術式決定（全摘術か葉切除術か）は，手術を実施する施設で最終決定することとして，「甲状腺腫瘍診療ガイドライン」では特に規定しなかった．すなわち，反回神経麻痺・副甲状腺機能低下症といった手術合併症が少しでも低くなるように葉切除術を選択する施設，全摘術による反回神経麻痺や副甲状腺機能低下症の合併症率が低い実績があり，再発率の低下を重視して全摘術を選択する施設が存在するが，現時点で優劣は判断できない．

### c. リンパ節郭清について

気管周囲のリンパ節郭清に関しては，予後向上の観点だけでなく手術に伴う合併症の発生についても十分考慮して治療方針を決めなければいけない．甲状腺切除範囲とリンパ節郭清範囲を広くすることで，反回神経麻痺・副甲状腺機能低下症の発生リスクが高くなるからである．英国で2001年に発表されたガイドラインでは，乳頭癌すべてに対し全摘術と両側気管周囲リンパ節郭清術が推奨された．しかしその結果，永続的副甲状腺機能低下症が激増したため，2007年の改訂では，手術中に気管周囲のリンパ節腫脹が認められた場合にのみ気管周囲リンパ節郭清を行うように変更された．一方で，再発時の再手術の際には反回神経麻痺や副甲状腺機能低下などの合併症発生頻度が増すことを考慮すると，合併症に十分留意したうえで予防的中央区域郭清を行う選択も妥当であると考えられる．

内深頸リンパ節郭清は再発予後を改善するが，生命予後は向上させないという報告が多い．内深頸リンパ節転移に関する報告によると，触診のみならず，超音波検査などで転移が疑われる場合は治療的郭清が必須であるが，リンパ節腫大を認めない場合は内深頸リンパ節の予防的郭清は必要ないという論文が多い[20,21,23~26]．一方，リンパ節転移を認めない場合でも，男性，高齢，大きな結節，被膜外浸潤，遠隔転移などの危険因子がある場合は内深頸リンパ節の予防的郭清を推奨する論文もある[20,21]．

## 主要な臨床研究論文の紹介

### ▼ Ito Y et al, 2003 [2)]

An observation trial without surgical treatment in patients with papillary microcarcinoma of the thyroid. Thyroid 2003；**13**：381-387

【目的】1cm以下の乳頭癌は非手術経過観察が可能か．

【方法】隈病院で1993年から2001年に穿刺吸引細胞診で乳頭癌と診断された732例のうち，非手術経過観察を選択した162例を検討．

【結果】非手術経過観察例の70％以上で腫瘍径が増大せず，5年以上の経過観察例で増大は27％．$LT_4$投与の有無で差なし．経過観察中に2例でリンパ節転移出現．種々の理由で56例が経過観察中に手術を受けた．遠隔再発および原病死なし．

【結論】乳頭癌で腫瘍径1cm以下は非手術経過観察もひとつの選択肢となる．

【コメント】前向き研究で貴重なデータである．

### ▼ Sugitani I et al, 2010 [3)]

Three distinctly different kinds of papillary thyroid microcarcinoma should be recognized：our treatment strategies and outcomes. World J Surg 2010；**34**：1222-1231

【目的】1cm以下の乳頭癌は非手術経過観察が可能か．

【方法】癌研病院で1995年から2008年に非手術経過観察された1cm以下の甲状腺微小乳頭癌230例を検討した．

【結果】平均5年の経過観察で90％は腫瘍径に変化なし，腫瘍増大は7％，縮小が3％．5％が経過観察中に手術を受けたが，観察期間を通じて死亡例，再発例なし．

【結論】甲状腺微小乳頭癌では非手術経過観察もひとつの選択肢となる．

【コメント】前向き研究で貴重なデータである．

### ▼ Davies L, Welch HG, 2006 [1)]

Increasing incidence of thyroid cancer in the United States, 1973-2002. JAMA 2006；**295**：2164-2167

【目的】1973年からの30年間の甲状腺癌の頻度，組織型，大きさと死亡者のトレンドを分析する．

【方法】米国SEERプログラムに登録された甲状腺癌患者およびNational Vital Statistics Systemによる甲状腺癌死亡者を調査した．

【結果】甲状腺癌の頻度は1973年10万人あたり3.6人から2002年8.7人に増加．1998年以降では甲状腺癌の増加は49％が1cm以下，87％が2cm以下の腫瘍が占めていた．甲状腺癌死亡率は10万人あたり0.5人でおおむね不変．

【結論】甲状腺癌の増加は診断法の進歩による小さな乳頭癌の増加によるもので，微小癌を治療しても甲状腺癌死は減少しない．

【コメント】長期間にわたる大規模な集計で興味深いが，甲状腺癌の自然歴を考慮するとより長い経過観察による死亡例の結果が必要ではないか．

### ▼ Cooper DS et al, 2009 [43]

Revised American Thyroid Association management guidelines for patients with thyroid nodules and differentiated thyroid cancer. Thyroid 2009；**19**：1167-1214

【目的】結節性甲状腺腫および甲状腺乳頭癌・濾胞癌の実地臨床に役立つガイドラインの作成．
【方法】2008年12月までに発行された論文のエビデンスをもとに欧米の専門家によりガイドラインを作成．
【結果】4つの大項目別に84の小項目について，80の推奨文を作成．
【結論】米国甲状腺学会のガイドラインとして出版．
【コメント】欧米の13人の専門家により作成されたガイドラインだが，外科医は少なく内科医，放射線科医が多くを占めるメンバー構成となっている．エビデンスのない項目に関しては専門家集団のコンセンサスで推奨内容，グレードが決定されている．

### ▼ Shigematsu N et al, 2005 [45]

Nationwide survey on the treatment policy for well-differentiated thyroid cancer：results of a questionnaire distributed at the 37th meeting of the Japanese Society of Thyroid Surgery. Endocr J 2005；**52**：479-491

【目的】日本における甲状腺乳頭癌・濾胞癌に対する治療の実態を明らかにする．
【方法】日本甲状腺外科学会参加施設へのアンケート調査．
【結果】甲状腺全摘術を行っている施設は非常に少なかった．
【結論】施設別で選択されている甲状腺癌術式の傾向が明らかとなった．
【コメント】アンケート送付先が甲状腺外科学会参加施設なので，主に外科系診療科の治療方針が反映された結果となっている．施設としての回答なので症例数の少ない施設も多い施設も同等に扱われており，実際の症例数に対する割合とは異なるデータである．しかし，当時の日本の外科医の甲状腺癌に対する考え方がよく反映された数値と評価できる．

### ▼ Sugitani I et al, 2008 [20]

Prospective outcomes of selective lymph node dissection for papillary thyroid carcinoma based on preoperative ultrasonography. World J Surg 2008；**32**：2494-2502

【目的】術前の超音波検査所見を術式決定の根拠としてよいかを検討する．
【方法】1993年から2001年の361例の乳頭癌．単一施設．術前超音波検査所見で内深頸リンパ節転移の有無とリンパ節無再発生存を検討した．
【結果】術前内深頸リンパ節転移なし群：10年のリンパ節無再発生存91％で再発例はすべて内深頸リンパ節．術前内深頸リンパ節転移あり群：同76％．
【結論】遠隔転移と大きな原発巣がリンパ節再発の予後因子．
【コメント】単一施設の報告で検査や治療内容は均一に保たれた信頼できる結果と考えられる．術前超音波検査で内深頸リンパ節転移の所見がなければ気管周囲リンパ節のみで十分である．ただし，大きな原発腫瘍と遠隔転移のある患者はハイリスクで，これらに対しての内深頸リンパ節郭清術はリンパ節再発を減少させる．

### ▼ Ito Y et al, 2008 [21]

Lateral lymph node dissection guided by preoperative and intraoperative findings in differentiated thyroid carcinoma. World J Surg 2008；**32**：729-739

【目的】甲状腺乳頭癌における内深頸リンパ節郭清の適応を明らかにする．

【方法】隈病院での1,231例の甲状腺乳頭癌手術症例において，N1a以下とN1b症例のリンパ節再発を比較した．

【結果】N1b症例のリンパ節再発率は高く，以前に郭清した部分からも再発は起こる．N1aでは男性，55歳以上，3cmより大きな結節，甲状腺被膜外浸潤はリンパ節再発の予後因子である．

【結論】N1bは内深頸リンパ節郭清の絶対適応である．N1aでも男性，55歳以上，3cmより大きな結節，甲状腺被膜外浸潤例では予防的内深頸リンパ節郭清を推奨する．

【コメント】単一施設，多数例での検討結果で，信頼のおけるデータである．

## 文　献

1) Davies L, Welch HG：Increasing incidence of thyroid cancer in the United States, 1973-2002. JAMA 2006；**295**：2164-2167
2) Ito Y et al：An observation trial without surgical treatment in patients with papillary microcarcinoma of the thyroid. Thyroid 2003；**13**：381-387
3) Sugitani I et al：Three distinctly different kinds of papillary thyroid microcarcinoma should be recognized：our treatment strategies and outcomes. World J Surg 2010；**34**：1222-1231
4) Brierley JD et al：A comparison of different staging systems predictability of patient outcome：thyroid carcinoma as an example. Cancer 1997；**79**：2414-2423
5) Yildirim E：A model for predicting outcomes in patients with differentiated thyroid cancer and model performance in comparison with other classification systems. J Am Coll Surg 2005；**200**：378-392
6) Lundgren CI et al：Clinically significant prognostic factors for differentiated thyroid carcinoma：a population-based, nested case-control study. Cancer 2006；**106**：524-531
7) Loh KC et al：Pathological tumor-node-metastasis（pTNM）staging for papillary and follicular thyroid carcinomas：a retrospective analysis of 700 patients. J Clin Endocrinol Metab 1997；**82**：3553-3562
8) Ito Y et al：Risk factors contributing to a poor prognosis of papillary thyroid carcinoma：validity of UICC/AJCC TNM classification and stage grouping. World J Surg 2007；**31**：838-848
9) Wada N et al：Prognostic value of the sixth edition AJCC/UICC TNM classification for differentiated thyroid carcinoma with extrathyroid extension. J Clin Endocrinol Metab 2007；**92**：215-218
10) Lang B et al：Restaging of differentiated thyroid carcinoma by the sixth edition AJCC/UICC TNM staging system：stage migration and predictability. Ann Surg Oncol 2007；**14**：1551-1559
11) Bilimoria KY et al：Extent of surgery affects survival for papillary thyroid cancer. Ann Surg 2007；**246**：375-381；discussion：381-374
12) Samaan NA et al：The results of various modalities of treatment of well differentiated thyroid carcinomas：a retrospective review of 1599 patients. J Clin Endocrinol Metab 1992；**75**：714-720
13) Hay ID et al：Impact of primary surgery on outcome in 300 patients with pathologic tumor-node-metastasis stage Ⅲ papillary thyroid carcinoma treated at one institution from 1940 through 1989. Surgery 1999；**126**：1173-1181；discussion：1181-1172
14) Segal K et al：Papillary carcinoma of the thyroid. Otolaryngol Head Neck Surg 1995；**113**：356-363
15) Mazzaferri EL, Jhiang SM：Long-term impact of initial surgical and medical therapy on papillary and follicular thyroid cancer. Am J Med 1994；**97**：418-428
16) Hay ID et al：Unilateral total lobectomy：is it sufficient surgical treatment for patients with AMES low-risk papillary thyroid carcinoma? Surgery 1998；**124**：958-964；discussion：964-956

17) Lundgren CI et al：Influence of surgical and postoperative treatment on survival in differentiated thyroid cancer. Br J Surg 2007；**94**：571-577
18) Handkiewicz-Junak D et al：Total thyroidectomy and adjuvant radioiodine treatment independently decrease locoregional recurrence risk in childhood and adolescent differentiated thyroid cancer. J Nucl Med 2007；**48**：879-888
19) Tisell LE et al：Improved survival of patients with papillary thyroid cancer after surgical microdissection. World J Surg 1996；**20**：854-859
20) Sugitani I et al：Prospective outcomes of selective lymph node dissection for papillary thyroid carcinoma based on preoperative ultrasonography. World J Surg 2008；**32**：2494-2502
21) Ito Y et al：Lateral lymph node dissection guided by preoperative and intraoperative findings in differentiated thyroid carcinoma. World J Surg 2008；**32**：729-739
22) Wada N et al：Lymph node metastasis from 259 papillary thyroid microcarcinomas：frequency, pattern of occurrence and recurrence, and optimal strategy for neck dissection. Ann Surg 2003；**237**：399-407
23) Wada N et al：Clinical outcomes in older or younger patients with papillary thyroid carcinoma：impact of lymphadenopathy and patient age. Eur J Surg Oncol 2008；**34**：202-207
24) Balazs G et al：Long-term follow-up of node-positive papillary thyroid carcinomas. Langenbecks Arch Surg 1998；**383**：180-182
25) Caron NR et al：Selective modified radical neck dissection for papillary thyroid cancer-is level Ⅰ, Ⅱ and Ⅴ dissection always necessary? World J Surg 2006；**30**：833-840
26) Sato N et al：Do the level of nodal disease according to the TNM classification and the number of involved cervical nodes reflect prognosis in patients with differentiated carcinoma of the thyroid gland? J Surg Oncol 1998；**69**：151-155
27) Sawka AM et al：An updated systematic review and commentary examining the effectiveness of radioactive iodine remnant ablation in well-differentiated thyroid cancer. Endocrinol Metab Clin North Am 2008；**37**：457-480, x
28) 日本内分泌外科学会，日本甲状腺外科学会（編）：甲状腺腫瘍診療ガイドライン2010年版．金原出版，東京，2010
29) Ibrahimpasic T et al：Undetectable thyroglobulin after total thyroidectomy in patients with low- and intermediate-risk papillary thyroid cancer- is there a need for radioactive iodine therapy? Surgery 2012；**152**：1096-1105
30) Lang BH, Wong KP：Risk factors for nonsynchronous second primary malignancy and related death in patients with differentiated thyroid carcinoma. Ann Surg Oncol 2011；**18**：3559-3565
31) Iyer NG et al：Rising incidence of second cancers in patients with low-risk (T1N0) thyroid cancer who receive radioactive iodine therapy. Cancer 2011；**117**：4439-4446
32) Bal C et al：Prospective randomized clinical trial to evaluate the optimal dose of 131 I for remnant ablation in patients with differentiated thyroid carcinoma. Cancer 1996；**77**：2574-2580
33) Johansen K et al：Comparison of 1073 MBq and 3700 MBq iodine-131 in postoperative ablation of residual thyroid tissue in patients with differentiated thyroid cancer. J Nucl Med 1991；**32**：252-254
34) Schlumberger M et al：Strategies of radioiodine ablation in patients with low-risk thyroid cancer. N Engl J Med 2012；**366**：1663-1673
35) Mallick U et al：Ablation with low-dose radioiodine and thyrotropin alfa in thyroid cancer. N Engl J Med 2012；**366**：1674-1685
36) Durante C et al：Long-term outcome of 444 patients with distant metastases from papillary and follicular thyroid carcinoma：benefits and limits of radioiodine therapy. J Clin Endocrinol Metab 2006；**91**：2892-2899
37) Bernier MO et al：Survival and therapeutic modalities in patients with bone metastases of differentiated thyroid carcinomas. J Clin Endocrinol Metab 2001；**86**：1568-1573
38) Misaki T et al：Brain metastasis from differentiated thyroid cancer in patients treated with radioiodine for bone and lung lesions. Ann Nucl Med 2000；**14**：111-114
39) McGriff NJ et al：Effects of thyroid hormone suppression therapy on adverse clinical outcomes in thyroid cancer. Ann Med 2002；**34**：554-564
40) Sugitani I, Fujimoto Y：Does postoperative thyrotropin suppression therapy truly decrease recurrence in papillary thyroid carcinoma? a randomized controlled trial. J Clin Endocrinol Metab 2010；**95**：4576-

4583
41) Turner MR et al：Levothyroxine dose and risk of fractures in older adults：nested case-control study. BMJ 2011；**342**：d2238
42) Sugitani I, Fujimoto Y：Effect of postoperative thyrotropin suppressive therapy on bone mineral density in patients with papillary thyroid carcinoma：a prospective controlled study. Surgery 2011；**150**：1250-1257
43) Cooper DS et al：Revised American Thyroid Association management guidelines for patients with thyroid nodules and differentiated thyroid cancer. Thyroid 2009；**19**：1167-1214
44) Pacini F et al：European consensus for the management of patients with differentiated thyroid carcinoma of the follicular epithelium. Eur J Endocrinol 2006；**154**：787-803
45) Shigematsu N et al：Nationwide Survey on the Treatment Policy for Well-differentiated Thyroid Cancer：Results of a Questionnaire Distributed at the 37th Meeting of The Japanese Society of Thyroid Surgery. Endocr J 2005；**52**：479-491
46) Sugitani I et al：A novel classification system for patients with PTC：addition of the new variables of large（3 cm or greater）nodal metastases and reclassification during the follow-up period. Surgery 2004；**135**：139-148
47) Ito Y et al：Excellent prognosis of patients with solitary T1N0M0 papillary thyroid carcinoma who underwent thyroidectomy and elective lymph node dissection without radioiodine therapy. World J Surg 2010；**34**：1285-1290

# 4 甲状腺良性結節に対するTSH抑制療法

## ポイント

- 甲状腺良性結節に対する甲状腺ホルモン（LT$_4$）投与によるTSH抑制療法は，1年以内の短期では結節の有意な縮小が得られるとの報告が多いが，長期的にはその有効性は少ない．
- 甲状腺ホルモン投与による心血管系や骨粗鬆症の合併症を考慮すると，良性結節に対する甲状腺ホルモンによるTSH抑制療法は積極的には推奨できない．

## ステートメント

1. 甲状腺結節の縮小目的で長期にわたりLT$_4$を投与するTSH抑制療法は，通常の治療としては推奨しない．　EL2　グレードA

2. 長期にわたりLT$_4$投与でTSHが0.1μU/mL以下に抑制された状態が続くと，心房細動や虚血性心疾患によるイベント発生のリスクが増加する．また，特に閉経後の女性においては骨粗鬆症が起こりやすくなる．　EL1

## ステートメントの根拠

1. 甲状腺結節に対してLT$_4$を投与し，甲状腺細胞増殖作用を持つTSHを抑制することで結節の縮小を図る治療は，以前はよく行われていたが，現在では長期的にみてその有効性は少ないと考えられる．

　Gharibら[1]は1999年までの8つのランダム化比較試験のメタ解析を報告している[2〜4]．コントロール群と比べてTSH抑制療法（平均治療期間12ヵ月）で有意な（$p<0.05$）結節の縮小をみたのは8つの論文中4つのみであり，結節の縮小率も平均で41%であったことから，ほとんどの良性結節はLT$_4$治療をせず経過観察のみでよいと結論づけている（表1）．Castroら[5]は1999年までの6つのランダム化比較試験のメタ解析を行い（図1）[2〜4,6]，ランダム効果モデルを用いた解析からTSH抑制療法をしたほうがよいという結果であった［相対危険度（RR）：1.9，95％CI：0.95〜3.81］．しかし全体として結節のサイズが50%以上縮小したのは，LT$_4$治療群で22%，コントロール群で10%であり，統計学的には有意ではなかったと結論づけている．また同年にはRichterら[7]が9つの論文のメタ解析を行い，このうち6つの論文ではLT$_4$投与により平均34%（95％CI：14〜49%）の結節の縮小がみられたが，50%以上のサイズの縮小をみたものを有効とすると，LT$_4$治療とプラセボ群とでは有意差は得られなかったとしている（RR：1.89，95％CI：0.9〜3.73，$p=0.17$）．

表 1 TSH 抑制療法の治療成績

| 報告者，年，国 | 単発性，多発性 | LT₄投与群 (n) | コントロール群 (n) | 腫瘍縮小率 LT₄投与群 | 腫瘍縮小率 コントロール群 | p値 | 平均腫瘍縮小率 | 治療期間 |
|---|---|---|---|---|---|---|---|---|
| Gharib et al, 1987, United States | Single | 28 | 25[f] | 50 | 60 | > 0.2 | 50 | 6 |
| Cheung et al, 1989, Hong Kong | Single and multiple | 37 | 37 | 38 | 35 | > 0.2 | 50 | 18 |
| Berghout et al, 1990, Netherlands | Multiple | 26 | 26[f] | 58 | 5 | 0.001 | 13 | 9 |
| Diacinti et al, 1992, Italy | Single and multiple | 16 | 19 | 30.7 | 0 | 0.01 | 25 | 9 |
| Reverter et al, (2) 1992, Spain | Single | 20 | 20 | 20 | 15 | NS | 50 | 11 |
| Papini et al, (3) 1993, Italy | Single | 51 | 50[f] | 45 | 26 | 0.05 | 50 | 12 |
| LaRosa et al, (4) 1995, Italy | Single | 23 | 22[f] | 39 | 0 | 0.004 | 40 | 12 |
| Mainini et al, 1995, Italy | Single | 45 | 10 | 17.8 | 0 | NS | 50 | 21 |

*NS = not significant
[f]: Controls received placebo
（文献 1 より一部改変）

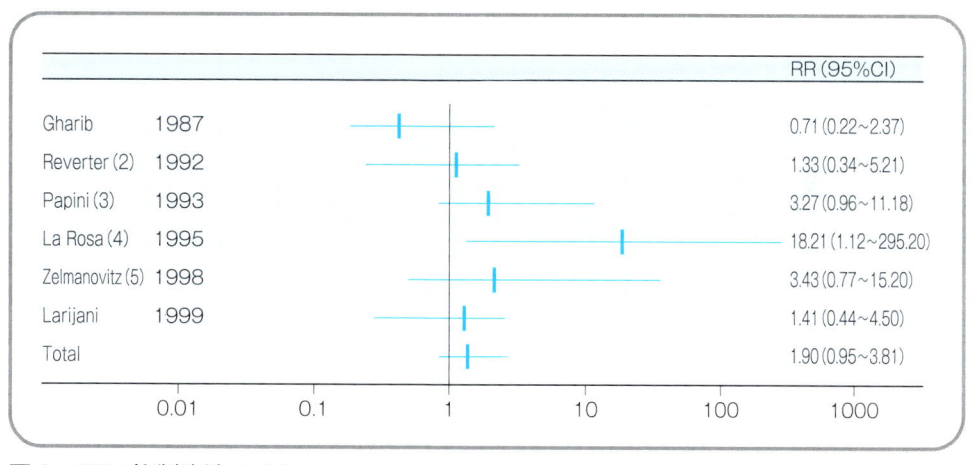

図1 TSH 抑制療法のまとめ
（文献 5 より一部改変）

一方，Wemeau ら[8]は，123 例を 2 群に分けてランダム化比較試験を施行した結果，18 ヵ月間で LT₄ 群ではプラセボ群に比較して結節の体積は有意に縮小したと報告している（−0.36±1.71 mL vs. +0.5±6mm，$p=0.01$）．また，Sdano ら[9]は 2005 年に 9 個のランダム化比較試験（609 症例）を検証し，プラセボあるいは無治療に比べて TSH 抑制療法群では 88％の症例で 50％以上の結節の縮小を認めたと報告している（RR：1.88，95％ CI：1.18〜3.01，$p=0.008$）．しかし，5 年以上の長期での成績ではプラセボ群との間に有意差はなく，治療中止後は再び結節が再増大すること，また心血管系や骨への副作用を

8例に認めたことから，TSH抑制療法は通常の治療としては勧められないと結論づけている．

TSH抑制の程度による結節縮小効果の差については，Papiniら[10]による5年間の治療成績では，TSH抑制療法全体での有意な縮小はみられなかったが，TSH 0.1 μU/mL以下の群では有意（$p=0.0082$）に結節径が縮小した．また，5年間で新たにできる結節の頻度は，コントロール群の28.5％に対してLT$_4$投与群は7.5％であり，TSH抑制療法に一定の有効性はあるものの，できるだけ閉経前の女性に限るとしている．またKocら[11]はTSH 0.1 μU/mL以下の群とTSH 0.4〜0.6 μU/mLの軽度抑制群とで比較しており，結節の縮小の程度には差がなかったと報告している．

最近では2011年にGrussedorfら[12]が甲状腺結節を持つ1,000例以上の症例でランダム化比較試験を行った結果，LT$_4$のみでなくLT$_4$と無機ヨウ素を併用することでそれぞれの単独治療よりも有意な結節の縮小をみたと報告している（図2）．しかし，この研究は軽度ヨウ素欠乏地域でのデータであり，その縮小率は21.6％と低く，また1年間という短期での治療結果であるため，長期間での有効性は不明である．

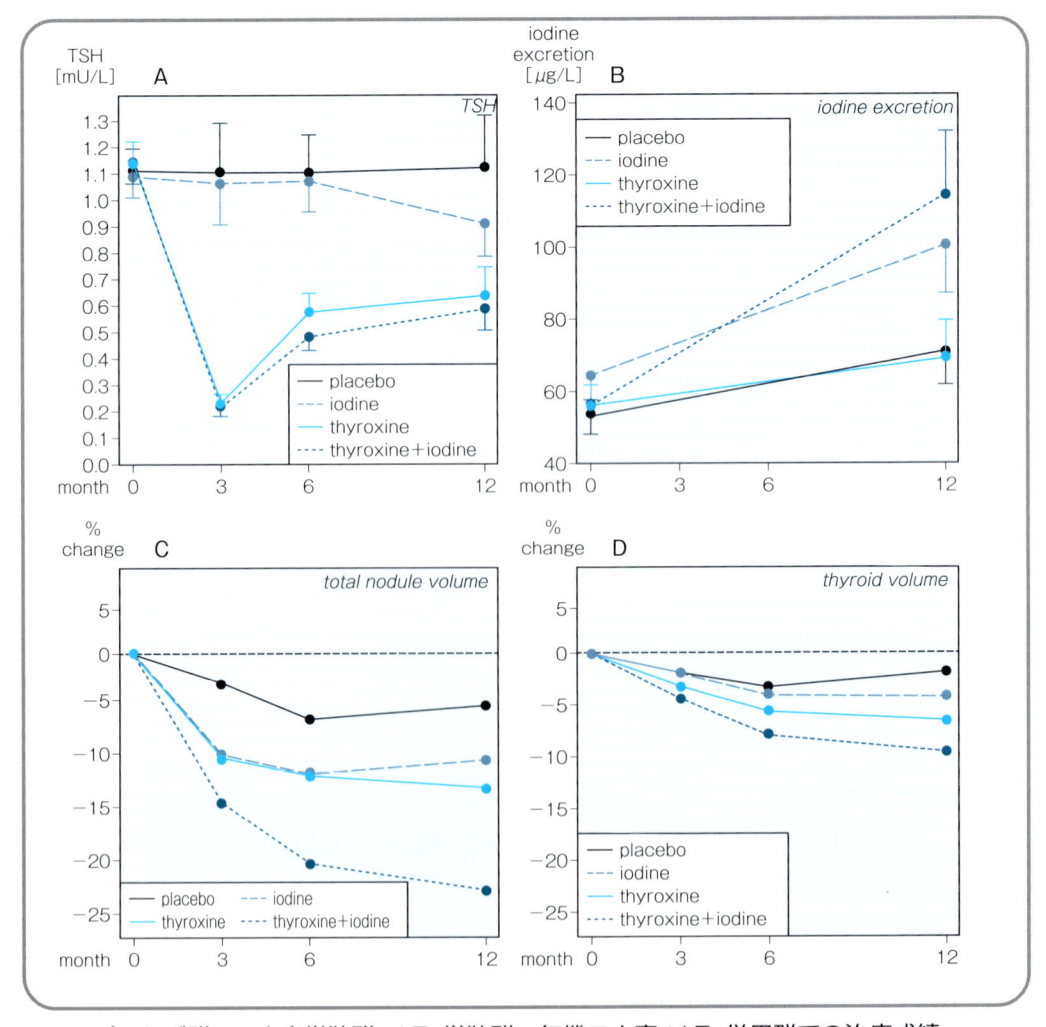

**図2：プラセボ群，ヨウ素単独群，LT$_4$単独群，無機ヨウ素＋LT$_4$併用群での治療成績**
A：血中TSH，B：尿中ヨウ素量，C：結節の体積，D：甲状腺の体積

**2** 実際の治療には LT₄ を用いるが，ときに甲状腺ホルモン値が高くなると動悸，頻脈など甲状腺中毒症状が出現することがある．特に，高齢者や心疾患の既往がある患者では，長期にわたる LT₄ 投与で TSH が 0.1 μU/mL 以下に抑制された状態が続くと，心房細動のリスクが約 3 倍増加するという報告[13]や，男女ともに虚血性心疾患に基づくイベント発生リスクが有意に増加するとされており[14]，十分な注意が必要である．これについては最近 Flynn ら[15]が 17,684 例の潜在性甲状腺機能亢進症の症例（平均年齢 61.6 歳）で平均 4.5 年にわたり年齢，性をマッチさせて検討した結果，TSH が感度以下（0.03 μU/mL）の群では明らかに心血管イベントの罹患率が増加し，死亡率，不整脈，骨折が起こるハザード比（HR）も，それぞれ 1.37（1.17〜1.60），1.6（1.10〜2.33），2.02（1.55〜2.62）であったと報告している．

また，甲状腺ホルモンは骨代謝回転を促進することから，特に閉経後の女性においては骨吸収が骨形成を上回り骨粗鬆症が起こりやすいともいわれている．甲状腺ホルモンを長期にわたり投与した場合の骨への影響についても詳しいメタ解析がなされており，TSH 抑制を目的とした甲状腺ホルモンの長期投与により閉経後の女性では腰椎でも大腿骨頸部でも有意な骨量の減少がみられたと報告している[16]．骨折のリスクは，65 歳以上で血中 TSH＜0.05 μU/mL のグループのほうが，TSH が 0.05〜4.0 μU/mL のグループよりも 2〜3 倍リスクが増加するとの報告がある[17]．潜在性甲状腺機能亢進症と骨粗鬆症について 21 個の論文のメタ解析をした Vestergaard らの報告[18]では，閉経後の女性においてはハイリスクであるが，閉経前の女性や男性ではリスクの増加はないとしている．以上の結果から，TSH 抑制療法を行う際には，閉経後の女性については治療前に骨密度や骨代謝マーカーを測定し，治療後はできれば 6 ヵ月から 1 年ごとに腰椎骨密度を測定して，骨粗鬆症の発症，進展に十分注意し，場合によっては骨粗鬆症の治療を併用していくことが望ましい．

## 解 説

近年，高分解能の装置を用いた超音波検査をはじめとする種々の画像検査を施行する頻度が増加したことや，ドックなどの検診受診率の増加などにより，甲状腺結節性病変は 13〜67％ と高頻度に認めることが報告されている[19]．これらの結節性病変が臨床的に良性と診断された場合，どのように対処するのが適切か，積極的に TSH 抑制療法を行うことは有効かどうかについては，リスクの問題も含めていまだ賛否両論がある．甲状腺ホルモンによる TSH 抑制療法の理論的根拠は，TSH が甲状腺機能や甲状腺細胞増殖の主たる刺激物質であるという事実に基づいている．果たして甲状腺ホルモンを投与してどの程度の TSH 抑制を長期にわたり行うことが推奨されているのか，あるいは逆に良性甲状腺結節の自然経過を長期でみると自然に縮小あるいは消失する場合もかなりあること[20]などを考え併せると，TSH 抑制療法が本当に有効であるかは疑問である．

2009 年に発表された米国甲状腺学会のガイドライン[21]では，2006 年版と同様に LT₄ 投与を勧めていない（grade F）．一方，AACE/AME/ETA[22]の 2010 年のガイドラインでは，基本的には TSH 抑制療法は勧められないが，ヨウ素欠乏地域での小さい結節を持った若い患者や非機能性の結節性甲状腺腫の場合は考慮してもよいとしている．しかし，甲状腺結

節が大きい場合や，血中TSHが正常下限の場合，骨粗鬆症がある女性，60歳以上の男性で骨粗鬆症や心血管系の疾患がある場合にはTSH抑制療法は避けるべきであると述べている．米国甲状腺学会とAACE/AMEのガイドラインでは共通した3つのメタ解析の参考文献[2,5,8]をあげて臨床的エビデンスについて言及している．それぞれの推奨レベルは異なっているが，国によってヨウ素摂取量が異なることや骨粗鬆症や心血管系の合併症の治療にかかる医療費の問題などが影響しているとも考えられる．

やや古い論文になるが，Bennedbekら[23]は2000年に米国甲状腺学会と欧州甲状腺学会のメンバーに質問表を送り，178人の専門家の意見をまとめている．設定は『42歳女性で2〜3cmの良性の充実性甲状腺結節を認めた場合の管理方法』である．全員が穿刺吸引細胞診を行い良性と確定診断するとしており，良性結節で甲状腺機能が正常であればLT$_4$治療を行うとしたメンバーは米国甲状腺学会では52％存在したのに対して，欧州甲状腺学会では30％と少なく，逆に手術を選択すると回答したのは米国甲状腺学会の1％に対して欧州甲状腺学会では23％であった（$p<0.0001$）．これらの結果からもTSH抑制療法に関しては，実際にはヨウ素充足と欠乏の地域差，また費用対効果の捉え方など国によっても異なるといえる．

以上のメタ解析の結果をまとめると，5年以上の長期での治療成績ではプラセボ群との差がみられなかった点，治療中止後は再び結節が再増大する点，また心血管や骨への副作用が出現する可能性があることから，長期にわたるTSH抑制療法は通常の治療としては勧められない．

## 主要な臨床研究論文の紹介

### ▼ Gharib H et al, 1998 [1]

Thyroxine suppressive therapy in patients with nodular thyroid disease. Ann Intern Med 1998；**128**：386-394

【目的】LT$_4$治療による甲状腺良性結節の縮小効果を評価する．
【方法】1997年までの8つのランダム化比較試験のメタ解析．
【結果】平均治療期間12ヵ月でコントロール群と比べてLT$_4$治療群で有意な（$p<0.05$）結節の縮小をみたのは8編の論文のなかの4編だけであった．結節の縮小率は平均で41％であった（表1）．
【結論】ほとんどの良性結節はLT$_4$治療を行わず経過観察のみでよい．
【コメント】コントロール群とLT$_4$治療群に割り付けられた甲状腺結節の性状については各論文で詳細に記述されていないが，コントロール群でも一部には囊胞性病変で自然に縮小した例もあると考えられる．今回の結果からは縮小したという論文が半数で縮小率も41％であったことから，ほとんどの良性結節はLT$_4$治療を行わず経過観察のみでよいと考えられる．

### ▼ Castro MR et al, 2002 [5]

Effectiveness of thyroid hormone suppressive therapy in benign solitary thyroid nodules：a meta-analysis. J Clin Endocrinol Metab 2002；**87**：4154-4159

【目的】LT$_4$投与によるTSH抑制療法の有効性を検討する．

【方法】1987年から1999年までに報告された6つのランダム化比較試験のメタ解析（合計346例）．

【結果】プラセボ群とLT$_4$治療群で比較すると，全体としてはTSH抑制療法を行ったほうがよいという結果であった（RR：1.9，95%CI：0.95～3.81）．しかし，全体として結節のサイズが50%以上縮小したのは，LT$_4$治療群で22%，プラセボ群で10%であり，統計学的には有意ではなかった．

【結論】LT$_4$投与によるTSH抑制療法は有効であるといえるが，50%以上の縮小例でみるとプラセボ群とLT$_4$治療群とでは差はなかった．

【コメント】ここでは13編のランダム化比較試験の論文のうち6編の論文結果についてのみ述べられている．すなわち，今回の研究の基準として，①細胞診で確認された単発性の良性結節であること，②6ヵ月以上の観察期間があること，③TSH抑制の状態が記述されていること，④結節のサイズを超音波検査で確認していること，⑤結節の体積が50%以上縮小したときを治療有効例としていることをあげており，これらの記載が一部でもない論文は除外して検討している．結果としては50%以上の結節体積の縮小は，TSH抑制療法群のほうがプラセボ群よりやや多かったが，統計学的には有意でなかったとしている．

▼ Grussedorf M et al, 2011 [12)]

Reduction of thyroid nodule volume by levothyroxine and iodine alone and in combination：a randomized, placebo-controlled trial. J Clin Endocrinol Metab 2011；**96**：2786-2795

【目的】LT$_4$単独投与群，ヨウ素単独投与群およびLT$_4$＋ヨウ素治療群における甲状腺結節の縮小率を比較検討する．

【方法】ドイツでの多施設で甲状腺結節を認めた1,024例の症例をプラセボ群，LT$_4$単独群，ヨウ素単独群，あるいはLT$_4$＋ヨウ素治療群の4群に分けて，結節の縮小率を1年間超音波検査で観察した．それぞれの群での投与量は血中TSHが0.2～0.8$\mu$U/mLになるように調節した．

【結果】結節の縮小率（体積）（図2）：
　プラセボ群　　　　　：－5.2%［95%CI：－11.0～0.9%］
　ヨウ素単独群　　　　：－9.0%［95%CI：－13.6～4.1%，$p=0.328$］
　LT$_4$単独群　　　　　：－12.1%［95%CI：－17.4～－6.6%，$p=0.09$］
　LT$_4$＋ヨウ素治療群　：－21.6%［95%CI：－27.1～－15.7%，$p<0.001$］

【結論】LT$_4$＋ヨウ素治療群ではLT$_4$単独あるいはヨウ素単独治療よりも有意な結節の縮小が認められた．ヨウ素充足地域においてはLT$_4$とヨウ素の併用療法は1年間でみるとそれぞれの単独治療よりも有効な治療法であるといえる．

【コメント】1,000例以上の症例でランダム化比較試験を行った結果，LT$_4$とヨウ素の併用治療群ではそれぞれの単独治療よりも有意な結節の縮小をみたというごく最近の報告である．しかし縮小率が21.6%と低く，あまり顕著な効果とはいえない．また，1年間という短期での治療結果であり，長期での報告が待たれる．

## 文 献

1) Gharib H, Mazzaferri EL：Thyroxine suppressive therapy in patients with nodular thyroid disease. Ann Intern Med 1998；**128**：386-394
2) Reverter JL et al：Suppressive therapy with levothyroxine for solitary thyroid nodules. Clin Endocrinol 1992；**36**：25-28
3) Papini E et al：A prospective randomized trial of levothyroxine suppressive therapy for solitary thyroid nodules. Clin Endocrinol 1993；**38**：507-513
4) LaRosa GL et al： Levothyroxine and potassium iodide are both effective in treating benign solitary solid cold nodules of the thyroid. Ann Intern Med 1995；**122**：1-8
5) Castro MR et al：Effectiveness of thyroid hormone suppressive therapy in benign solitary thyroid nodules：a meta-analysis. J Clin Endocrinol Metab 2002；**87**：4154-4159
6) Zelmanovitz F et al：Suppressive therapy with levothyroxine for solitary thyroid nodules：a double-blind controlled clinical study and cumulative meta-analyses. J Clin Endocrinol Metab 1998；**83**：3881-3885
7) Richter B et al： Pharmacotherapy for thyroid nodules： a systematic review and meta-analysis. Endocrinol Metab Clin North Am 2002；**31**：699-722
8) Wemeau JL et al：Effects of thyroid-stimulating hormone suppression with levothyroxine in reducing the volume of solitary thyroid nodules and improving extranodular nonpalpable changes：a randomized, double-blind, placebo-controlled trial by the French Thyroid Research Group. J Clin Endocrinol Metab 2002；**87**：4928-4934
9) Sdano MT et al：Efficacy of thyroid hormone suppression for benign thyroid nodules：meta-analysis of randomized trials. Otolaryngol Head Neck Surg 2005；**133**：391-396
10) Papini E et al：Long-term changes in nodular goiter：a 5 year prospective randomized trial of levothyroxine suppressive therapy for benign cold nodules. J Clin Endocrinol Metab 1998；**83**：780
11) Koc M et al：Effects of low-and high-dose levothyroine on thyroid nodule volume：a crossover placebo-controlled trial. Clin Endocrinol 2002；**57**：621-628
12) Grussedorf M et al：Reduction of thyroid nodule volume by levothyroxine and iodine alone and in combination：a randomized, placebo-controlled trial. J Clin Endocrinol Metab 2011；**96**：2786-2795
13) Sawin CY et al：Low serum thyrotropin concentrations as a risk factor for atrial fibrillation in older persons. N Engl J Med 1994；**331**：1239-1252
14) Biondi B, Cooper DS：The clinical significance of subclinical thyroid dysfunction. Endocrine Reviews 2008；**29**：76-131
15) Flynn RW et al：Serum thyroid -stimulating hormone concentration and morbidity from cardiovascular disease and fractures in patients on long-term thyroxine therapy. J Clin Endocrinol Metab 2010；**95**：186-193
16) La Vignera S et al：L-thyroxin treatment and post-menopausal osteoporosis：relevance of the risk profile present in clinical history. Minerva Ginecol 2008；**60**：475-484
17) Bauer DC et al：Risk for fracture in women with low serum levels of thyroid-stimulating hormone. Ann Intern Med 2001；**134**：561-568
18) Vestergaard P, Mosekilde L：Hyperthyroidism, bone mineral, and fracture risk：a meta-analysis. Thyroid 2003；**12**：585-593
19) Tan GH, Gharib H：Thyroid incidentalomas：management approaches to non- palpable nodules discovered incidentally on thyroid imaging. Ann Intern Med 1997；**126**：226-231
20) Erdogan MF et al：Natural course of benign thyroid nodules in a moderately iodine-deficient area. Clin Endocrinol（Oxf）2006；**65**：767-771
21) Cooper DS et al；The American Thyroid Association Guidelines Taskforce：Revised American Thyroid Association Management Guidelines for patients with thyroid nodules and differentiated thyroid cancer. Thyroid 2009；**11**：1167-1214
22) Gharib H et al： AACE/AME/ETA Guidelines（ American Association of Clinical Endocrinologists, Associazione Medici Endocrinologi, and Europian Thyroid Association）Medical guidelines for clinical practice for the diagnosis and management of thyroid nodules. Endocr Pract 2010；**16**：1-43
23) Bennedbek FN, Hegedus L：Management of the solitary thyroid nodule：results of a North American survey. J Clin Endocrinol Metab 2000；**85**：2493-2498

# IV

# フローチャートによる診断・治療の具体的方法

# IV フローチャートによる診断・治療の具体的方法

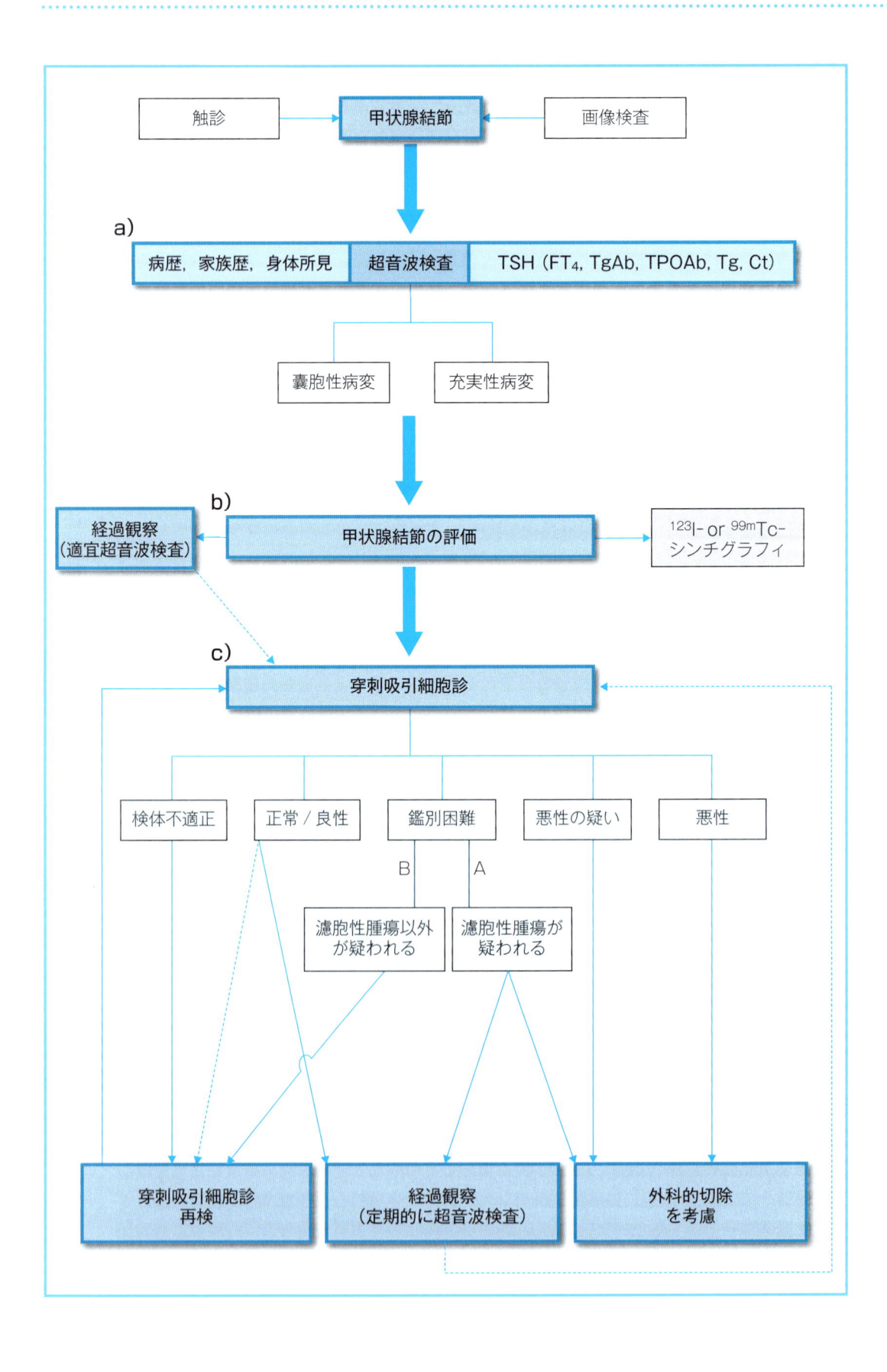

```
                触診 ──→ 甲状腺結節 ←── 画像検査
                              │
                              ▼
a)  病歴，家族歴，身体所見 │ 超音波検査 │ TSH (FT₄, TgAb, TPOAb, Tg, Ct)
                              │
                   ┌──────────┴──────────┐
                 囊胞性病変            充実性病変
                              │
                              ▼
b) 経過観察                                          ¹²³I- or ⁹⁹ᵐTc-
   （適宜超音波検査）  ←── 甲状腺結節の評価 ──→      シンチグラフィ
                              │
                              ▼
c)                       穿刺吸引細胞診
         ┌──────┬──────────┼──────────┬──────┐
      検体不適正  正常／良性  鑑別困難   悪性の疑い   悪性
                            B │ A
                    濾胞性腫瘍以外   濾胞性腫瘍が
                    が疑われる      疑われる

      穿刺吸引細胞診      経過観察         外科的切除
      再検              （定期的に超音波検査）  を考慮
```

a)
　すべての甲状腺結節患者に対して，甲状腺超音波検査を施行するべきである．
病歴，家族歴の聴取と丁寧な診察で身体所見を把握し，血清 TSH を測定する．
必要に応じて，FT$_4$，TgAb，TPOAb，Tg，カルシトニン (Ct) の測定を行う．

b)
　甲状腺超音波検査所見，病歴，家族歴，身体所見および血中甲状腺マーカーにより，甲状腺結節を評価する．穿刺吸引細胞診が必要か否かを判断する．施行しない場合は適宜超音波検査を行い経過観察していく．機能性結節が疑われる場合は，放射性ヨウ素ないし $^{99m}$Tc シンチグラフィを施行する．

c)
　穿刺吸引細胞診の分類結果をもとに以下のように対処する．甲状腺超音波検査所見も参考にする．
- 「検体不適正」の場合：
　　穿刺吸引細胞診を再施行する．
- 「正常あるいは良性」の場合：
　　少なくとも数年間は 12〜18 ヵ月ごとに超音波検査を施行し，経過観察する．超音波画像で明らかな結節の増大や形状の変化がみられた場合は，穿刺吸引細胞診を再施行する．
　　診断の精度を高める目的で，穿刺吸引細胞診の再検を考慮してもよい．
- 「鑑別困難 A 群：濾胞性腫瘍が疑われる」の場合：
　　細胞病理専門医により悪性の可能性が高いと判断されたら，外科的切除を行い組織診断する．
　　良性の可能性が高いと判断されれば，超音波検査所見も参考にしたうえで，6〜12 ヵ月ごとに超音波検査を行いつつ経過をみてもよい．
- 「鑑別困難 B 群：濾胞性腫瘍以外が疑われる」の場合：
　　穿刺吸引細胞診を再検する．
- 「悪性の疑い」，「悪性」の場合：
　　外科的切除を考慮する．

# V

## 特 論

# 1 腺腫様甲状腺腫

## ポイント

- 「腺腫様甲状腺腫」は病理学的診断名であり，病理学的検査（細胞診，組織診）が未施行の段階の臨床診断名としては「多結節性甲状腺腫」を使用すべきである．結節が単発の場合，それに相当する病理学的診断名は「腺腫様結節」である．
- 多結節性甲状腺腫と単発性甲状腺結節における甲状腺癌の合併頻度には差がない．
- 個々の結節を超音波検査にて詳細に観察し，悪性を疑わせる結節に対しては穿刺吸引細胞診を行う．

## ステートメント

1. わが国では「腺腫様甲状腺腫」という病名が日常診療において頻用されているが，腺腫様甲状腺腫は病理学的診断名であり，病理学的検査（細胞診，組織診）の未施行の段階で使用するのは適切でない．「多結節性甲状腺腫」を用いるべきである．なお結節が単発の場合，それに相当する病理学的診断名は「腺腫様結節」である．　コンセンサス　グレードA

2. 多結節性甲状腺腫ないし単発性甲状腺結節の診断は，超音波検査と穿刺吸引細胞診によるところが大きい．腺腫様甲状腺腫は非腫瘍性過形成であり，それ自体は悪性疾患ではないが，約10％に甲状腺癌の合併を認める．多結節性甲状腺腫と単発性甲状腺結節における甲状腺癌の合併頻度には差がない．　EL3

3. 甲状腺癌の合併を精査するために，個々の結節に対し甲状腺超音波検査を施行する．悪性を疑う所見のある結節に対し，超音波ガイド下に穿刺吸引細胞診を行う．悪性を疑わせる所見がみられない場合でも，径が20 mmを超える充実性結節は穿刺吸引細胞診を行うことを推奨する（II-3「穿刺吸引細胞診」，II-2-A「Bモード画像」参照）．　EL3　グレードC

4. 自律性機能性甲状腺結節の有無をみるため，TSHを測定する．TSHが抑制されていれば，$^{123}$I，$^{131}$Iまたは$^{99m}$Tcによるシンチグラフィを行うべきである（V-3「機能性甲状腺結節」参照）．　EL3　グレードA

5. 多結節性甲状腺腫は，長い経過をたどって自律性機能性結節になることがある．年1回程度の長期にわたる経過観察が望ましい．　EL3　グレードC

## ステートメントの根拠

**1** 「腺腫様甲状腺腫（adenomatous goiter）」という病名は，わが国では日常臨床で頻用されているが，これは病理学的診断名であり，「甲状腺癌取扱い規約（第6版）」の甲状腺腫瘍の組織学的分類によれば，腺腫様甲状腺腫は腫瘍様病変の項に位置づけられている．病理学的診断が得られていない段階では，臨床診断名として「多結節性甲状腺腫」を用いるべきである．欧米の主要な教科書には，multinodular goiter と記載されている[1,2]．多結節性甲状腺腫は非中毒性と中毒性に区別される．本項では非中毒性多結節性甲状腺腫を扱う（中毒性については，V-3「機能性甲状腺結節」参照）．なお，腺腫様甲状腺腫は多発結節であり，これが単発結節の場合は「腺腫様結節」である．

**2** 多結節性甲状腺腫で手術を施行した症例の病理組織を検討すると，5～9％に甲状腺癌が見出される[3,4]．最近の研究でも，甲状腺癌の合併頻度は後ろ向き検討で13.7％[5]，前向き検討でも14.3％[6]と報告されている．93％が乳頭癌で，7％が濾胞癌である[7]．約60％が微小癌であるという報告[6]もあるが，逆に微小癌は6％のみという報告[3]もある．多結節性甲状腺腫以外の良性甲状腺疾患で手術が施行されたときでも13％に微小乳頭癌がみつかり[8]，さらに甲状腺疾患がないと思われる患者の剖検例でも17％に微小癌が報告されている[9]．以上を考慮すると，多結節性甲状腺腫に特に甲状腺癌の合併頻度が高いわけではない．したがって，多結節性甲状腺腫に対して甲状腺癌合併のリスクが高いという理由で手術を勧めることは妥当ではない．多結節性甲状腺腫における甲状腺癌の頻度は単発性甲状腺結節と同じであると報告されている[10,11]．触診でわかる結節だけを対象にしたとき[12]も，触診では触知せず超音波検査でみつかった微小結節だけを対象にしたとき[11]も，触診で触知するかどうかにかかわらない症例を対象にしたとき[10]も，いずれにおいても甲状腺癌の合併頻度は，多結節性甲状腺腫と単発性甲状腺結節で差がない．したがって，日常臨床における多結節性甲状腺腫の取扱いは，甲状腺癌の診断に関して単発性甲状腺結節と同じである．

**3** 結節の数，性状を明らかにするためには，超音波検査が必須である．多結節性甲状腺腫の場合，一番大きな結節のみ穿刺吸引細胞診を行うと，甲状腺癌を見逃す可能性がある[10]．結節のサイズよりも，微細石灰化，低エコー所見，境界不鮮明，結節内血流増加など結節の超音波検査所見のほうが，甲状腺癌の可能性を示唆する指標として重要である[11,13]．疑わしい結節に超音波ガイド下穿刺吸引細胞診を行うことで癌の検出率を高めることができる．しかし，多結節性甲状腺腫の場合，甲状腺癌を疑って穿刺吸引細胞診を行っても標本不適正や偽陰性症例が多く，甲状腺癌と診断（手術により確認）できるのは32％のみであるという報告[14]がある．穿刺吸引細胞診には限界があることも念頭に置くべきであろう．特に，濾胞癌の診断は極めて難しい．

超音波検査上悪性を疑わせる所見がみられない場合も，径20 mmを超える充実性結節には穿刺吸引細胞診を行うことを推奨する（II-3「穿刺吸引細胞診」参照）．

**4** V-3「機能性甲状腺結節」参照．

5. 多結節性甲状腺腫は，最初，甲状腺がびまん性に増大し，時間の経過とともに結節が形成され，多結節性に変化してくる．その後，結節が自律性に甲状腺ホルモンをつくり始めることがあるが，この状態は中毒性多結節性甲状腺腫と呼ばれる．多結節性甲状腺腫は年齢が進むにつれて甲状腺腫が大きくなり，結節が形成され，自律性を持ってくる可能性がある[15]．びまん性甲状腺腫や単結節例と比べて，非中毒性多結節性甲状腺腫は高齢者に多く，甲状腺腫も大きく，TSH値が有意に低い．多結節性甲状腺腫では，甲状腺重量は年齢，甲状腺腫の期間と正の相関を示す[1]．甲状腺機能正常の多結節性甲状腺腫90例を平均5年間経過観察した（最長12年）研究[16]によれば，観察前自律性結節を持っていたもの64例中18例が顕性甲状腺機能亢進症になった．また，自律性結節がなかった26例中6例に自律性結節が出現した．この研究は多結節性甲状腺腫に対する長期観察の必要性を示唆している．

## 解説

### a. 多結節性甲状腺腫の病因

多結節性甲状腺腫の病因として環境因子や遺伝因子が関与していると考えられているが，現時点では不明である．環境因子として最も重要なものはヨウ素欠乏であるが，それが唯一の原因とは考えられない．ヨウ素摂取が十分な地域でも，多結節性甲状腺腫の頻度は高いからである[17]．その他の環境因子としては，タバコ（goitrogenであるthiocyanateを含む），リチウム，cassava（熱帯地方で栽培される植物で，タピオカの原料）がある[18]．一卵性双生児は二卵性双生児に比し，地方性[19]，散発性[20]いずれも多結節性甲状腺腫の頻度が高い．このことは，多結節性甲状腺腫の成因に遺伝因子が関与していることを示唆する．体質因子として，性差は女性が男性の5～10倍の頻度である[15]．甲状腺ホルモン合成に関与する諸酵素の異常が関与している可能性もある．この場合は家族性甲状腺腫が認められることが多い[21,22]．Hishinumaらは，Tg遺伝子異常症による多結節性甲状腺腫も起こりうることを報告した[23]．

### b. 多結節性甲状腺腫の頻度

多結節性甲状腺腫の頻度は，ヨウ素摂取と関連している可能性がある．ヨウ素摂取の少ない国では，多結節性甲状腺腫の頻度が高い[24,25]．ヨウ素摂取が十分な国での研究として，米国のFramingham study[26]では60歳以上を対象とすると多結節性甲状腺腫の頻度は1%であり，シンガポール人を対象とした研究[27]では多結節性甲状腺腫の頻度は2.8%と報告されている．一般的に，ヨウ素摂取が十分な国では，多結節性甲状腺腫の頻度が4%を超えることはないといわれている[28]．

### c. 治療適応

多結節性甲状腺腫のサイズ増大は緩徐で，圧迫症状が出ることはまれである．治療の適応となるのは，気管や食道の圧迫症状，甲状腺腫全体ないし一部の結節が進行性に増大してくるとき，特に縦隔内甲状腺腫の圧迫による静脈還流障害がみられるときである．圧迫による頸部違和感や美容上の問題で治療が必要となることもある．甲状腺腫が縦隔内に進

展し胸郭の入り口を塞ぐと，上大静脈症候群と同様の症状が出現する．甲状腺腫が気管を圧迫した場合，呼吸困難，喘鳴，咳，絞扼感を訴えることがある．特に縦隔内甲状腺腫では，体位により呼吸困難や咳などの症状が出やすくなる[29]．縦隔内甲状腺腫の原因は，多結節性甲状腺腫が最も多い[30]．結節内への出血，上気道感染症などが引き金になって，呼吸困難が急速に悪化することがあり，気管内ステントや気管切開を必要とすることもある．食道は解剖学的に気管の後方に位置しているため，圧迫は軽度である[1]．

### d. 治療法

治療法として，手術，[131]I内用療法，甲状腺ホルモンによるTSH抑制療法などが行われている．

#### 1) 手術

手術方法として，以前は甲状腺亜全摘術が行われていたが，現在では甲状腺腫の再発を予防するために，甲状腺準全摘術や甲状腺全摘術が推奨されている[31,32]．再発率は，観察期間の長さで変わってくる．十分な手術を行った場合，10年後の再発率は10％を超えないとする記載[1]もあるが，両側多結節性甲状腺腫に対して亜全摘を行った場合，再発率が術後13年で13〜20％に達するという報告もある[33]．しかし，全摘術にもかかわらず再発が起こりうるとされ，原因として甲状腺〜胸腺領域の遺残甲状腺組織や錐体葉の取り残しなどが考えられている[34]．片葉切除術後や亜全摘術後では，甲状腺機能低下症がない限り，再発予防を目的とした甲状腺ホルモン投与は必要ないとする意見もある[35]．

#### 2) [131]I内用療法

1990年代に入って，多結節性甲状腺腫に対して[131]I内用療法を行うことで90％の症例で甲状腺腫が縮小することがわかってきた[36]．1回投与量は，甲状腺重量1gあたり100〜120μCiの[131]Iを24時間摂取率に換算して投与するが，数回施行すると効果的である[37]．[131]I内用療法12〜18ヵ月後には，甲状腺重量が50〜60％縮小する[38]．わが国では，田尻の報告があるのみである[39]．多結節性甲状腺腫20例に対して外来で[131]I内用療法を行い，平均治療回数3.4回で，治療前平均重量78.9mLから治療後平均重量34.2mLと有意に縮小した．

多結節性甲状腺腫で[131]I内用療法を受けた患者に対し，甲状腺癌を含めた悪性腫瘍の危険性について長期経過観察した論文はない．放射線照射に起因する悪性腫瘍の発生には，投与量のみでなく，投与した年齢が関与する．多結節性甲状腺腫で[131]I内用療法を受けた65歳以上の患者において，甲状腺以外の悪性腫瘍の推定発生頻度は，多結節性甲状腺腫術後死亡率と同じであると考えられている[40]．現時点では，多結節性甲状腺腫に対する[131]I内用療法の適応は，高齢者，特に合併症を有するか手術を拒否した症例に限られる．

#### 3) 甲状腺ホルモン

Ⅲ-4「甲状腺良性結節に対するTSH抑制療法」参照．

### e. 治療法の選択

多結節性甲状腺腫を持つ患者に治療を行う場合，3つの治療法（手術，[131]I内用療法，甲状腺ホルモン）の利点，欠点について説明すべきである[41]．手術は，若い患者や比較的健康で特に気管圧迫などの症状を速やかに解消する必要がある患者に適している．[131]I内用療法は，高齢者，特に心臓や呼吸器の疾患を持つ患者，結節の再発例などが適応になる．甲状腺ホルモンによるTSH抑制療法の適応は，限定された患者のみである．TSH抑制療法の

長期的な縮小効果は期待できず，$^{131}$I 内用療法と比べて副作用が起こりやすい[42] ことから，一般には推奨されない．ただし，甲状腺腫の小さな若い患者には考慮してもよい．最近，レーザー光凝固療法[43] やラジオ波焼灼療法[44] などの報告があるが，まだ日常臨床で使用する段階ではない．

## 主要な臨床研究論文の紹介

### ▼ Miccoli P et al, 2007 [6]

Incidental thyroid carcinoma in a large series of consecutive patients operated on for benign thyroid disease. ANZ J Surg 2006；**76**：123-126

【目的】良性甲状腺疾患で手術を受けた患者のうち，術後病理診断で甲状腺癌と診断される頻度を検討する．

【方法】ピサ大学病院で手術を受けた良性甲状腺疾患患者 998 例（女性 697 例，男性 301 例，平均年齢 49.5 歳）を対象とした．全例，超音波検査を受け，678 例は穿刺吸引細胞診を受けた．細胞診にて材料不十分，濾胞性結節は除外した．

【結果】病理にて，104 例（10.4％）が甲状腺癌と診断された．99 例は乳頭癌であった．非中毒性多結節性甲状腺腫 441 例中 63 例（14.3％）に甲状腺癌が発見された．

【結論】良性と診断されていても甲状腺癌の頻度は無視できないものである．多結節性甲状腺腫では，大きな結節のみを穿刺吸引細胞診するのではなく，悪性を疑う結節に行うべきである．

【コメント】前向き研究であり，信頼性の高い論文である．しかし，多結節性甲状腺腫を全例，手術するのは非現実的である．超音波検査で悪性が疑われる結節に対し，積極的に超音波ガイド下穿刺吸引細胞診を行うことで，甲状腺癌を発見することができる．

### ▼ Marqusee E et al, 2000 [10]

Usefulness of ultrasonography in the management of nodular thyroid disease. Ann Intern Med 2000；**133**：696-700

【目的】結節性病変に対する超音波検査の有用性を検討する．

【方法】1995 年 10 月〜1997 年 3 月の期間で，甲状腺結節もしくは甲状腺癌再発疑いの紹介患者 223 例が対象．全例に超音波検査を行い，直径 1 cm 以上の結節には穿刺吸引細胞診を行った．カルテによる後ろ向き研究である．

【結果】223 例中 156 例に対して，延べ 209 回の穿刺吸引細胞診を行った．単発性結節で紹介された患者 114 例のうち 50 例で，超音波検査にて触診不能な結節がみつかった．27 例（直径 1 cm 以上）に対して穿刺吸引細胞診を行ったが，23 例（直径 1 cm 未満）では穿刺吸引細胞診は行わなかった．びまん性または多結節性甲状腺腫として紹介された患者のうち 59 例で，超音波検査にて明らかな結節がみつかった．39 例（直径 1 cm 以上）に対して穿刺吸引細胞診を行ったが，20 例（直径 1 cm 未満）では穿刺吸引細胞診は行わなかった．

【結論】触診で甲状腺に異常を認めた紹介患者のうち 63％で，超音波検査にて診断が変更になった．

【コメント】この論文の目的とは少し外れるが，この研究で，単発性結節と多結節性甲状

腺腫で甲状腺癌の頻度に差がみられないことがわかった．

### ▼ Tezelman S et al, 2009 [31]

The change in surgical practice from subtotal to near-total or total thyroidectomy in the treatment of patients with benign multinodular goiter. World J Surg 2009；**33**：400-405

【目的】①良性の多結節性甲状腺腫に対して，亜全摘術と準全摘術または全摘術を行い手術結果の比較検討すること，②準全摘術または全摘術を行うことにより病理診断で甲状腺癌がみつかったときの補完全摘の頻度が減るかどうかを検討する．

【方法】良性の多結節性甲状腺腫患者 2,592 例を対象とした．亜全摘術を受けたのは 1,695 例 (group 1)，準全摘術または全摘術を受けたのは 1,211 例 (group 2) であった．

【結果】病理にて，7.2％(210/2,906)に甲状腺癌がみつかった．永続性副甲状腺機能低下症と反回神経麻痺は両群にて差はなかったが，一過性副甲状腺機能低下症が group 2 で有意に高かった (8.4％ vs. 1.4％；$p<0.001$，オッズ比 [OR]：52.98)．甲状腺癌の頻度は，group 1 (4.7％，$n=81/1,695$) に比べて group 2 (10.7％，$n=129/1,211$) で有意に高かった ($p<0.001$，OR：39.1)．group 2 は補完全摘の適応ではないが，group 1 の 38 例 (4.7％) が補完全摘を行った ($p<0.007$)．補完全摘を行った 38 例中 2 例 (5.3％) で，切除甲状腺に微小乳頭癌がみつかった．group 1 の 121 例 (7.1％) が再発した．観察期間は 14.9±8.7 年であり，6 例 (5.0％，6/121) が再手術を受けた．

【結論】亜全摘術では，補完全摘の頻度が高い．亜全摘と準全摘術または全摘術の永続的後遺症に差はみられなかった．したがってこの結果より，術後の病理で甲状腺癌と判明したとき行う補完全摘を避けるために，多結節性甲状腺腫に対して，準全摘術または全摘術を行うことを推奨する．

### ▼ 田尻淳一, 2005 [39]

非中毒性多結節性甲状腺腫に対する外来での放射性ヨウ素治療．日本内分泌学会雑誌 2005；**81**：317

【目的】非中毒性多結節性甲状腺腫 (NTMNG) に対する $^{131}$I 内用療法の治療効果を検討する．

【方法】2000 年 4 月～2004 年 12 月までの期間中，NTMNG 27 例に対して $^{131}$I 内用療法を行った．治療中の 6 例と脱落した 1 例を除いた 20 例を対象とした．男 2 例，女 18 例，年齢は 60.7±13.9 歳 (35～78 歳) である．外来で行うため，1 回投与量は 13 mCi とし，分割投与を行った．甲状腺推定重量は，基本的には超音波検査で測定した．甲状腺腫が大きな例は CT にて測定した．$^{123}$I もしくは $^{99m}$Tc シンチグラフィを行った．全例で，穿刺吸引細胞診を行い良性であることを確認した．TSH 抑制療法が無効例，高齢で TSH 抑制療法が適さない例を対象とした．

【結果】$^{131}$I 内用療法前の推定重量は 78.9±47.5 mL (29.5～228 mL) であり，$^{131}$I 内用療法後に 34.2±23.1 mL (9.1～83.2 mL) と有意に縮小した ($p<0.001$)．治療回数は 3.4±1.2 回 (1～6 回)，総投与量は 43.6±15.9 mCi (13～78 mCi) であった．$^{131}$I 内用療法前には全例，甲状腺機能は正常であった．10 例が $^{131}$I 内用療法後に低下症になり LT$_4$ 投与を始めた．推定重量が 50％以下に縮小したのは 12 例であり，推定重量が 50％以下になるのに要する期間は 18.4±11.8 ヵ月間 (7～46 ヵ月間) であった．$^{131}$I 内用療法後の観察期間は，30.4±15.8 ヵ月

間（8〜60ヵ月間）であった．

【結論】[131]I 内用療法は NTMNG に対する有効な治療法である．

【コメント】わが国において，非中毒性多結節性甲状腺腫に対して [131]I 内用療法を行った唯一の研究である．

### ▼ Nieuwlaat WA et al, 2003 [45)]

Pretreatment with a single, low dose of recombinant human thyrotropin allows dose reduction of radioiodine therapy in patients with nodular goiter. J Clin Endocrinol Metab 2003；**88**：3121-3129

【目的】多結節性甲状腺腫に対して [131]I 内用療法の前処置として rhTSH を使用することの有用性について検討する．

【方法】多結節性甲状腺腫患者 22 例を対象として，[131]I 内用療法を行った．[131]I 投与 24 時間前に 0.01 mg（12 例）または 0.03 mg（10 例）の rhTSH を筋注で単回投与した．治療前，[131]I 摂取率（24 時間）を rhTSH を使用しないときと rhTSH（0.01 mg または 0.03 mg）を使用したときで比較した．[131]I 投与量は，[131]I 摂取率（24 時間）と 100 $\mu$Ci/g 甲状腺重量から算出した．治療前後で，甲状腺機能，TSH 受容体抗体を比較した．

【結果】rhTSH 投与前の摂取率に比べて，rhTSH 0.01 mg 投与群では平均 1.9 倍，rhTSH 0.03 mg 投与群では平均 2.4 倍に増加した．これに応じて [131]I 投与量は減量可能であった．治療前甲状腺重量は，rhTSH 0.01 mg 投与群で 143±54 mL，rhTSH 0.03 mg 投与群で 103±44 mL であった．1 年後，甲状腺重量は，rhTSH 0.01 mg 投与群で 35±14％，rhTSH 0.03 mg 投与群で 41±12％減少した．rhTSH 0.03 mg 投与群で投与 1〜2 日後をピークに $FT_4$ が一過性に増加した（15.8±2.8→23.2±4.4 pmol/mL）．TSH 受容体抗体は治療前は全例陰性であったが，治療後に 4 例で陽性になった．4 例中 3 例で，治療 23〜25 週後に甲状腺機能亢進症を呈した．

【結論】rhTSH を治療前に使用することで，[131]I の投与量を 50〜60％減らすことが可能で，rhTSH を使用しない場合と同等の効果を発現した．

【コメント】わが国では，まだこの疾患の [131]I 内用療法に対して rhTSH が保険適用になっていないが，ヨウ素摂取量の多いわが国でこそ rhTSH を用いたこの治療法の有効性が期待できる．

### ▼ Wesche MFT, 2001 [42)]

A randomized trial comparing levothyroxine with radioactive iodine in the treatment of sporadic nontoxic goiter. J Clin Endocrinol Metab 2001；**86**：998-1005

【目的】多結節性甲状腺腫に対して，甲状腺ホルモン投与による TSH 抑制療法と [131]I 内用療法を行い，甲状腺腫縮小効果を比較する．

【方法】多結節性甲状腺腫と診断された 64 例が対象である．性，閉経年齢をマッチさせたあと，ランダムに 2 群に分けられた：A 群 [131]I 内用療法，B 群 TSH 0.01〜0.1 mU/L を目標とした TSH 抑制療法．2 年後に甲状腺重量，甲状腺機能，骨粗鬆症のマーカー，骨塩量をチェックした．甲状腺縮小率が 13％以上の場合，効果ありと判断した．

【結果】7 例の脱落例を除いた 57 例が研究を終了した．甲状腺重量は，A 群（縮小率 44％）で有意に縮小したが，B 群（縮小率 1％）では不変であった（$p<0.001$）．A 群で効果なし（縮

小率＜13％）と判断されたのは，29例中1例だけであったが，B群では28例中16例であった（$p<0.0001$）．効果ありと判断されたA群の甲状腺重量縮小率は46％であったが，B群のそれは22％であった（$p<0.005$）．A群では，45％が甲状腺機能低下症となった．B群では，10例が甲状腺中毒症の症状が発現し，2例は治療を中止した（1例は心房細動のため）．B群では，骨形成と骨吸収マーカーが有意に増加しており，閉経前と閉経後のどちらも腰椎骨塩量が有意に減少（3％）していた．

【結論】多結節性甲状腺腫に対して，$^{131}$I内用療法は甲状腺ホルモン投与によるTSH抑制療法に比べて効果があり，治療中断もなかった．TSH抑制療法は，骨量減少を招いた．

【コメント】ランダム化比較試験であり，信頼性の高い論文である．

▼ Elte JW et al, 1990 [16]

The natural history of euthyroid multinodular goitre. Postgrad Med J 1990；**66**：186-190

【目的】非中毒性多結節性甲状腺腫の自然経過を検討する．

【方法】140例の非中毒性多結節性甲状腺腫を対象とした．内訳は，男性14例，女性126例，平均年齢54.6歳，自律性結節88例，非自律性結節52例である．

【結果】経過観察できたのは90例であった（男性11例，女性79例，平均年齢54.0歳，自律性結節64例，非自律性結節26例）．観察期間中（平均5.0年，最長12.2年），15例で甲状腺機能が変化した．自律性結節8例が1〜7年以内に甲状腺機能亢進症になった．6例が，非自律性結節から自律性結節になった．1例は，自律性結節から非自律性結節になった．1例は，非自律性結節から自律性結節になり，甲状腺機能亢進症までになった．1例は，甲状腺機能亢進症に対して手術を受け，濾胞癌がみつかった．圧迫症状で手術を受けたのは，6例のみであった．16例は，美容上の理由で手術を受けた（ほとんどの症例は観察期間の早い時期に手術を受けた）．非自律性結節に対するTRH試験は有用である．

【結論】非中毒性多結節性甲状腺腫の約17％で，経過観察中に甲状腺機能が変化するため，長期に経過をみていく必要がある．非自律性結節に対するTRH試験は有用である．

【コメント】非中毒性多結節性甲状腺腫から自律性結節，その後，甲状腺機能亢進症へと変化をきたす症例が存在する．

## 文 献

1) Hermus AR, Huysmans DA：Clinical manifestations and treatment of nontoxic diffuse and nodular goiter. Werner & Ingbar's The Thyroid, 9th Ed, Braverman LE, Utiger RD（eds），Lippincott Williams & Wilkins, Philadelphia, p879-885, 2005
2) UpToDate 2012 UpToDate, Inc. Available at：https://www.uptodate.com
3) Sugenoya A et al：Adenomatous goitre：therapeutic strategy, postoperative outcome, and study of epidermal growth factor receptor. Br J Surg 1992；**79**：404-406
4) Pelizzo MR et al：High prevalence of occult papillary thyroid carcinoma in a surgical series for benign thyroid disease. Tumori 1990；**76**：255-257
5) Gandolfi PP et al：The incidence of thyroid carcinoma in multinodular goiter：retrospective analysis. Acta Biomed 2004；**75**：114-117
6) Miccoli P et al：Incidental thyroid carcinoma in a large series of consecutive patients operated on for benign thyroid disease. ANZ J Surg 2006；**76**：123-126
7) Cheng SP et al：Characteristics of well-differentiated thyroid cancer associated with multinodular goiter.

Langenbecks Arch Surg 2008；**393**：729-732
8) Stoffer RP et al：Nodular goiter. Arch Intern Med 1960；**106**：10-14
9) Sampson RJ et al：Thyroid carcinoma in Hiroshima and Nagasaki：Ⅰ. Prevalence of thyroid carcinoma at autopsy. JAMA 1969；**209**：65-70
10) Marqusee E et al：Usefulness of ultrasonography in the management of nodular thyroid disease. Ann Intern Med 2000；**133**：696-700
11) Papini E et al：Risk of malignancy in nonpalpable thyroid nodules：predictive value of ultrasound and color-doppler features. J Clin Endocrinol Metab 2002；**87**：1941-1946
12) Belfiore A et al：Cancer risk in patients with cold thyroid nodules：relevance of iodine intake, sex, age, and multinodularity. Am J Med 1992；**93**：363-369
13) Leenhardt L et al：Indications and limits of ultrasound- guided cytology in the management of nonpalpable thyroid nodules. J Clin Endocrinol Metab 1999；**84**：24-28
14) Ríos A et al：Utility of fine-needle aspiration for diagnosis of carcinoma associated with multinodular goitre. Clin Endocrinol (Oxf) 2004；**61**：732-737
15) Hermus AR, Huysmans DA：Pathogenesis of nontoxic diffuse and nodular goiter. Werner & Ingbar's The Thyroid, 9th Ed, Braverman LE, Utiger RD (ed), Lippincott Williams & Wilkins, Philadelphia, p873-878, 2005
16) Elte JW et al：The natural history of euthyroid multinodular goitre. Postgrad Med J 1990；**66**：186-190
17) Studer H, Derwahl M：Mechanisms of nonneoplastic endocrine hyperplasia--a changing concept：a review focused on the thyroid gland. Endocr Rev 1995；**16**：411-426
18) Meire CA, Burger AC：Effect of drugs and other substances on thyroid hormone synthesis and metabolism. Werner & Ingbar's The Thyroid, 9th Ed, Braverman LE, Utiger RD (eds), Lippincott Williams & Wilkins, Philadelphia, p229-246, 2005
19) Malamos B et al：Endemic goitre in Greece：a study of 379 twin pairs. J Med Genet 1967；**4**：16-18
20) Brix TH et al：Major role of genes in the etiology of simple goiter in females：a population-based twin study. J Clin Endocrinol Metab 1999；**84**：3071-3075
21) Böttcher Y et al：The genetics of euthyroid familial goiter. Trends Endocrinol Metab 2005；**16**：314-319
22) Krohn K et al：Molecular pathogenesis of euthyroid and toxic multinodular goiter. Endocr Rev 2005；**26**：504-524
23) Hishinuma A et al：Two novel cysteine substitutions (C1263R and C1995S) of thyroglobulin cause a defect in intracellular transport of thyroglobulin in patients with congenital goiter and the variant type of adenomatous goiter. J Clin Endocrinol Metab 1999；**84**：1438-1444
24) Aghini-Lombardi F et al：The spectrum of thyroid disorders in an iodine-deficient community：the Pescoporgano survey. J Clin Endocrinol Metab 1999；**84**：561-566
25) Laurberg P et al：Thyroid disorders in mild iodine deficiency. Thyroid 2000；**10**：951-963
26) Vander JB et al：The significance of nontoxic thyroid nodules：final report of a 15-year study of the incidence of thyroid malignancy. Ann Intern Med 1968；**69**：537-540
27) Wang KW et al：A study of non-toxic goitre. Ann Acad Med Singapore 1990；**19**；439-442
28) Pinchera A et al：Multinodular goiter：epidemiology and prevention. Ann Ital Chir 1996；**67**：317-325
29) White ML et al：Evidence-based surgical management of substernal goiter. World J Surg 2008；**32**：1285-1300
30) Agha A et al：Surgical treatment of substernal goiter：an analysis of 59 patients. Surg Today 2008；**38**：505-511
31) Tezelman S et al：The change in surgical practice from subtotal to near-total or total thyroidectomy in the treatment of patients with benign multinodular goiter. World J Surg 2009；**33**：400-405
32) Moalem J et al：Treatment and prevention of recurrence of multinodular goiter：an evidence-based review of the literature. World J Surg 2008；**32**：1301-1312
33) Delbridge L et al：Total thyroidectomy for bilateral benign multinodular goiter：effect of changing practice. Arch Surg 1999；**134**：1389-1393
34) Snook KL et al：Recurrence after total thyroidectomy for benign multinodular goiter. World J Surg 2007；**31**：593-598
35) Hegedüs L et al：Is routine thyroxine treatment to hinder postoperative recurrence of nontoxic goiter justified? J Clin Endocrinol Metab 1999；**84**：756-760

36) Hegedus L et al：Reduction of size of thyroid with radioactive iodine in multinodular non-toxic goitre. BMJ 1988；**297**：661-662
37) Howarth DM et al：Outpatient management of patients with large multinodular goitres treated with fractionated radioiodine. Eur J Nucl Med 1997；**24**：1465-1469
38) Hegedus L, Bennedbaek FN：Radioiodine for non-toxic diffuse goitre. Lancet 1997；**350**：409-410
39) 田尻淳一：非中毒性多結節性甲状腺腫に対する外来での放射性ヨウ素治療．日本内分泌学会雑誌 2005；**81**：317
40) Huysmans DA et al：Dosimetry and risk estimates of radioiodine therapy for large, multinodular goiters. J Nucl Med 1996；**37**：2072-2079
41) Hermus AR, Huysmans DA：Treatment of benign nodular thyroid disease. N Engl J Med 1998；**338**：1438-1447
42) Wesche MFT et al：A randomized trial comparing levothyroxine with radioactive iodine in the treatment of sporadic nontoxic goiter. J Clin Endocrinol Metab 2001；**86**：998-1005
43) Amabile G et al：Low-energy interstitial laser photocoagulation for treatment of nonfunctioning thyroid nodules：therapeutic outcome in relation to pretreatment and treatment parameters. Thyroid 2006；**16**：749-755
44) Kim YS et al：Radiofrequency ablation of benign cold thyroid nodules：initial clinical experience. Thyroid 2006；**16**：361-367
45) Nieuwlaat WA et al：Pretreatment with a single, low dose of recombinant human thyrotropin allows dose reduction of radioiodine therapy in patients with nodular goiter. J Clin Endocrinol Metab 2003；**88**：3121-3129

# 2 囊胞成分を伴う結節

## ポイント

- 良性の囊胞性病変は，腺腫・腺腫様結節（過形成結節）の被膜内の組織が変性，壊死し，液性成分に置換されたものと定義される甲状腺結節性病変であり，罹患率が高い．
- 囊胞形成を著明に示す乳頭癌は，良性の囊胞性病変と区別が困難なことがある．
- 囊胞性病変は，穿刺吸引細胞診で上皮成分が採取されにくいため不適正検体になりやすい．

## ステートメント

1. 囊胞成分を伴う甲状腺結節は，一般検診対象者の27.2～58.7％に発見される罹患率の高い結節性病変である．EL2
   良性の囊胞性病変は，腺腫・腺腫様結節（過形成結節）の被膜内の組織が変性，壊死し，液性成分に置換されたものと定義される．

2. 囊胞性病変は，穿刺吸引細胞診で上皮成分が採取されにくいため，9～42％の確率で不適正検体になる．超音波ガイド下で充実性部分を穿刺することが重要である．繰り返し穿刺吸引細胞診を行っても診断が得られなければ，超音波検査所見を参考に，外科的切除も考慮する．EL2 グレードB

3. 囊胞性病変のうち，充実性部分がみられない囊胞に癌が存在する可能性はほとんどないが，充実性部分と囊胞が混在する結節に癌が存在する可能性は11.1％と高い．囊胞形成を著明に示す乳頭癌が，良性の囊胞性病変と区別が困難なことがある．EL2

4. 囊胞性病変で良性を示唆する超音波検査所見は，囊胞内部に後方多重エコー（コメットサイン）を伴う点状高エコーが存在することや血流シグナルを認めないことであり，悪性を示唆する所見は，充実部に点状高エコー（微細石灰化）が存在することや表面不整な突出部分を認めることである．EL3

5. エタノール注入療法（PEIT）は，癌合併が否定された囊胞性病変の再発予防に有効である．EL2 グレードB

## ステートメントの根拠

**1** 囊胞性病変は，一般検診対象者の27.2〜58.7％に発見される罹患率の高い結節性病変である[1〜3]．充実性成分がほとんどない「単純囊胞」と充実性成分と囊胞性成分が混在する「囊胞性病変」に分類される．

**2** 表1は，穿刺吸引細胞診と最終病理診断が得られた囊胞性病変を解析した6施設からの後ろ向き研究である．これらのメタ解析から，囊胞性病変は穿刺吸引細胞診で不適正検体になりやすく（9〜42％）[3〜5]，不適正検体と診断された4.5〜20.0％（平均12.3％）に癌が存在した[3,6〜8]．囊胞性病変の偽陰性率は0.0〜25.0％（平均8.1％）[6〜10]（表1）であり，囊胞性病変が3cmを超えると偽陰性率は有意に増加する[10]．検体採取量が十分に得られず，不適正検体になりやすいため，囊胞性病変において悪性を見逃す可能性は10％前後存在する．穿刺吸引細胞診ではエコーガイド下で充実性部分を穿刺することが重要である．繰り返し施行しても検体が得られない場合は，超音波検査所見を参考に外科的切除も考慮する．

**3** 表2は表1と同様，単施設後ろ向き23研究からデータを抽出したものである．腺腫・過形成結節の被膜内の組織が変性，壊死し，液性成分に置換されたものを囊胞と定義し，充実成分がほとんどないもの（単純囊胞）と充実成分と囊胞成分が混在する「囊胞性病変」に分類した．囊胞性病変に対する穿刺吸引細胞診の8.2±5.6％（1.3〜15.2％；中央値5.6）で悪性（表1）[6〜9]が検出され，手術摘出された囊胞性病変の11.0±8.9％（0.0〜29.2％；中央値10.9）に癌が発見された（表2）．また，甲状腺癌の2.5〜33.0％に囊胞変性を認めた[6〜8,10〜28]．本検討での限界は，穿刺吸引細胞診で良性と診断された囊胞性病変すべてに最終病理診断が得られてはいないことで，本検討での結果が多少過大評価されている可能性がある．また，単純囊胞に癌を合併する可能性は，ほぼないと考えてよい．

表1 囊胞性病変に対する穿刺吸引細胞診の正確性

| 著者名 | 発表年 | 文献 | 患者数 | 細胞診断 % malignancy | 悪性 % false positive | 良性 % false negative | 不適正検体 % false negative |
|---|---|---|---|---|---|---|---|
| Walfish | 1977 | 9 | 17 | 5.6 | 0.0 | 11.8 | |
| Sarda | 1988 | 6 | 78 | 1.3 | 0.0 | 0.0 | 7.9 |
| de los Santos | 1990 | 7 | 33 | 15.2 | 0.0 | 6.3 | 16.7 |
| Meko&Norton | 1995 | 10 | 14 | 14.3 | 0.0 | 25.0 | |
| 丸田 | 1997 | 3 | 1,323 | 8.4 | 0.0 | 5.4 | 4.5 |
| McHenry | 1999 | 8 | 70 | 4.3 | 0.0 | 0.0 | 20.0 |
| 平均 | | | | 8.2 | 0.0 | 8.1 | 12.3 |
| SD | | | | 5.6 | 0.0 | 9.4 | 7.3 |

表2　嚢胞性病変における癌検出率

| 著者名 | 発表年 | 文献 | 患者数 | 手術施行例<br>( )は単純嚢胞 | 甲状腺癌確定診断（%）単純嚢胞 | 嚢胞性病変（単純嚢胞＋嚢胞変性） |
|---|---|---|---|---|---|---|
| Blum | 1971 | 14 | 10 | 10 (5) | 0.0 | 10.0 |
| Blum | 1972 | 15 | 66 | 66 (13) | 0.0 | 13.6 |
| Hamburger | 1974 | 16 | 38 | 12 (4) | 0.0 | 8.3 |
| Rosen | 1974 | 17 | 21 | 21 (16) | 0.0 | 0.0 |
| Clark | 1975 | 18 | 11 | 11 (10) | 0.0 | 0.0 |
| Rosen | 1975 | 20 | 46 | 46 (27) | 0.0 | 8.6 |
| Ma&Ong | 1975 | 13 | 62 | 35 (0) | − | 2.8 |
| Spencer | 1977 | 21 | 23 | 23 (0) | 0.0 | 4.3 |
| Clark | 1979 | 22 | 38 | 13 (1) | 0.0 | 0.0 |
| Hammer | 1982 | 23 | 94 | 94 (0) | − | 17.0 |
| Rosen | 1986 | 24 | 60 | 60 (3) | 0.0 | 25.0 |
| Sarda | 1988 | 6 | 141 | 78 (0) | − | 7.7 |
| Cusick | 1988 | 25 | 148 | 106 (18) | 0.0 | 14.1 |
| de los Santos | 1990 | 7 | 71 | 71 (4) | 0.0 | 14.1 |
| Meko&Norton | 1995 | 10 | 24 | 24 (0) | − | 29.2 |
| McHenry | 1999 | 8 | 70 | 28 (0) | − | 21.4 |
| Cap | 1999 | 26 | 302 | 66 (0) | − | 1.5 |
| Abbas | 2001 | 12 | 34 | 34 (3) | 0.0 | 11.8 |
| Frates | 2006 | 27 | 464 | 34 (7) | 0.0 | 7.3 |
| Ito | 2007 | 11 | 685 | 58 (25) | 0.0 | 22.4 |
| Jaragh | 2009 | 28 | 76 | 76 (0) | − | 26.3 |
| 平均 | | | | | 0.0 | 11.0 |
| SD | | | | | 0.0 | 8.9 |
| 中央値 | | | | | | 10.9 |

[4] 嚢胞性病変において良性を示唆する超音波検査所見として，嚢胞内部に後方多重エコー（コメットサイン）を伴う点状高エコーを認める病変，薄い隔壁構造に仕切られた蜂の巣状（小嚢胞性病変の多発）結節，血流を伴わないスポンジ状，パイ生地状結節などが報告されている[19,29]．一方，悪性（嚢胞内乳頭癌）を示唆する所見としては，嚢胞内充実部の微細石灰化を示唆する点状高エコー[30,31]や，表面が乳頭状ないし不整形の突出部分の存在[30]が報告されている．穿刺液の性状には黄色透明，茶褐色，血性などがあるが，嚢胞性病変の良性悪性鑑別には有用でない[24,25,30,32]．また，嚢胞穿刺液のTg値，LDH1-2値が病変の良性悪性鑑別に有用とする報告もあるが，カットオフ値が定まっておらず，再現性に乏しい[33]．

[5] エタノール注入療法（PEIT）は，癌合併が否定されている嚢胞性病変の再発予防に有効である（表3）[34〜43]．しかし，繰り返し施行された穿刺吸引細胞診で検体不適正，あるいは増大傾向にある嚢胞性病変，放射線曝露歴があるものなどには施行すべきでない[3,8]．

表3 囊胞性病変に対するPEIT治療成績

| 著者名 | 発表年 | 文献 | 患者数 | 追跡期間 | 試験デザイン | 成功率（%） |
|---|---|---|---|---|---|---|
| Yasuda | 1992 | 36 | 61 | 6 | open | 72 |
| Monzani | 1994 | 37 | 20 | 12 | open | 95 |
| Verde | 1994 | 35 | 10 | 1 | randomized | 80 |
|  |  |  | 32 | 12 | open | 80 |
| Antonelli | 1994 | 38 | 26 | 12 | open | 77 |
| Zingrillo | 1996 | 34 | 20 | 6 | open | 95 |
| Zingrillo | 1999 | 39 | 43 | 24 | open | 93 |
| Del Prete | 2002 | 41 | 98 | 115 | open | 94 |
| Bennedbaek | 2003 | 42 | 33 | 6 | randomized | 82 |
| Valcavi | 2004 | 43 | 143 | 12 | open | 88 |
| 平均 |  |  |  |  |  | 85.6 |
| SD |  |  |  |  |  | 8.4 |
| 中央値 |  |  |  |  |  | 85.0 |

## 解説

### a. 診断

　囊胞には，導管の拡張などによる真性囊胞と変性，壊死，出血などの随伴病変によって生ずる続発性囊胞があり，甲状腺ではほとんどが後者である[44]．鑑別診断としては甲状舌管囊胞や梨状窩瘻などがある．

　囊胞成分を伴う結節には，明確な基準はないが，充実性結節の一部に囊胞成分を認める「充実成分優位型」，両者が同程度混在する「混合型」，囊胞成分が大部分を占める「囊胞成分優位型」，そして囊胞成分のみの「単純囊胞」がある．諸家らの報告（表2）によると，超音波検査所見で囊胞性病変を認めた場合，約10％に悪性の可能性があるため，悪性（囊胞内乳頭癌）を示唆する充実部の形状不整，多発する微細高エコーの存在，さらにその充実部に血流が豊富な囊胞性病変は，積極的に穿刺吸引細胞診を考慮すべきである．ただし，超音波検査所見が明らかに良性を示唆するコメットサインを伴う点状高エコーの存在や，スポンジ状と例えられる小囊胞性病変の多発した囊胞性病変の場合は施行する必要はない．囊胞性病変に対する穿刺吸引細胞診は，上皮細胞が十分得られず不適正検体になりやすいが，不適正検体のなかの約12％程度に癌が存在する[3,6~8]．また良性と診断された囊胞性病変にも8％前後に偽陰性が存在し[3,6~10]，3cmを超えるとその確率が増加することが報告されている[10]．そのため，穿刺吸引細胞診で不適正検体の場合，あるいは良性の診断であってもその後増大傾向にある囊胞性病変には，穿刺吸引細胞診を繰り返し行うことが必要である．

　なお海外の文献を読む際に，穿刺吸引細胞診の診断様式の違いに注意する必要がある．わが国でこれまで用いられてきている「甲状腺癌取扱い規約」では，画像上良性の囊胞で，細胞診の検体が囊胞として矛盾せず，乳頭癌を疑う所見がない場合，濾胞上皮細胞がごく少数またはまったく認められなくても「良性」囊胞と診断している．この場合，丸田らによると癌の見逃しが5.4％に生じるとされている[3]．一方，ベセスダ診断システムでは少なくとも10個以上の甲状腺濾胞上皮細胞が含まれた集塊が6個以上ない場合は検体不適正と

表4　甲状腺 PEIT 適応基準

```
甲状腺嚢胞
1. 適応について
  (1) 90％以上が嚢胞性であり，排液後の再貯留例を原則とする
  (2) 悪性が否定されていること
  (3) 臨床的に圧迫その他の症状が存在していること
  (4) 超音波ガイド下に確実に穿刺可能な部位に病変があること
  (5) 十分なインフォームドコンセントのもとに患者の了解が得られていること
  以上の5つの条件をすべて満たす症例を適応とする．ただし，以下の場合は除外する．
除外項目：
  1) 対側に反回神経麻痺が存在する場合
  2) 巨大嚢胞（十分な臨床効果が得られない可能性が高いので原則として適応としない）
```

（甲状腺 PEIT 研究会（編）：甲状腺 PEIT ガイドライン（案）より抜粋）

して扱われる．ベセスダ診断システムでは，良性の診断に癌が入り込むことをできるだけ避けるように（言い替えると検体不適正のカテゴリーに癌が含まれないように）なっている．

### b. 治療

癌合併が確実に否定されている嚢胞性病変には，エタノール注入療法（PEIT）が再発予防に有効である．表4に甲状腺 PEIT 研究会作成の「甲状腺 PEIT ガイドライン（案）」の適応基準を示す．具体的な治療には熟練した技術が必要なため，エタノール注入療法が施行できる甲状腺専門施設へ紹介すべきである．

## 主要な臨床研究論文の紹介

### ▼ McHenry CR et al, 1999 [8]

Recommendations for management of cystic thyroid disease. Surgery 1999；**126**：1167-1172

【目的】嚢胞性病変に対する穿刺吸引細胞診の有用性を検討する．

【対象】ケース・ウェスタン・リザーブ大学において 1990〜1999 年の9年間で甲状腺超音波スクリーニングを行った 389 例中，嚢胞性病変 70 例．

【方法】嚢胞性病変 70 例全例の穿刺吸引細胞診陽性率，不適正検体出現率，手術を行った 28 例の組織型から嚢胞性病変における癌検出率を検討した．単施設後ろ向き研究．

【結果】甲状腺結節の精査を行った 389 例中，嚢胞性病変 70 例 18％に嚢胞性病変を認めた．嚢胞性病変 70 例の穿刺吸引細胞診断は，70 例中，良性 42 例，不適正検体 20 例，濾胞性病変 5 例，悪性の疑い 3 例であった．10 例は穿刺吸引細胞診にて再発なく改善した．70 例中，手術をし得た 28 例の最終病理診断は 28 例中，腺腫様甲状腺結節 14 例，濾胞腺腫 6 例，甲状腺癌 6 例（21.4％），真性嚢胞 1 例，甲状舌管 1 例であり，穿刺吸引細胞診断をもとに考えると，偽陰性率は 0％であったが，繰り返す不適正検体にて手術した 15 例中 3 例（20％）に甲状腺癌が認められた．

【結論】嚢胞性病変に対する穿刺吸引細胞診は治療としての有用性は乏しく，診断におい

ては不適正検体になりやすい．検体不適正の診断しか得られていない囊胞性病変の再発や進行性に増大する病変には穿刺吸引細胞診を繰り返すべきである．穿刺吸引細胞診にて異型細胞の検出，2回以上検体不適正である場合には手術を検討すべきである．

## ▼ Meko JB et al, 1995 [10]

Large cystic/solid thyroid nodules：a potential false-negative fine-needle aspiration. Surgery 1995；**118**：996-1004

【目的】甲状腺結節に対する穿刺吸引細胞診で偽陰性になる要因を検討する．

【対象】ワシントン大学において甲状腺結節に対し術前に穿刺吸引細胞診を行い，甲状腺摘出術を受けた90例．

【方法】対象症例90例の臨床データ，結節径・内部構造（充実性病変・充実/囊胞混在病変），穿刺吸引細胞診断，最終病理診断を比較検討した，単施設後ろ向き研究．

【結果】90例中，術前穿刺吸引細胞診にて良性44例，悪性の疑い34例，悪性9例と診断された．良性と診断された44例中5例（11%）に偽陰性を認めた．さらに3cm以上の大きい病変，充実/囊胞混在病変，その両者を有する病変での偽陰性率は17%，25%，30%であり，一方で3cm以下の病変，充実性病変，その両者を有する病変での偽陰性率は0%，9%，17%であった．

【結論】囊胞性病変が3cmを超えると偽陰性率は有意に増加する．

## ▼ De los Santos ET et al, 1990 [7]

Cystic thyroid nodules：the dilemma of malignancy lesion. Arch Intern Med 1990；**150**：1422-1427

【目的】囊胞性病変の臨床学的特徴と穿刺吸引細胞診の診断能を検討する．

【対象】オハイオ州立大学において甲状腺結節にて甲状腺摘出術を受けた221例．

【方法】甲状腺摘出術を受けた221例を充実性病変と囊胞性病変に分類し，良性悪性率，患者背景，結節径，同一甲状腺内結節数および術前穿刺吸引細胞診断と最終病理診断の比較，さらに71例の囊胞性病変の最終病理診断に基づく良性悪性比率と偽陽性・偽陰性率を検討した，単施設後ろ向き研究．

【結果】甲状腺摘出術を受けた221例中，充実性結節150例（68%），囊胞性病変71例（32%）であった．充実性結節と囊胞性結節の比較検討では，患者背景（年齢，男女比），結節径，結節数に有意な差は認めなかった．囊胞性病変の4%に真性囊胞，82%に良性結節の囊胞変性，14%に悪性を認めた（充実性は23%に悪性）．囊胞性病変の81%に血性囊胞液を認め，ほか茶褐色・黄色などの囊胞液を認めたが，良性悪性の鑑別には有用でなかった．囊胞性病変71例の最終診断は，真性囊胞3例（4%），腺腫様甲状腺結節囊胞変性34例（48%），甲状腺炎4例（6%），濾胞腺腫18例（25%），好酸性濾胞性腺腫2例（3%），乳頭癌10例（14%）であり，偽陰性率は充実性病変が0%であるのに対して囊胞性病変では6.3%であった．術前穿刺吸引細胞診断の感度・特異度は充実性病変で100%・55%，囊胞性病変で88%・52%であった．

【結論】囊胞性病変は充実性病変同様に悪性である頻度を有しているが，ことに囊胞性病変は患者背景や臨床的特徴では悪性の予測はできず，穿刺吸引細胞診断が最も重要である．

### ▼ Henrichsen TL et al, 2010 [30]

Cystic change in thyroid carcinoma：prevalence and estimated volume in 360 carcinoma. J Clin Ultrasound 2010；**38**：361-366

【目的】囊胞内乳頭癌の超音波パターンの特徴を検討する．

【対象】メイヨークリニックにおいて甲状腺癌の診断で手術を行った360例．

【方法】全対象患者は，甲状腺超音波検査が術前に施行され，最終病理診断で甲状腺癌が確定している．甲状腺超音波検査は3人の放射線医師，超音波技師により所見が見直され，内部構造（充実性・囊胞性），微細石灰化・血流の有無を評価した，単施設後ろ向き研究．

【結果】甲状腺癌360例中318例（88.3％）は完全実質〜微小（全結節容積うち＜5％）囊胞病変，33例（9.2％）は実質優位な囊胞性（6〜50％）病変，9例（2.5％）は囊胞優位〜完全囊胞（51〜100％）病変であった．実質優位な囊胞性（6〜50％）病変は，濾胞癌の1例を除き最終病理診断がすべて乳頭癌であった．囊胞優位〜完全囊胞（51〜100％）病変は，全例乳頭癌であり，超音波検査所見の特徴として，微細石灰化や血流の増加を伴い，乳頭状に突出する囊胞内結節が認められた．

【結論】甲状腺癌の大部分は充実性であるが，その2.5％に著しい囊胞変化を伴い，特徴的な超音波検査所見を呈する．

### ▼ Bennedbaek FN et al, 2003 [42]

Treatment of recurrent thyroid cysts with ethanol：a randomized double-blind controlled trial. J Clin Endocrinol Metab 2003；**88**：5773-5777

【目的】囊胞性病変に対するPEITの有用性を検討する．

【対象】オデンセ大学病院において触知可能な甲状腺囊胞性良性結節を有し，違和感や美容的な問題を伴う66例．全対象患者は，①$^{99m}TcO_4$シンチグラフィでcold nodule，②超音波検査で2mL以上の囊胞液を含む，③初回穿刺吸引から1ヵ月後に囊胞液貯留が再発，④細胞診断で良性と診断，⑤甲状腺機能正常，⑥血中カルシトニン濃度正常，⑦合併症がない，⑧甲状腺機能に影響を与える投薬を受けていない，⑨頭頸部への放射線曝露歴がない，⑩喉頭部病変がない，の10項目を満たすもの．

【方法】66例を性別・年齢をマッチするようにエタノール（2mL）注入群（PEIT；33例）と生理食塩水（2mL）注入群（N；33例）の2群にランダムに分類し，処置後6ヵ月の再検にて寛解（囊胞液＜1mL）率，寛解導入に要した処置回数，寛解予測因子，副作用を評価項目として検討した，単施設前向きランダマイズコントロール研究．

【結果】PEIT群，N群において性別は男女比（男／女；4/29，7/26），平均年齢（48歳（33〜57），46歳（40〜53）），診断からの平均期間（9ヵ月（4〜12），7ヵ月（4〜13）），術前穿刺吸引回数（1回（1〜2），1回（1〜2）），推定囊胞液量（26mL（20〜35），32mL（18〜42））であり，両群で有意な差は認めなかった．PEIT群では，1回の治療で33例中21例（63.6％），2回目4例（計75.8％），3回目2例（計81.8％）で寛解が得られ，6例（18.2％）では寛解が得られなかった．一方，N群で1回の治療で33例中6例（18.2％），2回目7例（計39.4％），3回目3例（計48.5％）で寛解が得られ，17例（51.5％）では寛解が得られず，両群に明らかに差が認められた．囊胞縮小率は，3ヵ月後，6ヵ月後ともにPEIT群100％，N群68％であり，有意な差を認めた．寛解導入に関与する因子として囊胞液貯留量（オッズ比：0.058，$p<0.05$，95％CI：0.008〜0.419），術前穿刺吸引回数（オッズ比：0.830，$p<0.05$，95％CI：

0.728～0.945）が抽出された．

【結論】甲状腺嚢胞性病変に対するPEITは，単回穿刺吸引や生食注入に比較し，大きな副作用もなく明らかに有効であった．

## ▼ 丸田淳子ほか，1997 [3]

甲状腺嚢胞性病変の細胞学的検討．J Jpn Soc Clin Cytol 1997；**36**：13-18
【目的】嚢胞性病変の細胞学的特徴を検討する．
【対象】野口病院にて3年間に細胞診が施行され，手術後病理診断が確定している2,254例．
【方法】対象の2,254例は，最大径0.5 cm以上の単発結節で，内訳は乳頭癌531例，濾胞癌61例，濾胞腺腫865例，腺腫様甲状腺腫797例であった．一部または全体に嚢胞性変化を認める場合を嚢胞性病変として，各組織型における嚢胞性病変の頻度，穿刺吸引細胞診による細胞診断の有用性，診断に至るまでの穿刺吸引細胞診の回数，採取細胞の特徴に関して検討した．単施設後ろ向き研究．
【結果】嚢胞性変化を伴う頻度は，乳頭癌531例中110例（21％），濾胞癌61例中26例（43％），濾胞腺腫865例中565例（65％），腺腫様甲状腺腫797例中622例（78％）であった．嚢胞性病変の細胞像は，背景に多数の組織球がみられ，甲状腺濾胞上皮細胞の出現率は充実性病変で91％，嚢胞性病変で58％であり，特に良性病変からの出現率が低下していた（乳頭癌78％，濾胞癌96％ vs. 濾胞腺腫53％，腺腫様甲状腺腫58％）．嚢胞性の乳頭癌110例中，細胞診にて上皮細胞を認めた86例の悪性細胞陽性判定までの細胞診施行回数を表5に示す．2回目までの細胞診の施行により悪性細胞陽性判定率が89.5％まで上昇した．最終的に上皮細胞が得られず，手術にて乳頭癌の診断に至った偽陰性症例は24例21.8％で偽陰性を認めた．嚢胞性の乳頭癌の細胞学的特徴は，細胞貪食物量の少ない組織球を認め，空胞変性を示す乳頭状集塊や細胞集塊周囲のほつれ現象が特徴的であった．核は微細顆粒状クロマチンを呈する細胞は少なく，核内細胞質封入体や核溝が多く認められたが，良性病変でも認められるために注意が必要である．
【結論】嚢胞性病変の細胞診断は，他の所見との総合的な判定が必要である．

表5 嚢胞性乳頭癌86例における陽性判定までの穿刺吸引細胞診の回数

| 穿刺吸引細胞診施行回数 | 件数（％） |
|---|---|
| 1回目 | 53（61.6） |
| 2回目 | 24（27.9） |
| 3回目 | 4（4.7） |
| 4回目以上 | 5（5.8） |

## 文献

1) Kang HW et al：Prevalence, clinical and ultrasonographic characteristics of thyroid incidentalomas. Thyroid 2004；**14**：29-33
2) 宮崎朝子ほか：人間ドック全受診者に対する甲状腺超音波検視の結果と結節性病変の経時的変化．人間ドック 2001；**25**：789-797
3) 丸田淳子ほか：甲状腺嚢胞性病変の細胞学的検討．J Jpn Soc Clin Cytol 1997；**36**：13-18
4) Alexander EK et al：Assessment of nondiagnostic ultrasound-guided fine needle aspirations of thyroid nodules. J Clin Endocrinol Metab 2002；**87**：4924-4927
5) Choi SH et al：Factors affecting inadequate sampling of ultrasound-guided fine-needle aspiration biopsy of thyroid nodules. Clin Endocrinol (Oxf) 2011；**74**：776-782
6) Sarda AK et al：Diagnosis and treatment of cystic disease of the thyroid by aspiration. Surgery 1988；**103**：593-596
7) de los Santos ET et al：Cystic thyroid nodules：the dilemma of malignant lesions. Arch Intern Med 1990；**150**：1422-1427
8) McHenry CR et al：Recommendations for management of cystic thyroid disease. Surgery 1999；**126**：1167-1172
9) Walfish PG et al：Combined ultrasound and needle aspiration cytology in the assessment and management of hypofunctioning thyroid nodule. Ann Intern Med 1977；**87**：270-274
10) Meko JB, Norton JA：Large cystic/solid thyroid nodules：a potential false-negative fine-needle aspiration. Surgery 1995；**118**：996-1003；discussion：1003-1004
11) Ito Y et al：Ultrasonographic evaluation of thyroid nodules in 900 patients：comparison among ultrasonographic, cytological, and histological findings. Thyroid 2007；**17**：1269-1276
12) Abbas G et al：The incidence of carcinoma in cytologically benign thyroid cysts. Surgery 2001；**130**：1035-1038
13) Ma MK, Ong GB：Cystic thyroid nodules. Br J Surg 1975；**62**：205-206
14) Blum M et al：Evaluation of thyroid nodules by A-mode echography. Radiology 1971；**101**：651-656
15) Blum M et al：Clinical applications of thyroid echography. N Engl J Med 1972；**287**：1164-1169
16) Hamburger JI：Letter：Thyroid nodules and ultrasound. Ann Intern Med 1974；**80**：112-113
17) Rosen IB et al：The use of B mode ultrasonography in changing indications for thyroid operations. Surg Gynecol Obstet 1974；**139**：193-197
18) Clark OH et al：Evaluation of solitary cold thyroid nodules by echography and thermography. Am J Surg 1975；**130**：206-211
19) Bonavita JA et al：Pattern recognition of benign nodules at ultrasound of the thyroid：which nodules can be left alone? AJR Am J Roentgenol 2009；**193**：207-213
20) Rosen IB et al：The application of ultrasound to the study of thyroid enlargement：management of 450 cases. Arch Surg 1975；**110**：940-944
21) Spencer R et al：Ultrasonic scanning of the thyroid gland as a guide to the treatment of the clinically solitary nodule. Br J Surg 1977；**64**：841-846
22) Clark OH et al：Diagnosis and treatment of thyroid, parathyroid, and thyroglossal duct cysts. J Clin Endocrinol Metab 1979；**48**：983-988
23) Hammer M et al：Cancer in cystic lesions of the thyroid. Arch Surg 1982；**117**：1020-1023
24) Rosen IB et al：Pathologic nature of cystic thyroid nodules selected for surgery by needle aspiration biopsy. Surgery 1986；**100**：606-613
25) Cusick EL et al：Cystic change and neoplasia in isolated thyroid swellings. Br J Surg 1988；75：982-983
26) Cap J et al：Sensitivity and specificity of the fine needle aspiration biopsy of the thyroid：clinical point of view. Clin Endocrinol (Oxf) 1999；**51**：509-515
27) Frates MC et al：Prevalence and distribution of carcinoma in patients with solitary and multiple thyroid nodules on sonography. J Clin Endocrinol Metab 2006；**91**：3411-3417
28) Jaragh M et al：Predictors of malignancy in thyroid fine-needle aspirates "cyst fluid only" cases：can potential clues of malignancy be identified? Cancer 2009；**117**：305-310

29) Reading CC et al：Sonography of thyroid nodules：a "classic pattern" diagnostic approach. Ultrasound Q 2005；**21**：157-165
30) Henrichsen TL et al：Cystic change in thyroid carcinoma：prevalence and estimated volume in 360 carcinomas. J Clin Ultrasound 2010；**38**：361-366
31) Hatabu H et al：Cystic papillary carcinoma of the thyroid gland：a new sonographic sign. Clin Radiol 1991；**43**：121-124
32) Rehak NN et al：Biochemical analysis of thyroid cyst fluid obtained by fine-needle aspiration. Arch Pathol Lab Med 1993；**117**：625-630
33) Morita M et al：Thyroglobulin and lactic dehydrogenase isozymes in cystic fluid of thyroid nodules. Endocr J 1994；**41**：227-233
34) Zingrillo M et al：Percutaneous ethanol injection of large thyroid cystic nodules. Thyroid 1996；**6**：403-408
35) Verde G et al：Ultrasound guided percutaneous ethanol injection in the treatment of cystic thyroid nodules. Clin Endocrinol (Oxf) 1994；**41**：719-724
36) Yasuda K et al：Treatment of cystic lesions of the thyroid by ethanol instillation. World J Surg 1992；**16**：958-961
37) Monzani F et al：Percutaneous aspiration and ethanol sclerotherapy for thyroid cysts. J Clin Endocrinol Metab 1994；**78**：800-802
38) Antonelli A et al：Comparison between ethanol sclerotherapy and emptying with injection of saline in treatment of thyroid cysts. Clin Investig 1994；**72**：971-974
39) Zingrillo M et al：Percutaneous ethanol injection may be a definitive treatment for symptomatic thyroid cystic nodules not treatable by surgery：five-year follow-up study. Thyroid 1999；**9**：763-767
40) Cho YS et al：Sonographically guided ethanol sclerotherapy for benign thyroid cysts：results in 22 patients. AJR Am J Roentgenol 2000；**174**：213-216
41) Del Prete S et al：Percutaneous ethanol injection efficacy in the treatment of large symptomatic thyroid cystic nodules：ten-year follow-up of a large series. Thyroid 2002；**12**：815-821
42) Bennedbaek FN, Hegedus L：Treatment of recurrent thyroid cysts with ethanol：a randomized double-blind controlled trial. J Clin Endocrinol Metab 2003；**88**：5773-5777
43) Valcavi R, Frasoldati A：Ultrasound-guided percutaneous ethanol injection therapy in thyroid cystic nodules. Endocr Pract 2004；**10**：269-275
44) Kini SR：Cysts of thyroid. Guides to Clinical Aspiration Biopsy：Thyroid, 2nd Ed, Igaku-Shoin, p371-386, 1996

# 3 機能性甲状腺結節

## ポイント

- わが国では機能性甲状腺結節による甲状腺中毒症はまれである．
- 甲状腺に結節があり TSH の抑制を認める場合は，$^{123}$I，$^{131}$I または $^{99m}$Tc によるシンチグラフィの適応である．
- 機能性結節は良性であることが多いが，悪性の場合もある．
- 手術，$^{131}$I 内用療法，エタノール注入療法（PEIT）が甲状腺中毒症の改善，結節の縮小に有効である．

## ステートメント

1. わが国の甲状腺中毒症において，機能性甲状腺結節の占める割合は 0.15〜0.3% とまれである． EL3
   結節性甲状腺腫のなかで機能性甲状腺結節が占める割合は 0.7% との報告がある． EL3
2. 甲状腺に結節があり TSH の抑制を認める場合は，$^{123}$I，$^{131}$I または $^{99m}$Tc によるシンチグラフィを行う． EL3 グレード A
3. 機能性結節そのものが癌である頻度は 0.1〜0.6% との報告がある一方，8.2〜11.8% との報告もある． EL3
4. 抗甲状腺薬治療ではほとんどの症例で寛解が得られず，根治的治療にはならない． EL3
5. 手術，$^{131}$I 内用療法，エタノール注入療法が甲状腺中毒症の改善，結節の縮小に有効である． EL2

## ステートメントの根拠

1. わが国では機能性甲状腺結節による甲状腺中毒症はまれである．栗原らは全国の甲状腺疾患を多数診療している医療機関を対象にアンケート調査を行い，機能性甲状腺結節は甲状腺中毒症の 0.3%，結節性甲状腺腫の 0.7% を占めると報告している[1]．伊藤らは 15 年間の自験例について調査し，機能性甲状腺結節は甲状腺中毒症の 0.15%，結節性甲状腺腫の 0.7% であったと報告している[2]．欧米ではバセドウ病に次いで多く，スウェーデンからの報告[3]では甲状腺中毒症の約 25% が機能性甲状腺結節によるものである．

Baltisberger ら[4]は軽度のヨウ素欠乏地域でヨウ素摂取量を適正な量に補正した結果，機能性甲状腺結節の発症率が73％低下したことを報告しており，機能性甲状腺結節の頻度はヨウ素摂取量に依存すると考えられている．

**2**　甲状腺結節の評価には核医学的検査は通常不要であるが，甲状腺中毒症を伴う場合は機能性結節とバセドウ病など他の甲状腺中毒症の合併を鑑別するために，$^{123}$I，$^{131}$I または $^{99m}$Tc によるシンチグラフィが必要である[5]．

**3**　機能性結節が癌であるかまたは癌を合併する頻度は一般には低いと考えられており，0.8〜2.9％と報告されている[6〜8]．このなかで中毒性の機能性結節そのものが癌である頻度は Rieger ら[6]によると 1,784 例中 2 例（0.1％），Gabriele ら[7]によると 361 例中 2 例（0.6％）である．しかし一方で，Harach ら[9]，Mizukami ら[10]はそれぞれ 73 例，17 例の切除された hot nodule を病理学的に検索し，8.2％，11.8％の症例で hot nodule 自体が癌であったと報告している．また，内野らは hot nodule の手術例 99 例のうち 5 例は hot nodule そのものが悪性であり，21 例では hot nodule そのものは良性であったが切除されたなかに癌の合併を認めたと報告している[11]．

**4**　van Soestbergen らはバセドウ病 41 例と中毒性多結節性甲状腺腫 41 例に対して薬物治療を行った結果，寛解率は各々95.1％，34.1％であり，バセドウ病に比べて中毒性多結節性甲状腺腫では薬物治療後の再燃率が高いことを報告している[12]．

**5**　手術によって 1〜3 ヵ月の間に 99〜100％の甲状腺中毒症が治癒すると報告されている[8,13]．Nygaard らは 130 例の中毒性多結節性甲状腺腫に $^{131}$I 内用療法を行い，治療後 3 ヵ月で 52％の症例が機能正常になり，甲状腺容積は 2 年で 43％縮小したと報告している[14]．また，62 例の中毒性単結節性甲状腺腫に $^{131}$I 内用療法を行い，治療後 3 ヵ月で 75％の症例の甲状腺機能が正常になり，治療後 2 年で甲状腺容積が 45％縮小したと報告している[15]．わが国の報告では $^{131}$I 内用療法を行った全例で甲状腺中毒症が治癒し甲状腺腫の縮小が確認されている[16]．Lippi らは 429 例の中毒性単結節性甲状腺腫にエタノール注入療法を行い，顕性甲状腺中毒症を呈した症例の 66.5％，潜在性甲状腺中毒症を呈した症例の 83.4％に有効であったと報告している[17]．

## 解　説

### a. 診断

　わが国では甲状腺中毒症の原因の大部分はバセドウ病であり，機能性結節が原因であることはまれであるが[1,2]，単発あるいは多発の甲状腺結節があり，TSH 抑制を認める場合は，$^{123}$I，$^{131}$I または $^{99m}$Tc によるシンチグラフィの適応となる[5]．結節に一致してトレーサーの集積を認める（hot nodule）．単結節性の場合，TSH の抑制が強ければ非結節部の集積は抑制される．多結節性の例では hot nodule と cold nodule が混在する場合がある．結節が複数近接して存在する場合，特に前後に重なって存在する場合にはシンチグラフィの平面像で

はどの結節がhotであるのか鑑別は困難である．このような例ではSPECT-CTが参考になる場合がある．超音波ドプラ法では非機能性結節に比べて血流が多いとの報告がある[18,19]．機能性結節そのものが癌である頻度は一般には極めてまれ[6,7]と考えられるが，8.2～11.8%との報告[9,10]もあるため，結節径や超音波検査所見から適応があると思われる場合には穿刺吸引細胞診を行うべきである．なお，機能性結節の一部ではTSH受容体遺伝子の機能獲得型変異が原因であることが報告されている[20,21]．

### b．治療

#### 1）薬物治療

抗甲状腺薬治療はほとんどの症例で寛解が得られず[12]，根治的治療にはならないが，甲状腺中毒症による症状が強い場合や，手術，$^{131}$I内用療法の準備として抗甲状腺薬を投与することがある．

#### 2）手術

単結節性の場合は部分切除あるいは片葉切除で甲状腺中毒症の治癒が得られることが多い．治療後甲状腺機能低下症に移行する例は18～22%である[13,22]．多結節性の場合，甲状腺全摘または準全摘により全例で早期に甲状腺中毒症は治癒するが，ほとんどの症例で生涯の甲状腺ホルモン補充療法が必要になる[23]．手術には合併症のリスクもあるが，通常再治療を必要とせず，$^{131}$I内用療法に比べて短期間で甲状腺中毒症を治癒させることができる[8,13]．早く治癒させたい症例，圧迫症状のある症例などは手術のよい適応である．$^{131}$I内用療法では結節の縮小が不十分なことが多く，この点でも手術が有利である[13]．

#### 3）$^{131}$I内用療法

$^{131}$Iによる治療は甲状腺機能の正常化に有効である．バセドウ病の治療に比べ多めの$^{131}$Iが必要で，複数回の治療を要する場合もある．治療から3ヵ月で甲状腺機能が正常化した症例は単結節性の75%[15]，多結節性では52%[14]との報告があり，手術に比べると治療効果の発現にやや時間を要する[8,13]．甲状腺腫の縮小率は単結節性の症例で35%[15]，多結節性では43%[14]と報告されており，甲状腺腫が残存する例が少なくない．長期予後をみると，治療後3年での甲状腺機能は単結節性の症例で75%が正常，18.7%が低下，6.3%が亢進，多結節性では62.2%が正常，18.9%が低下，18.9%が亢進であったとの報告がある[24]．治療から20～25年を経過すると単結節性の60%[25]が，多結節性では32%[26]が機能低下に陥ると報告されている．多結節性では手術に比べて甲状腺機能低下症になるリスクが低い．治療前に抗甲状腺薬を投与してTSHの抑制が解除された状態で$^{131}$I内用療法を行った場合は，機能性結節以外の正常甲状腺組織にも$^{131}$Iが取り込まれるため，甲状腺機能低下症に移行する頻度が高くなる[16,25]．また，甲状腺手術の既往や年齢も甲状腺機能低下症の危険因子である[25,26]．

#### 4）エタノール注入療法（PEIT）

超音波ガイド下でのエタノール注入療法は新しい治療の選択肢である．顕性甲状腺中毒症を伴う症例の35.3～77.9%で甲状腺機能が正常化する[17,27,28]．潜在性の例では60～100%の症例に有効である[17,27,28]．潜在性中毒症の症例，結節の小さい症例，嚢胞成分の多い症例でより有効である[17,28]．多結節性中毒性甲状腺腫でも単結節性の例と同様に有効であったとの報告がある[27]．結節の縮小も期待できる．エタノール注入時の痛みが主な副作用であるが一過性の反回神経麻痺の報告[29]がある．エタノール注入療法を選択する場合は癌でない

ことを十分に確認しておく必要がある．

## 主要な臨床研究論文の紹介

### ▼ Erickson D et al, 1998 [8]

Treatment of patients with toxic multinodular goiter. Thyroid 1998；**8**：277-282

【目的】多結節性中毒性甲状腺腫に対する手術と $^{131}$I 内用療法の効果を比較する．

【対象】多結節性中毒性甲状腺腫の 235 例．174 例は手術，61 例は $^{131}$I 内用療法を受けた．

【方法】甲状腺中毒症の消失を治療成功とみなし，手術と $^{131}$I 内用療法の成功率を比較した．手術の内訳は 19 例が片葉切除，136 例が甲状腺亜全摘，15 例が甲状腺全摘であった．残りの 4 例では甲状腺切除に副甲状腺腫摘出などが同時に行われた．投与された $^{131}$I は 9.9～100 mCi，平均 30.7 mCi であった．治療後の追跡期間は中央値 2.4 年であった．

【結果】治療成功と判定されるまでの期間は手術群で有意に（$p<0.0001$）短かった．治療 3 ヵ月後の成功率は手術群で 99％，$^{131}$I 内用療法群で 64％であったが，2 年後の成功率には両群間に差はなかった．手術群の 5 例（2.9％）に病理検査で癌が発見された．手術を受けた 174 例のうち，一過性反回神経麻痺が 11 例，永続性反回神経麻痺が 4 例，一過性副甲状腺機能低下症が 10 例，永続性副甲状腺機能低下症が 9 例，術後出血が 2 例，不整脈などその他の術後合併症が 19 例にみられた．

【結論】多結節性中毒性甲状腺腫では $^{131}$I 内用療法に比べて手術のほうが早期に治療効果が発揮される．甲状腺癌の合併があった場合には同時に治療できる．

### ▼ Kang AS et al, 2002 [13]

Current treatment of nodular goiter with hyperthyroidism（Plummer's disease）：surgery versus radioiodine. Surgery 2002；**132**：916-923

【目的】機能性結節性甲状腺腫の適切な治療法について検討する．

【対象】機能性結節性甲状腺腫の 346 例．181 例は手術，157 例は $^{131}$I 内用療法，8 例は両者で治療された．

【方法】潜在性甲状腺中毒症と顕性甲状腺中毒症，あるいは単結節性と多結節性に分けて，手術と $^{131}$I 内用療法の効果について検討した．術式は甲状腺全摘が 29 例，準全摘が 47 例，両葉亜全摘が 46 例，片葉切除が 58 例，他は不明であった．投与された $^{131}$I は 5.2～100 mCi，中央値 30 mCi であった．平均追跡期間は 28 ヵ月であった．

【結果】甲状腺機能の詳細な結果が判明した症例のうち，235 例は潜在性甲状腺中毒症，71 例は顕性甲状腺中毒症であった．潜在性甲状腺中毒症の 121 例（52％）は手術，109 例（46％）は $^{131}$I 内用療法，5 例（2％）は両者で治療された．手術例では全例で治療後早期に甲状腺中毒症が治癒したが，$^{131}$I 内用療法では 84 例（76％）で甲状腺中毒症が治癒した．顕性甲状腺中毒症の 37 例（53％）は手術，31 例（44％）は $^{131}$I 内用療法，2 例（3％）は両者で治療された．手術例では全例で治療後早期に甲状腺中毒症が治癒したが，$^{131}$I 内用療法群では 22 例（71％）で甲状腺中毒症が治癒した．

シンチグラフィが行われた例では 70 例（22％）が単結節性，245 例（78％）が多結節性であった．単結節性のうち 49 例（70％）が手術，20 例（29％）が $^{131}$I 内用療法，1 例（1％）が両

者で治療された．手術例では全例で治療後早期に甲状腺中毒症が治癒したが，$^{131}$I 内用療法では 16 例（80％）で甲状腺中毒症が治癒した．多結節群では 104 例（42％）が手術，134 例（55％）が $^{131}$I 内用療法，7 例（3％）が両者で治療された．手術例では全例で治療後早期に甲状腺中毒症が治癒したが，$^{131}$I 内用療法群では 102 例（76％）で甲状腺中毒症が治癒した．

$^{131}$I 内用療法群では 38％ の症例で甲状腺腫の縮小がみられたが，残りの症例ではわずかな縮小か不変であった．術後に反回神経麻痺，永続性副甲状腺機能低下症がそれぞれ 3 例（2％）認められた．手術例のうち 5 例（3％）に乳頭癌の合併が診断された．

【結論】手術は $^{131}$I 内用療法に比べて治療効果の発現が早く，甲状腺腫の縮小においてもより有効である．術後合併症の頻度も低い．$^{131}$I 内用療法も安全で有効であるが，治療効果の発現が遅く，甲状腺腫の縮小効果にも乏しく，甲状腺癌の合併がある場合にはこれを治療できない．症例ごとに手術と $^{131}$I 内用療法のどちらが有用であるか判断する必要がある．

### ▼ Nygaard B et al, 1999 [14]

Radioiodine therapy for multinodular toxic goiter. Arch Intern Med 1999；**159**：1364-1368

【目的】多結節性中毒性甲状腺腫に対する $^{131}$I 内用療法の効果を調べる．

【対象】$^{131}$I 内用療法を受けた多結節性中毒性甲状腺腫の 130 例．

【方法】130 例のうち 66 例で治療前に抗甲状腺薬が投与された．1 回の治療には $^{131}$I 摂取率で補正して甲状腺重量 1 g あたり 3.7 MBq の $^{131}$I を投与したが，最大投与量は 740 MBq とした．甲状腺機能と超音波検査所見で計測した甲状腺容積に対する効果を検討した．追跡期間は 12〜180 ヵ月，中央値 72 ヵ月であった．

【結果】治療回数は，81 例が 1 回，38 例が 2 回，11 例が 3〜5 回であった．119 例（92％）は 2 回以内の $^{131}$I 内服で治癒した．68 例（52％）の症例は最初の治療から 3 ヵ月以内に甲状腺機能が正常化した．治療後 2 年で 43％ の甲状腺容積の縮小がみられた．抗甲状腺薬を治療前に投与されていた群では 20％，投与されていなかった群では 6％ が治療後 5 年で甲状腺機能低下症に移行し，投与されていた群で有意に（$p<0.005$）高頻度であった．

【結論】多結節性中毒性甲状腺腫には $^{131}$I 内用療法が選択されるべきである．

### ▼ Nygaard B et al, 1999 [15]

Long-term effect of radioactive iodine on thyroid function and size in patient with solitary autonomously functioning toxic thyroid nodules. Clin Endocrinol 1999；**50**：197-202

【目的】単結節性中毒性甲状腺腫に対する $^{131}$I 内用療法の効果を調べる．

【対象】$^{131}$I 内用療法を受けた単結節性中毒性甲状腺腫の 62 例．

【方法】62 例のうち 17 例では治療前に抗甲状腺薬が投与された．1 回の治療には $^{131}$I 摂取率で補正して甲状腺重量 1 g あたり 3.7 MBq の $^{131}$I を投与した．最大投与量は 666 MBq であった．甲状腺機能と超音波検査所見で計測した甲状腺容積に対する効果を検討した．追跡期間は 12〜168 ヵ月，中央値 60 ヵ月であった．

【結果】治療回数は 53 例が 1 回，6 例が 2 回，3 例が 3〜5 回であった．$^{131}$I 内用療法を 1回行った群において治療から甲状腺機能が正常化するまでの期間は，抗甲状腺薬を投与されていなかった群では 0.75〜9 ヵ月，中央値 1.5 ヵ月，抗甲状腺薬を治療前に投与されていた群では 0.75〜24 ヵ月，中央値 12 ヵ月であった．75％ の症例で 1 回の治療により 3 ヵ月

以内に甲状腺機能が正常化した．甲状腺機能低下症に移行した例は全体で 8％であった．甲状腺容積は治療後 2 年で 45％縮小した．

【結論】75％の症例では 3 ヵ月以内に甲状腺中毒症が治癒し，甲状腺腫は 2 年で 45％縮小した．甲状腺機能低下症への移行は少ない．単結節性中毒性甲状腺腫には $^{131}$I 内用療法が選択されるべきである．

### ▼ 田尻淳一, 2006 [16]

機能性甲状腺結節に対する外来での放射性ヨウ素治療．核医学 2006；**43**：75-83

【目的】機能性甲状腺結節に対する外来 $^{131}$I 内用療法の有効性について検討する．

【対象】外来で $^{131}$I 内用療法を行った単結節性中毒性甲状腺腫 26 例と多結節性中毒性甲状腺腫 12 例．

【方法】$^{131}$I 内用療法の 1 週間前から治療後 3 日までヨウ素制限を行った．抗甲状腺薬内服中の症例では治療 4 日前から治療後 3 日まで休薬した．1 回投与量は 13 mCi に固定し，1 回の治療で効果不十分であれば 3～4 ヵ月間隔で追加投与した．TSH 抑制の消失を治療効果の指標として 5～68 ヵ月観察した．

【結果】単結節性中毒性甲状腺腫の治療回数は 1～4 回で $^{131}$I の総投与量は 11.9～52.0 mCi であった．多結節性中毒性甲状腺腫の治療回数は 1～8 回で $^{131}$I の総投与量は 13.0～104.0 mCi であった．治療後全例で甲状腺中毒症が是正され甲状腺腫が縮小した．単結節性中毒性甲状腺腫のうち治療時に TSH が抑制されていなかった 6 例は全例甲状腺機能低下症に移行した．

【結論】機能性甲状腺結節に対する $^{131}$I 内用療法は外来で施行可能で有効な治療である．単結節性中毒性甲状腺腫では治療時の TSH を抑制された状態に保っておけば甲状腺機能低下症への移行を避けることができる．

### ▼ Lippi F et al, 1996 [17]

Treatment of solitary autonomous thyroid nodules by percutaneous ethanol injection：results of an Italian multicenter study. J Clin Endocrinol Metab 1996；**81**：3261-3264

【目的】単結節性中毒性甲状腺腫に対するエタノール注入療法の効果について検討する．

【対象】単結節性中毒性甲状腺腫の 429 例．242 例は顕性甲状腺中毒症（toxic adenoma）を呈しており，残りの 187 例は潜在性甲状腺中毒症（pretoxic adenoma）であった．

【方法】結節容積 1 mL に対して 1.5 mL のエタノールを注入した．1 回の治療での注入量は 1～8 mL で，治療回数は 2～12 回，総投与量は 2～50 mL であった．TSH, $FT_4$, $FT_3$ 値が正常化し，シンチグラフィで非結節部へのとレーサーの集積が回復すれば治療成功とみなした．

【結果】治療後 12 ヵ月で顕性甲状腺中毒症の 66.5％，潜在性甲状腺中毒症の 83.4％が治療成功と判定された．結節の容積が 15 mL 以下の症例の成功率がより高かった．85％の症例で結節の縮小がみられた．機能が正常化したあとの再発はなく，甲状腺機能低下症に移行した例もなかった．90％の症例に疼痛，8％に発熱，3.9％に一過性の発声障害，3.9％に血腫，0.2％に内頸静脈血栓が生じたが，永続性の副作用はみられなかった．

【結論】単結節性中毒性甲状腺腫の治療にエタノール注入療法は安全で有効である．結節容積が 15 mL 以下の例でより効果が期待できる．30 mL を超える大きさの結節には行うべきではない．

## 文 献

1) 栗原英夫, 桂　重次：中毒性結節性甲状腺腫の統計的観察. 日本内分泌学会雑誌 1967；**43**：257-258
2) 伊藤国彦, 三村　孝：甲状腺機能性腺腫. 日本臨床 1983；**41**：1197-1202
3) Abraham-Nordling M et al：Incidence of hyperthyroidism in Stockholm, Sweden, 2003-2005. Eur J Endocrinol 2008；**158**：823-827
4) Baltisberger BL et al：Decrease of incidence of toxic nodular goiter in a region of Switzerland after full correction of mild iodine deficiency. Eur J Endocrinol 1995；**132**：546-549
5) Tollin SR et al：The utility of thyroid nuclear imaging and other studies in the detection and treatment of underlying thyroid abnormalities in patients with endogenous subclinical thyrotoxicosis. Clin Nucl Med 2000；**25**：341-347
6) Rieger R et al：Hyperthyroidism and concurrent thyroid malignancies. Surgery 1989；**106**：6-10
7) Gabriele R et al：Thyroid cancer in patients with hyperthyroidism. Horm Res 2003；**60**：79-83
8) Erickson D et al：Treatment of patients with toxic multinodular goiter. Thyroid 1998；**8**：277-282
9) Harach HR et al：Pathology of the autonomously functioning (hot) thyroid nodule. Ann Diagn Pathol 2002；**6**：10-19
10) Mizukami Y et al：Autonomously functioning (hot) nodule of the thyroid gland：a clinical and histopathologic study of 17 cases. Am J Clin Pathol 1994；**101**：29-35
11) 内野眞也ほか：甲状腺良性腫瘍の診断と治療戦略. 外科治療 2011；**105**：325-331
12) van Soestbergen MJM et al：Recurrence of hyperthyroidism in multinodular goiter after long-term drug therapy：a comparison with Graves' disease. J Endocrinol Invest 1992；**15**：797-800
13) Kang AS et al：Current treatment of nodular goiter with hyperthyroidism (Plummer's disease)：surgery versus radioiodine. Surgery 2002；**132**：916-923
14) Nygaard B et al：Radioiodine therapy for multinodular toxic goiter. Arch Intern Med 1999；**159**：1364-1368
15) Nygaard B et al：Long-term effect of radioactive iodine on thyroid function and size in patient with solitary autonomously functioning toxic thyroid nodules. Clin Endocrinol 1999；**50**：197-202
16) 田尻淳一：機能性甲状腺結節に対する外来での放射性ヨウ素治療. 核医学 2006；**43**：75-83
17) Lippi F et al：Treatment of solitary autonomous thyroid nodules by percutaneous ethanol injection：results of an Italian multicenter study. J Clin Endocrinol Metab 1996；**81**：3261-3264
18) Becker D et al：Thyroid autonomy with color-coded image-directed Doppler sonography：internal hypervascularization for the recognition of autonomous adenomas. J Clin Ultrasound 1997；**25**：63-69
19) Erdogan MF et al：Color flow Doppler sonography for the etiologic diagnosis of hyperthyroidism. Thyroid 2007；**17**：223-228
20) Parma J et al：Somatic mutations in the thyrotropin receptor gene cause hyperfunctioning thyroid adenomas. Nature 1993；**365**：649-651
21) Vanvooren V et al：Oncogenic mutations in the thyrotropin receptor of autonomously functioning thyroid nodules in the Japanese populations. Eur J Endocrinol 2002；**147**：287-291
22) O'Brien T et al：Treatment of toxic solitary thyroid nodules：surgery versus radioactive iodine. Surgery 1992；**112**：1166-1170
23) Alimoglu O et al：Comparison of surgical techniques for treatment of benign toxic multinodular goiter. World J Surg 2005；**29**：921-924
24) Tarantini B et al：Effectiveness of radioiodine (131-I) as definitive therapy in patients with autoimmune and non-autoimmune hyperthyroidism. J Endocrinol Invest 2006；**29**：594-598
25) Ceccarelli C et al：Outcome of radioiodine-131 therapy in hyperfunctioning thyroid nodules：a 20 years' retrospective study. Clin Endocrinol 2005；**62**：331-335
26) Metso S et al：Long-term follow-up study of radioiodine treatment of hyperthyroidism. Clin Endocrinol 2004；**61**：641-648
27) Monzani F et al：Five-year follow-up of percutaneous ethanol injection for the treatment of hyperfunctioning thyroid nodules：a study of 117 patients. Clin Endocrinol 1997；**46**：9-15
28) Guglielmi R et al：Percutaneous ethanol injection treatment in benign thyroid lesions：role and efficacy. Thyroid 2004；**14**：125-131
29) Livraghi T et al：Treatment of autonomous thyroid nodules with percutaneous ethanol injection：4-year experience. Radiology 1994；**190**：529-533

# 4 バセドウ病，橋本病に合併した結節性病変

## Ⓐ バセドウ病と結節

### ポイント

- バセドウ病に甲状腺癌がより合併しやすいことはない．
- バセドウ病に併存する分化癌は，88％が乳頭癌，12％が濾胞癌であり，微小癌がその61％を占める．
- バセドウ病に併存する甲状腺癌の悪性度がより高いことを示すエビデンスはない．
- バセドウ病に併存する乳頭癌の超音波診断は，通常の乳頭癌と基本的に同じである（Ⅱ「結節性病変に対する具体的な診断の進め方」参照）．

### ステートメント

1. ヨウ素欠乏地域において，バセドウ病手術例と中毒性結節性甲状腺腫手術例で甲状腺癌の合併率を比較した報告では，有意差を認めないものが多い．バセドウ病の甲状腺癌併存率は中毒性単結節性甲状腺腫と差異がなく，また中毒性多結節性甲状腺腫より低く，ラテント癌の頻度に比較しても高くない．したがって，バセドウ病に甲状腺癌が合併する頻度がより高いとはいえない．　EL2

2. 文献集積結果によれば，バセドウ病に併存する分化癌は，88％が乳頭癌，12％が濾胞癌である．ヨウ素欠乏地域のデータが多く含まれていることを考慮に入れると，一般的な甲状腺癌の病理組織型頻度と差異がないと考えてよい．微小癌はその61％である．　EL2

3. バセドウ病に併存する甲状腺癌の予後・悪性度は，一般の甲状腺癌，中毒性結節性甲状腺腫に併存する甲状腺癌に比較して差異がないとの報告が多い．　EL2

4. バセドウ病に併存する甲状腺癌の約70％は触診での診断が困難であり　EL2 ，受診時に超音波検査を施行することを推奨する．　グレードC

  バセドウ病に合併する乳頭癌も非バセドウ病例と同様の超音波検査所見を示す（Ⅱ「結節性病変に対する具体的な診断の進め方」参照）．　EL2

## ステートメントの根拠

**1** ヨウ素摂取量により甲状腺中毒症の疾病分布が大きく変化する[1]こと，分化癌の組織分布が変化する[2~6]こと，そしてTSHの値により甲状腺癌の頻度に差異があることが報告[7~12]されている．バセドウ病と甲状腺癌の併存率を検討する場合，同じ地域の中毒性結節性甲状腺腫を対照群とするのが理想的である．この条件を満たした，ヨウ素欠乏地域におけるバセドウ病手術例の甲状腺癌併存率を調べた文献が26編[13~38]ある．結果は両者の甲状腺癌の併存率に有意差がないとする報告が18編と最も多い．中毒性結節性甲状腺腫を中毒性多結節性甲状腺腫と中毒性単結節性甲状腺腫に分けて報告した文献が17編あり，その集計結果では，バセドウ病の甲状腺癌併存率3.25％は中毒性単結節性甲状腺腫の2.75％と有意差がなく，中毒性多結節性甲状腺腫の4.92％に比較して有意に低かった．報告者間の手術適応に多少のバラツキがあることを考慮に入れても，バセドウ病に甲状腺癌が合併する頻度がより高いとはいえない．

バセドウ病の手術症例において，甲状腺癌の合併が見出された頻度は0～16.67％，平均5.21％と報告されている[13~56]．

バセドウ病と甲状腺癌の併存頻度について，1980年以後の報告例を集計した結果は，バセドウ病12,235例のうち甲状腺癌併存は399例(3.26％)で多くが偶発癌であり，ラテント癌の頻度と比較して有意に低いものであった．

**2** バセドウ病に合併した分化癌の病理所見の記載のある文献[19~21,24,25,28,30,36,39~41,43~45,47~51,53~60]を集計すると，乳頭癌315例(88％)および甲状腺濾胞癌42例(12％)である．ヨウ素欠乏地域およびヨウ素充足地域を同時に集計したことを考慮すると，日常経験する甲状腺癌の病理組織型と差異がないと考えられる．微小癌は277例中169例(61％)に認められている．

**3** バセドウ病に併存する甲状腺癌の悪性度は，甲状腺機能正常甲状腺癌[13,19,24,29,41,44,45,49,51,53,54]あるいは中毒性結節性甲状腺腫に併存した甲状腺癌[15~17,23~25,61,62]と比較して高くないと報告されている．バセドウ病併存甲状腺癌のほうがより悪性とする報告[21,32,43,58]もみられるが，差がないとする報告が圧倒的に多い．甲状腺癌の予後がむしろよいとする報告もみられる[23,36]．

**4** ヨウ素欠乏地域でバセドウ病の手術を受けた症例の26.9％に触知する結節を認めた．結節の31.4％が腺腫様甲状腺腫，28.6％が偽結節，17.1％が分化癌，8.6％が過形成結節，5.7％が濾胞腺腫，慢性甲状腺炎，肉芽腫性甲状腺炎，表皮性肉芽腫がそれぞれ2.9％であった[51]．バセドウ病に併存する甲状腺癌の約70％は触知できず[15,19,23,32,36,50,51,53,54,56,57,59]，超音波検査により結節として認められることが多い[26,57]．

また，バセドウ病に併存する乳頭癌の超音波検査所見として低エコーを呈する頻度が有意に低いとの報告[63]もあるが，基本的には乳頭癌の特徴的な超音波検査所見を示すと考えられる（Ⅱ「結節性病変に対する具体的な診断の進め方」参照）．

## 解　説

### a．バセドウ病と中毒性結節性甲状腺腫の分化癌併存率比較

　ヨウ素摂取量の違いによる甲状腺疾患への影響について検討した報告は多数ある．Laurberg ら[1]は甲状腺中毒症とヨウ素摂取量の影響について検討し，ヨウ素欠乏地域では甲状腺中毒症の 47.3％が中毒性多結節性甲状腺腫，38.9％がバセドウ病，9.6％が中毒性単結節性甲状腺腫，4.2％が亜急性甲状腺炎であったのに対し，ヨウ素過剰摂取地帯ではバセドウ病 84.4％，中毒性単結節性甲状腺腫 6.9％，中毒性多結節性甲状腺腫 6.2％および亜急性甲状腺炎 2.5％と顕著な違いを認めている．ヨウ素過剰摂取地域では乳頭癌の頻度が高く[2]，ヨウ素欠乏地域では濾胞癌の頻度が高い[3]ことが知られているが，ヨウ素欠乏地域における予防的ヨウ素投与は乳頭癌の頻度を増加させる[4-6]ことが報告されている．さらに，TSH 値のより高い症例で甲状腺癌の合併が高頻度であることも報告されている[8-12,33]．バセドウ病と甲状腺癌の併存率の正確な評価には，同じヨウ素摂取量の地域で，バセドウ病以外の甲状腺機能亢進症を対照群に選択して比較検討することが望ましい．その観点から，ヨウ素欠乏地域におけるバセドウ病の甲状腺癌併存率を，中毒性結節性甲状腺腫を対照として調べることは理想的であろう．バセドウ病手術例と中毒性結節性甲状腺腫手術例における甲状腺癌を比較検討した文献は 26 編[13-38]あり，両者の間に有意差がないとする報告が 18 編，中毒性結節性甲状腺腫で有意に高いとする報告が 5 編，バセドウ病で有意に高いとする報告が 3 編ある．中毒性結節性甲状腺腫例で有意に高いとする報告の対象例数が全例 400 例以上（475～5,011 例）であるのに対し，バセドウ病で有意に高いとする 3 つの報告は 200 例以下（132～185 例）である．そこで，中毒性多結節性甲状腺腫と中毒性単結節性甲状腺腫に分けて甲状腺癌の併存率をバセドウ病と比較した 17 編の文献を集計すると，バセドウ病の甲状腺癌併存率は 5,256 例中 171 例（3.25％）であり，中毒性単結節性甲状腺腫の 2.75％（3,058 例中 84 例）との間には有意差はなく，中毒性多結節性甲状腺腫の 4.92％（4,252 例中 214 例）より有意（$p<0.0001$）に低かった．

　Miccoli ら[33]は，術前細胞診で診断困難，濾胞性腫瘍，および悪性の可能性のある結節例を除外し偶発癌のみの頻度を比較しているが，その結果でも中毒性多結節性甲状腺腫が 8.2％，バセドウ病が 8.7％と差異がない．

　以上の結果をまとめると，バセドウ病に分化癌が合併する頻度がより高いことはない．

　一方，バセドウ病の外科的手術において甲状腺癌を認める頻度は，0～16.67％，平均 5.21％と報告されている[13-56]．バセドウ病と甲状腺癌の併存頻度について，文献のレビューを含んでいる初期の報告を除外し，1980 年以後の報告例について集計した結果では，バセドウ病の 3.26％（12,235 例中 399 例）に甲状腺癌が併存していた．1990 年以後のバセドウ病手術例に限定しても 3.30％（11,278 例中 372 例）の併存率である．その多くは偶発癌である．生前に甲状腺疾患の病歴のないラテント癌の頻度（詳細は Ⅰ-2「甲状腺結節性病変の疫学」参照）は，結節の疑わしいところのみを検鏡する方法で 6.24％（5,303 例中 331 例），全スライスを検鏡した方法で 12.38％（1,817 例中 225 例）である．バセドウ病の大部分を含む 20～60 歳の年齢層に限定しても，前者の方法で 6.76％（1,183 例中 80 例），後者の方法で 10.84％（1,125 例中 122 例）であり，バセドウ病の甲状腺癌併存頻度はラテント癌の頻度と比較しても有意（$p<0.0001$）に低いことになる．

### b. バセドウ病に併存する甲状腺癌の病理所見

バセドウ病に併存する甲状腺癌の病理所見の報告[16, 19~21, 24, 25, 28, 30, 32, 36, 39~41, 43~45, 47~51, 53~60]を集計すると，乳頭癌315例（88％）および濾胞癌42例（12％）である．わが国の全国集計の結果[64]からみると乳頭癌の比率が有意に低いが，ヨウ素充足地域に比較して乳頭癌の頻度が低く濾胞癌の頻度が高い[2, 65, 66]．ヨウ素欠乏地域の集計が数多く含まれていることを考えると，日常経験する病理組織型と差がないと考えてよい．症例報告としてバセドウ病と未分化癌との併存例[67, 68]あるいは甲状腺髄様癌との併存例[69~71]も報告されている．

### c. バセドウ病に併存する甲状腺癌の予後

バセドウ病と併存する甲状腺癌の大部分は，遠隔転移を認めない[57]．5～10年前後の経過観察中再発を認めない[24, 41, 44, 45, 49, 51, 54]，多中心性の出現頻度が低く悪性度も高くない[26]など，予後のよいことが報告されている．Haleら[23]は，バセドウ病併存甲状腺癌は甲状腺機能正常の甲状腺癌に比較して，微小癌の頻度が有意に高く，腫瘍径も有意に小さく，悪性度がより低いことを報告した．また，Kimら[57]は甲状腺癌の有無とTRAb活性，甲状腺機能亢進症の病悩期間および重症度，甲状腺腫の程度とは関連を認めないことから，TRAbはバセドウ病における腫瘍形成および病態に影響しないとした．

逆に，多中心性の頻度[21]，遠隔転移の頻度[21, 58]から，バセドウ病に併存する甲状腺癌は甲状腺機能正常の甲状腺癌より悪性度が高いとする報告もある．Clarkら[72]はTSH結合能を検討し，甲状腺乳頭癌細胞にTSH受容体があることを報告した．Fillettiら[73]は遠隔転移を有する甲状腺分化癌患者およびバセドウ病患者のIgGを用いた *in vitro* 研究から，バセドウ病が甲状腺癌を悪化させる可能性がある実験成績を示している．

### d. バセドウ病に併存する結節の診断

バセドウ病で触知する甲状腺結節と併存する甲状腺癌の文献[15, 19, 23, 32, 36, 50, 51, 53, 54, 56, 57, 59]を集計した結果，甲状腺癌153例中結節が触知できたのが47例（30.7％），触知できなかったのが106例（69.3％）で，バセドウ病併存甲状腺癌の大部分は触知されないことになる．Kraimpsら[50]はバセドウ病557例中触知した結節は40例（7.2％）で，うち4例（10％）に甲状腺癌を認めた．超音波検査では116例（20.8％）に結節を認め，甲状腺癌21例（18.1％）全例を診断することができた．なお，シンチグラフィでは1cm以下の結節の診断は困難であり，非機能性結節と診断できたのは54例（9.7％）で，うち8例に甲状腺癌を同定した．2004年のKimら[57]の報告でもバセドウ病245例中23例（9.4％）に触知する結節を認め，うち1例（4.3％）に甲状腺癌を認めた．甲状腺超音波検査では86例（35.1％）に結節を認め，甲状腺癌8例全例を結節として診断できた．

以上の結果から，バセドウ病ではびまん性甲状腺腫のなかに甲状腺癌が埋もれていることが少なくなく，触診による診断が困難なことが多いため，その発見には超音波検査によるスクリーニングが重要である．

Chungらの報告によると，バセドウ病のない乳頭癌とバセドウ病で検出される乳頭癌の超音波検査所見を比較した結果[63]，縦横比≧1.0や内部エコーパターンの充実性，形状不整，境界不明瞭，境界部低エコー帯欠如，内部エコー不均質，微細石灰化などには差がみられず，内部エコーレベルの低エコー（94.5％ vs. 80.5％, $p=0.003$）と，結節内血流増加（80.9％ vs. 51.2％, $p=0.003$）のみバセドウ病で検出される乳頭癌のほうで頻度が低かった．

超音波検査所見は基本的に差がないと考えてよい．また，バセドウ病に併存する良性腫瘍性結節について，Mishra[51]はヨウ素欠乏地域における130例の手術例の組織像を調べ，腺腫様甲状腺腫11例(8.5%)，濾胞腺腫2例(1.5%)，慢性甲状腺炎1例(0.8%)，過形成結節3例(2.3%)，偽性結節10例(7.7%)および表皮性肉芽腫1例を報告した．Gerenovaらの報告[53]では，バセドウ病で手術した103例中Hürthle adenoma 2例，慢性甲状腺炎2例，線維性腺腫1例，囊胞性結節1例，コロイド結節1例，その他4例であった．Mukasaら[74]はわが国のようなヨウ素過剰摂取地帯におけるバセドウ病1,652例を調べ，273例(16.53%)に腺腫様甲状腺腫を認めること，加齢とともに頻度が増加することを報告している．

## 主要な臨床研究論文の紹介

### ▼ Farbota LM et al, 1985 [41]

Thyroid carcinoma in Graves' disease. Surgery 1985；**98**：1148-1153

【目的】バセドウ病と甲状腺癌の関係について検討する．

【方法】1961〜1984に手術が施行されたバセドウ病117例の後ろ向き研究．男性23例，女性94例，平均年齢26歳(8〜58歳)．手術は甲状腺準全摘あるいは甲状腺全摘．手術目的は甲状腺機能を低下させ，LT₄補充療法をすることにある．術前は甲状腺機能が正常ないし軽度甲状腺機能低下症になるまで抗甲状腺薬も使用．甲状腺機能低下症時にはLT₄を使用し，ときにはルゴール液も使用．術前に$^{131}$I内用療法を受けた症例は含まれていない．

【結果】バセドウ病117例中6例(5.1%)に甲状腺癌が併存．うち3例が微小癌．男性2例，女性4例．組織所見は乳頭癌4例，濾胞癌2例．117例中4例が頭頸部に外照射を受け，うち2例が甲状腺癌を認めた．平均8.1年の経過観察期間で甲状腺癌の再発なく，全例生存している．1例のみリンパ節転移がみられた．

【結論】バセドウ病117例中6例(5.1%)に甲状腺癌の併存を認めたが，臨床的に正常の甲状腺の剖検例で報告されている甲状腺癌の頻度0.1〜0.2%に比較して明らかに高い．

【コメント】バセドウ病で甲状腺癌の併存率が高い論文として頻繁に引用されるが，剖検例の頻度は肉眼的に結節の疑わしいところのみを検鏡する方法でも6.24%であり，バセドウ病の併存率とは差異がない．

### ▼ Kasuga Y et al, 1993 [45]

The outcome of patients with thyroid carcinoma and Graves' disease. Surg Today 1993；**23**：9-12

【目的】バセドウ病手術例に認められた甲状腺癌について報告する．

【方法】1965〜1990年に外科的手術を受けた847例のバセドウ病の後ろ向きの研究である．$^{131}$I内用療法を受けた症例は1例も含まれていない．

【結果】847例中36例(男性6例，女性30例，16〜65歳)(4.3%)に甲状腺癌を認めた．30例が乳頭癌，6例が濾胞癌．術前に腫瘍の診断ができたのは7例(19.4%)のみで，30例(68.2%)は微小癌である．亜全摘24例，全摘5例．頸部リンパ節郭清に11例で行い，7例(63.6%)でリンパ節転移を認めた．1990年に確認できた甲状腺癌28例の平均経過観察期間は9.1年(0.5〜20年)．27例で再発なし，1例で残存甲状腺に再発を認め，2回目の手術．

他の1例で多発性の肺転移を認め，$^{131}$I 内用療法を3年で3回施行．

【結論】手術を施行したバセドウ病847例中36例（4.3％）に甲状腺癌を証明した．68.2％は微小癌であり，バセドウ病におけるTSAb（thyroid stimulating antibodies）が甲状腺癌の成長を促進している証拠は認められなかった．

### ▼ Cantalamessa L et al, 1999 [59]

Thyroid nodules in Graves disease and the risk of thyroid carcinoma. Arch Intern Med 1999；**159**：1705-1708

【目的】バセドウ病に出現した結節は甲状腺癌のリスクが高く，手術的アプローチが示唆されている．バセドウ病が結節の悪性のリスク因子となるかどうかを評価する．

【方法】以前に外科的治療および$^{131}$I 内用療法を受けたことのない315例を対象とした．登録開始時点で全例に甲状腺超音波検査（5- and 10mHz linear transducer）を実施し，以後1年ごとに継続した．シンチグラフィも全例に実施し，経過観時，結節出現時には再度繰り返した．穿刺吸引細胞診は結節のある症例に実施し，経過観察期間は2.3〜13.8年（中央値5.8年）．

【結果】315例中，初診時に49例，経過観察中57例の計106例（33.7％）に直径8mm以上の結節を認めた．結節で触知できたのは44例（14％）．初診時結節のある症例とない症例の間に甲状腺ホルモン値，TRAb値，眼症の頻度に有意差なし．経過中に結節が出現した症例でも以前に比較してTRAbの増加はみられない．触知した結節44例中9例（20％），超音波検査でのみ検出した62例の結節中12例（19％）が消失した．106例の結節のうち穿刺吸引細胞診で触知した結節2例が甲状腺癌疑いで手術を受け，1例のみに甲状腺濾胞癌を認めた．

【結論】バセドウ病ではしばしば超音波検査で結節が認められる．悪性の所見は1例のみで残りは全例良性である．穿刺吸引細胞診で悪性所見を認めなければ，積極的な治療の適応はない．

### ▼ Vaiana R et al, 1999 [28]

Hyperthyroidism and concurrent cancer. Tumori 1999；**85**：257-252

【目的】地方性甲状腺腫地域における甲状腺機能亢進症と甲状腺癌の併存頻度を分析する．

【方法】対象は1984年1月〜1998年6月までの甲状腺機能亢進症1,853例．バセドウ病524例（手術例108，非手術例416），中毒性多結節性甲状腺腫546例（手術例251，非手術例295），中毒性単結節性甲状腺腫783例（手術例153，非手術例630）．全例に超音波検査を実施．

【結果】バセドウ病の7例（手術例の6.5％，全バセドウ病の1.3％）に乳頭癌（うち4例が微小癌，残りは1〜2cmで多中心性は1例のみ）を認めた．7例中3例は超音波検査で検出可能（低エコー1例，等エコー1例，高エコー1例）で，うち2例はシンチグラフィで非機能性結節．7例中4例（1cm以下の3例と両葉に甲状腺癌を認めた1例）は超音波検査で検出できなかった．バセドウ病手術例のTSAbは平均53.3U/L（正常＜9U）だった．また，中毒性多結節性甲状腺腫の10例（手術例の4.0％，全中毒性多結節性甲状腺腫の1.8％）に甲状腺癌を認め，乳頭癌8例（うち3例は微小癌），濾胞癌2例（1例は微小癌）であった．中

毒性単結節性甲状腺腫の7例（手術例の4.6％，全中毒性単結節性甲状腺腫例の0.9％）に甲状腺癌を認め，6例が乳頭癌（5例が微小癌），1例が微小甲状腺濾胞癌であった．

【結論】バセドウ病，中毒性多結節性甲状腺腫，中毒性単結節性甲状腺腫いずれも甲状腺癌の頻度に差異はない．

### ▼ Mishra A, Mishra SK, 2000 [51]

Thyroid nodules in Graves' disease：Implication in an endemically iodine deficiency area. J Postgrad Med 2001；**47**：244-247

【目的】ヨウ素欠乏地域におけるバセドウ病の結節と甲状腺悪性腫瘍との関係を検討する．

【方法】バセドウ病手術症例130例（女性89例，男性41例）を対象とした後ろ向き研究．頭頸部に放射線治療歴のある症例は除外．臨床成績，病理所見および術後経過からバセドウ病に併存する結節の特徴について検討した．

【結果】130例中35例（26.9％）に触知可能な結節を認めた．触知可能な35例中6例（17.1％）と触知不可能な偶発癌2例の計8例（6.2％）に甲状腺癌を認めた．甲状腺癌の組織所見は，乳頭癌5例，濾胞癌1例で，腫瘍径は1cm以下であった．2例が多中心性で，1例に頸部リンパ節転移を認めた．経過観察中（平均5.5年）1例が甲状腺と無関係の原因で死亡したが，その他の症例は無再発生存．良性腫瘍性結節は11例が腺腫様甲状腺腫（触知可能な結節35例の31.4％，バセドウ病の8.5％．以下同様に％を示す），濾胞腺腫，2例（5.7％，1.5％），慢性甲状腺炎1例（2.9％，0.8％），肉芽腫性甲状腺炎1例，表皮性肉芽腫1例，過形成性結節3例（8.6％，2.3％）および偽性結節10例（28.6％，7.7％）．

【結論】ヨウ素欠乏地域ではバセドウ病に合併する結節がしばしば認められる．触知可能な非機能性結節は甲状腺癌の確率が高く，早期の手術を推奨する．

### ▼ Kim WB et al, 2004 [57]

Ultrasonographic screening for detection of thyroid cancer in patients with Graves' disease. Clin Endocrinol (Oxf) 2004；**60**：719-725

【目的】前向き研究でバセドウ病における結節および甲状腺癌の分布を明らかにする．

【方法】対象は，手術歴および $^{131}$I 内用療法による治療歴のないバセドウ病患者245例（未治療129例，再発43例，抗甲状腺薬治療中73例）．全例超音波検査を実施し，5mm以上の結節のある症例69例中62例（90％）に穿刺吸引細胞診を実施した．細胞診で悪性の疑い／悪性またはgalectin-3陽性症例に手術を施行した．

【結果】245例（女性172例，男性73例，平均年齢39.9歳）のバセドウ病に超音波検査を実施し，86例（35.1％）に結節を認めた．うち触診で確認できた結節は23例（9.4％）．結節の頻度は，20歳未満：25％，20～39歳：25.7％，40～59歳：39.8％，60歳以上：65％と加齢とともに有意（$p<0.05$）に増加した．ロジスティック解析でも年齢が唯一の結節の予測因子であった．86例中69例（80.2％）が結節径5mm以上で，62例に穿刺吸引細胞診を実施，8例（3.3％）に乳頭癌を認めた．触診で検出できた乳頭癌は8例中1例のみで，残り7例は超音波検査でのみ検出された．8例中6例（75％）が微小癌．遠隔転移症例はなく，pT4あるいはpN1が5例．乳頭癌の頻度は45歳以上が6.7％（6/90）で，45歳以下の1.3％（2/155）に比較して有意に高く．局所進行癌（pT4あるいはpN1）の頻度も45歳以上で6.7％（6/90）

と若年者(0/155)より有意に高かった．腫瘍サイズやTBII活性および甲状腺機能亢進症の期間や程度にかかわらず，年齢のみが唯一の局所進行癌の予測因子であった．

【結論】バセドウ病患者245例に対する前向き研究で，甲状腺乳頭癌の検出率は3.3%(8例)，そのほとんどが微小癌であり，触診で検出可能であったのは1例のみであった．

腫瘍サイズやTBII活性および甲状腺機能亢進症の期間や程度にかかわらず，45歳以上の患者では局所進行癌が多かった．大部分は微小癌であり，頻度および局所進行は45歳以上で高いが，甲状腺癌の有無とTBII活性，甲状腺機能亢進症の病悩期間および重症度，甲状腺腫の程度は有意差を認めなかった．

### ▼ Pazaitou-Panayotou K et al, 2008 [62]

A. Mortality from thyroid cancer in patients with hyperthyroidism: the Theagenion Cancer Hospital experience. Eur J Endocrinol 2008; **159**: 799-803

【目的】甲状腺機能亢進症の原因と，併存する甲状腺癌の予後について北ギリシャの三次病院で検討する．

【対象患者】甲状腺癌のために手術した720例中60例が甲状腺機能亢進症と併存．甲状腺機能亢進症の内訳はバセドウ病14例，中毒性単結節性甲状腺腫17例および中毒性多結節性甲状腺腫29例．

【結果】中毒性単結節性甲状腺腫による甲状腺機能亢進症と併存した17例中10例の甲状腺癌はhot nodule内にあり，60ヵ月の経過観察中，2例に局所・骨・肺の遠隔転移を認め，術後4年および15年で死亡した．バセドウ病併存甲状腺癌14例(経過観察50ヵ月)，中毒性単結節性甲状腺腫17例および中毒性多結節性甲状腺腫29例(経過観察60ヵ月)におけるStage分類・10mm以上の頻度・甲状腺癌病理所見に有意差を認めない．

【結論】微小癌の頻度は，バセドウ病併存甲状腺癌7例(50%)，中毒性単結節性甲状腺腫11例(64.7%)および中毒性多結節性甲状腺腫，21例(72.4%)と3群間に統計的に有意差を認めない．また，甲状腺機能亢進症の原因とstage分類，10mm以上の腫瘍の頻度，腫瘍病理像に有意差を認めない．

## 文　献

1) Laurberg P et al: High incidence of multinodular toxic goitre in the elderly population in a low iodine intake area vs. high incidence of Graves' disease in the young in a high iodine intake area: comparative surveys of thyrotoxicosis epidemiology in East-Jutland Denmark and Iceland. J Intern Med 1991; **229**: 415-420
2) Williams ED et al: Thyroid cancer in iodine rich area: a histopathological study. Cancer 1977; **39**: 215-222
3) Cuello C et al: Geographic pathology of thyroid carcinoma. Cancer 1969; **23**: 230-239
4) Weaver DK et al: Surgical thyroid disease: a survey before and after iodine prophylaxis. Arch Surg 1966; **92**: 796-801
5) Harach HR et al: Thyroid carcinoma and thyroiditis in an endemic goiter region before and iodine prophylaxis. Acta Endocrinol 1985; **108**: 55-60
6) Bacher-Stier C et al: Incidence and clinical characteristics of thyroid carcinoma after iodine prophylaxis in an endemic goiter country. Thyroid 1997; **7**: 733-741
7) Burgress JR et al: The changing incidence and spectrum of thyroid carcinoma in Tasmania (1978-1998)

during a transition from iodine sufficiency to iodine deficiency. J Clin Endocrinol Metab 2000；**85**：1513-1517

8) Jonklaas J et al：Endogenous thyrotropin and triiodothyronine concentrations in individuals with thyroid cancer. Thyroid 2008；**18**：943-952
9) Haymart MR et al：Higher serum TSH in thyroid cancer patients occurs independent of age and correlates with extrathyroidal extension. Clin Endocrinol (Oxf) 2009；**71**：434-439
10) Fiore E et al：Lower levels of TSH are associated with a lower risk of papillary thyroid cancer in patients with thyroid nodular disease：thyroid autonomy may protective role. Endocr Relat Cancer 2009；**16**：1251-1260
11) Jin J et al：The utility of preoperative serum thyroid-stimulating hormone level for predicting malignant nodular thyroid disease. Am J Surg 2010；**199**：294-298
12) Boelaert K et al：Serum thyrotropin concentration as a novel predictor of malignancy in thyroid nodules investigated by fine-needle aspiration. J Clin Endocrinol Metab 2006；**91**：4295-4301
13) Beahrs OD et al：Nodular goiter and malignat lesions of the thyroid gland. J Clin Endocrionol Metab 1951；**11**：1157-1165
14) Sokal JE：Incudence of malignancy in toxic an nontoxic nodular goiter. JAMA 1954；**154**：1321-1325
15) Dobyns BM et al：Malignant and benign neoplasms of the thyroid in patients treated for hyperthyroidism：a report of the cooperative thyrotoxicosis therapy follow-up study. J Clin Endocrinol Metab 1974；**38**：976-998
16) Hancock BW et al：Thyroid carcinoma and concurrent hyperthyroidism. Cancer 1977；**39**：298-302
17) Wahl RA et al：Coexistence of hyperthyroidism and thyroid cancer. World J Surg 1982；**6**：385-390
18) Röher HD et al：Thyroid-stimulating antibodies of Graves' disease in thyroid cancer. N Engl J Med 1988；**319**：1669-1670
19) Pacini F et al：Mortality from thyroid cancer in patients with hyperthyroidism：the Theagenion Cancer Hospital experience. Eur J Endocrinol 2008；**159**：799-803
20) Rieger R et al：Hyperthyroidism and concurrent thyroid malignancies. Surgery 1989；**106**：6-10
21) Belfiore A et al：Increased aggressiveness of thyroid cancer in patients with Graves' disease. J Clin Endocrinol Metab 1990；**70**：830-835
22) Ahuja S, Ernst H：Hyperthyroidism and thyroid carcinoma. Acta Endocrinol (Copenh) 1991；**124**：146-151
23) Hales IB et al：Does Graves' disease or thyrotoxicosis affect the prognosis of thyroid cancer. J Clin Endocrinol Metab 1992；**75**：886-889
24) Chou FF et al：Hyperthyroidism and concurrent thyroid cancer. Int Surg 1993；**78**：343-346
25) Terzio lu T et al：Concurrent hyperthyroidism and thyroid carcinoma. Br J Surg 1993；**80**：1301-1302
26) Ardito G et al：Hyperthyroidism and thyroid carcinoma. Ann Ital Chir 1997；**68**：23-28
27) Linos DA et al：Should the primary treatment of hyperthyroidism be surgical？ Eur J Surg 1997；**163**：651-657
28) Vaiana R et al：Hyperthyroidism and concurrent cancer. Tumori 1999；**85**：257-252
29) Chao TC et al：Thyroid cancer with concurrent hyperthyroidism. Arch Surg 1999；**134**：130-134
30) Zanella E et al：Hyperthyroidism with concurrent thyroid cancer. Ann Ital Chir 2001；**72**：293-297
31) Gabriele R et al：Thyroid cancer in patients with hyperthyroidism. Horm Res 2003；**60**：79-83
32) Cappelli C et al：Outcome of patients surgically treated for various forms of hyperthyroidism with differentiated thyroid cancer：experience at Endocrine Center in Italy. Surg Today 2006；**36**：125-130
33) Miccoli P et al：Incidental thyroid carcinoma in a large series of consecutive patients operated on for benign thyroid disease. ANZ J Surg 2006；**76**：123-126
34) Cakir M et al：Incidental thyroid carcinoma in thyrotoxic patients treated by surgery. Horm Res 2007；**67**：96-99
35) Pradeep PV et al：Safety and efficacy of surgical management of hyperthyroidism：15-year experience from a tertiary care center in a developing country. World J Surg 2007；**31**：306-312
36) Giles Y et al：The risk factors for malignancy in surgically treated patients for Graves' disease, toxix multinodularr goiter, and toxic adenoma. Surgery 2008；**144**：1028-1037
37) Gul K et al：Thyroid carcinoma risk in patients with hyperthyroidism and role of preoperative cytology in diagnosis. Minerva Endocrinol 2009；**34**：281-288

38) Berker D et al：Prevalence of incidental thyroid cancer and its ultrasonographic features in subcentimeter thyroid nodules of patients with hyperthyroidism. Endocrine 2011；**39**：13-20
39) Konenan EW, Sawyer KC：Carcinoma of the thyroid occurring in a diffuse toxic goiter. Am J Surg 1961；**101**：245-247
40) Shapiro SJ et al：Incidence of thyroid carcinoma in Graves' disease. Cancer 1970；**26**：1261-1270
41) Farbota LM et al：Thyroid carcinoma in Graves' disease. Surgery 1985；**98**：1148-1153
42) Behar R et al：Graves' disease and thyroid cancer. Surgery 1986；**100**：1121-1127
43) Ozaki O et al：Thyroid carcinoma in Graves' disease. World J Surg 1990；**14**：437-441
44) Soh EY, Park CS：Diagnostic approach to thyroid carcinoma in Graves' disease. Yonsei Medical J 1993；**34**：191-194
45) Kasuga Y et al：The outcome of patients with thyroid carcinoma and Graves' disease. Surg Today 1993；**23**：9-12
46) Thakur S et al：Carcinoma in Graves' disease. J Assoc Physicians India 1995；**43**：600-601
47) Pomorski L et al：Cancer in hyperthyroidism. Neoplasma 1996；**43**：217-219
48) Miccoli P et al：Surgical treatment of Graves' disease：subtotal or total thyroidectomy? Surgery 1996；**120**：1020-1024
49) Carnell NE, Valente WA：Thyroid nodules in Geaves' disease：classification, characterization, and response to treatment. Thyroid 1998；**8**：647-652
50) Kraimps JL et al：Mulitisentre study of thyroid nodules in patients with Graves' disease. Br J Surg 2000；**87**：1111-1113
51) Mishra A, Mishra SK：Thyroid nodules in Graves' disease：implication in an endemically iodine deficiency area. J Postgrad Med 2001；**47**：244-247
52) Lin CH et al：Prevalence of thyroid cancer in hyperthyroidism treated by surgery. Kaohsiung J Med Sci 2003；**19**：379-384
53) Gerenova J et al：Prevalence of thyroid cancer in Graves' disease：a retrospective study of a cohort of 103 patients treated surgically. Eur J Intern Med 2003；**14**：321-325
54) Weber KJ et al：Thyroidectomy remains an effective treatment option for Graves' disease. Am J Surg 2006；**191**：400-505
55) Boostrom S, Richards ML：Total thyroidectomy is the preferred treatment for patients with Graves' disease and a thyroid nodule. Otolaryngol Head Neck Surg 2007；**136**：278-281
56) Erbil Y et al：Graves' disease, with and without nodules, and the risk of thyroid carcinoma. J Laryngol Otol 2008；**122**：291-295
57) Kim WB et al：Ultrasonographic screening for detection of thyroid cancer in patients with Graves' disease. Clin Endocrinol (Oxf) 2004；**60**：719-725
58) Pellegriti G et al：Outcome of differentiated thyroid cancer in Graves' disease. J Clin Endocrinol Metab 1998；**83**：2805-2809
59) Cantalamessa L et al：Thyroid nodules in Graves disease and the risk of thyroid carcinoma. Arch Intern Med 1999；**159**：1705-1708
60) Stocker DJ et al：Thyroid cancer yield in patients with Graves' disease selected for surgery on the basis of cold scintiscan defects. Thyroid 2002；**12**：305-311
61) Vini L et al：Good prognosis in thyroid cancer found incidentally at surgery for thyrotoxicosis. Postgrad Med J 1999；**75**：169-170
62) Pazaitou-Panayotou K et al：Mortality from thyroid cancer in patients with hyperthyroidism：the Theagenion Cancer Hospital experience. Eur J Endocrinol 2008；**159**：799-803
63) Chung JO et al：Ultrasonographic features of papillary thyroid carcinoma in patients with Graves' disease. Korean J Intern Med 2010；**25**：71-76
64) 岩崎博幸：甲状腺癌の疫学に関する最新のデータ. 臨床外科 2002；**57**(増)：30-34
65) Befiore A et al：The frequency of cold thyroid nodules and thyroid malignancies in patients from an iodine-deficient area. Cancer 1987；**60**：3096-3102
66) Petterson B et al：Trends in thyroid cancer incidence in Sweden, 1958-1981, by histopathologic type. Int J Cancer：1991；**48**：28-33
67) Fujikawa M et al：Anaplastic transformation of a papillay carcinoma of the thyroid in a patient with Graves' disease with varied activity of thyrotropin receptor antibodies. Thyroid 1998；**8**：53-58

68) Majima T et al：Anaplastic thyroid carcinoma associated with Graves' disease. Endocr J 2005；**52**：551-557
69) Brandel et al：Medullay thyroid carcinoma in Graves' disease. Clin Endocrinol (Oxf) 1999；**50**：545-546
70) Mazziotti G et al：Medullary thyroid cancer, papillary thyroid microcarcinoma and Graves' disease：an unusual clinical coexistence. J Endocrinol Invest 2001；**24**：892-896
71) Nakamura S et al：Incidental medullay thyroid carcinoma in a case of Graves' disease. Intern Med 2002；**41**：323-324
72) Clark OH, Castner BJ：Thyrotropin "receptors" in normal and neoplastic human thyroid tissue. Surgery 1979；**85**：624-632
73) Filletti S et al：The role of thyroid-stimulating antibodies of Graves' disease in differentiated thyroid cancer. N Engl J Med 1988；**318**：753-759
74) Mukasa K et al：Prevalence of malignant tumors and adenomatous lesions detected by ultrasonographic screening in patients with autoimmune thyroid diseases. Thyroid 2010；**21**：37-41

## B 橋本病と結節

### ポイント

- 橋本病は甲状腺悪性腫瘍（主に乳頭癌）の併存率が高い．
- 橋本病に合併した結節の診断の進め方は通常の結節の場合と同様である（Ⅱ「結節性病変に対する具体的な診断の進め方」参照）．ただし，橋本病自体の偽結節も鑑別診断に加える必要がある．
- 橋本病で認められる過半数の結節は触知できない．また，乳頭癌の合併頻度が高いことから，初診時に超音波検査を行うべきである．

### ステートメント

1. 組織学的に橋本病と診断された症例に甲状腺乳頭癌が併存する頻度は，非橋本病症例に比較して有意に高い． エビデンスレベル2

2. 橋本病に合併する結節の超音波検査所見は，良性，悪性（乳頭癌）とも通常の結節の場合と同じである．ただし，橋本病に合併する「結節」の約30％は橋本病自体による偽結節であり，ときに悪性結節と紛らわしい超音波検査所見を示すことがあるため，鑑別診断の際，常に念頭に置くべきである． EL3 グレードC

   診断は，Ⅱ「結節性病変に対する具体的な診断の進め方」に従って行う．

3. 橋本病で検出される結節の過半数は触知できない．乳頭癌の合併頻度が高いこともあり，初診時に超音波検査を行うべきである． EL2 グレードB

   超音波検査所見は，甲状腺重量の測定，橋本病の重症度判定の診断に加え，結節の診断にも有用である．

### ステートメントの根拠

1. 手術された甲状腺標本を後ろ向きに調べ，組織学的に橋本病所見を認めた症例と認めなかった症例で甲状腺癌の併存頻度を比較した研究が6編ある[1〜6]（表1）．そのうちの4編の論文は，橋本病を認めた症例のほうに甲状腺癌の併存が有意に高いことを報告している．有意差を認めないとした2編の論文のうち1編[6]は，全体では有意差を認めないものの，女性例のみの比較では橋本病のほうに乳頭癌の頻度が有意に高かった．組織学的に橋本病の有無で乳頭癌の合併頻度に差はないとしたShandsら[2]の報告は，含まれている橋本病症例が44例と少ない．100例以上の橋本病を対象に検討した報告では，すべて橋本病症例のほうが非橋本病症例より甲状腺癌の併存率が有意に高いことになる．これらの論文には，どのような基準でどのような症例に手術がなされたかについての記載はないが，Cheskyら[3]およびHirabayashiら[4]の施設では，"橋本病は併存する甲

状腺癌の頻度が高い"という理由で外科的手術されていたことが指摘されている[7]．これらの施設のように甲状腺癌の頻度が高いとの理由だけで橋本病を手術適応とすることは，甲状腺癌のリスクの過大評価であり一般的には受け入れられないが，橋本病と甲状腺癌との併存率を知るうえでは貴重な報告となっている．

　Holm ら[8] は穿刺吸引細胞診で橋本病と診断した症例と良性コロイド結節と診断した症例を長期間経過観察した結果，橋本病症例で甲状腺悪性リンパ腫の頻度が有意に高いこと以外，甲状腺癌の頻度には差異を認めないと報告した．一方，Ohmori ら[9] は超音波検査実施例を後ろ向きに検討し，甲状腺自己抗体陽性例は陰性例に比較して乳頭癌の頻度が高いとしている．同様に，Mukasa ら[10] は自己免疫性甲状腺疾患全例の超音波検査を実施し，橋本病（血清診断）とバセドウ病の甲状腺癌の併存率を比較すると，橋本病で有意に高いと報告した．

　また，結節のため甲状腺を全摘した症例を調べた2つの研究[11,12]（表1）も，組織学的に橋本病を併存しているほうがしていない場合より乳頭癌の頻度が有意に高いことを示している．

**2**　Anderson ら[13] は橋本病自体による偽結節の超音波検査所見として，その過半数が充実性で境界部低エコー帯（halo）欠如を示し，約45％に低エコー，内部エコー不均質，約40％で境界不明瞭，結節内血流増加，そして約5％に粗大石灰化およびリング状石灰化を認めると報告した．一方，甲状腺乳頭癌の超音波検査所見を橋本病の有無で比較検討した報告によると，低エコー充実性，微細石灰化，形状不整，境界部低エコー帯欠如，縦横比＞1，結節内血流増加の所見は同一であるが，橋本病症例の乳頭癌は非橋本病症例の乳頭癌に比較して粗大石灰化の頻度が有意に高く[14]，砂粒小体の出現頻度が有意に低い[13,14]．また，非橋本病症例の乳頭癌の境界部低エコー帯欠如は，橋本病症例の乳頭癌に比較して顕著である[13] との報告がある．一方，Gul ら[11] は乳頭癌の病理所見および超音波検査所見に橋本病の有無で差を認めないとしている．また，Boi ら[15] は甲状腺自己抗体陽性であることが穿刺吸引細胞診による乳頭癌診断の偽陽性の原因となることはなく，陰性例同様に診断可能であると報告している．以上，橋本病における結節の診断方法は，基本的にⅡ「結節性病変に対する具体的な診断の進め方」に従って行えばよい．

**3**　橋本病で出現する結節の過半数は触知できず，超音波検査でのみ検出可能[14,16] である．結節手術例で組織学的に橋本病を併存した場合の乳頭癌の頻度，43.5％[11] および40.5％[12] は，併存しなかった場合の25.1％[11]，22.7％[12] に比してそれぞれ有意に高い（$p=0.0003$, $p<0.05$）（表1）．橋本病患者に超音波検査を施行することは，病態把握のみならず結節の診断の観点からも重要である．

## 解　説

### a．橋本病患者の甲状腺癌の併存率

　橋本病患者の甲状腺癌（主として乳頭癌）の併存頻度が高いとする報告は，1955年 Dailey ら[1] が組織学的に橋本病と診断した278例中35例（12.59％）に甲状腺癌を認め，橋本病を

認めない患者 2,058 例中 115 例（5.59％）に比較して有意（$p<0.0001$）に高いことを報告したことに始まる．その後，橋本病と甲状腺癌併存率は 0.24～29.25％[1,3,5,6,9,10,13,17~25]，橋本病と乳頭癌の併存率は 0.12～29.03％[2,3,8,10,13,19,21~23,26~28] と報告により極端に異なる結果が示され混乱が生じた．その原因として，研究方法や診断方法の違い，人種差[29~31] およびヨウ素摂取[32~37] などの環境因子の違いが考えられる．橋本病症例における甲状腺癌の併存率について検討する場合，同一人種，同一環境で，性と年齢を一致させた非橋本病症例を対照とする比較検討が必要である．これらの条件を満足した論文のみを選択したものが表 1 である．手術で摘出された標本で組織学的に橋本病と診断された症例の乳頭癌ないし濾胞癌併

表 1　橋本病と甲状腺癌（甲状腺乳頭癌）の併存率

| Group I　HT（+）群と HT（-）群の PTC（or TC）頻度比較 ||||||||||
|---|---|---|---|---|---|---|---|---|---|
| 年 | author | HT（+）結節症例数 | PTC or TC 症例数 | % | HT（-）結節症例数 | PTC or TC 症例数 | % | 有意差 |
| 1955 | Dailey | h-HT（+）278 例 | h-TC 35 例 | 12.59 | h-HT（-）2,058 例 | h-TC 115 例 | 5.59 | $p=0.0001$ |
| 1960 | Shands | h-HT（+）44 例 | h-TC 3 例（h-PTC 3 例） | 6.82 | h-HT（-）356 例 | h-TC 24 例（h-PTC 16 例） | 6.74 | $p=$ N.S. |
| 1962 | Chesky | h-HT（+）432 例 | h-TC 48 例（h-PTC 8 例） | 11.11 | h-HT（-）8,418 例 | h-TC 537 例（h-PTC 133 例） | 6.38 | $p=0.0002$ |
| 1965 | Hirabayashi | h-HT（+）752 例 | h-TC169 例（h-PTC 137 例） | 22.47 | h-HT（-）8,469 例 | h-TC 201 例（h-PTC 192 例） | 2.37 | $p<0.0001$ |
| 1985 | Holm | c-HT（+）829 例 | h-TC 2 例（h-PTC 1 例） | 0.24 | c-benign colloid nodule 829 例 | h-TC 2 例（h-PTC 1 例） | 0.24 | $p=$ N.S. |
| 1987 | Ott | h-HT（+）267 例 | h-TC 61 例 | 22.84 | h-HT（-）colloid nodule 267 例 | h-TC 10 例 | 3.75 | $p<0.05$ |
| 2007 | Repplinger | h-HT（+）217 例 | h-PTC 63 例 | 29.03 | h-HT（-）981 例 | h-PTC 230 例 | 23.45 | $p=0.051$ |
|  |  | h-HT（+）女性 196 例 | h-PTC 女性 56 例 | 28.57 | h-HT（-）女性 730 例 | h-PTC 女性 160 例 | 21.92 | $p=0.03$ |
| 2007 | Ohmori | TAb（+）523 例 | h-PTC 29 例 | 5.54 | TAb（-）1,644 例 | h-PTC 54 例 | 3.28 | $p<0.05$ |
| 2011 | Mukasa | TAb（+）2,036 例 | h-TC 38 例（h-PTC 36 例） | 1.87 | GD 1,652 例 | h-TC 17 例（h-PTC 16 例） | 1.03 | $p=0.0369$ |
| Group II　甲状腺結節に橋本病併存の有無と PTC 頻度比較 ||||||||||
| 年 | author | 結節で HT（+）症例数 | PTC 症例数 | % | 結節で HT（-）の症例数 | PTC 症例数 | % | 有意差 |
| （I）超音波検査で結節診断 ||||||||||
| 2005 | Boi | 197 例（TAb 陽性例） | h-PTC 26 例 | 13.20 | 393 例（TAb 陰性例） | h-PTC 27 例 | 6.87 | $p=0.01$ |
| 2010 | Anil | 164 例（TAb 陽性例） | h-PTC 2 例 | 1.05 | 551 例（TAb 陰性例） | h-PTC 19 例 | 2.70 | $p=$ N.S. |
| （II）結節で甲状腺全摘例 ||||||||||
| 2010 | Gul | 92 例（h-HT（+）） | h-PTC 40 例 | 43.47 | 521 例（h-HT（-）） | h-PTC 131 例 | 25.14 | $p=0.0003$ |
| 2010 | Consorti | 69 例（h-HT（+）） | h-PTC 25 例 | 40.58 | 335 例（h-HT（-）） | h-PTC 76 例 | 22.69 | $p<0.05$ |

h：組織診断，c：細胞診，HT：橋本病，TC：甲状腺癌，PTC：甲状腺乳頭癌，TAb：甲状腺自己抗体

存率（11.11～22.84％）は，非橋本病症例の併存率（2.37～6.38％）に比較して有意に高いことが4編の文献で示されている．Repplingerらの報告[6]では，手術例で組織学的に橋本病を認めた症例の甲状腺癌の併存率は，橋本病を認めなかった症例の併存率に比較して，全体では有意差に達しなかった（$p=0.051$）が，女性例のみの比較では有意差（$p=0.03$）を認めた．

　甲状腺結節が橋本病に併存した症例としない症例を組織学的に検討し，乳頭癌の頻度は橋本病併存例に有意に高いとする2つの報告[11,12]がある．Gulら[11]は全摘した甲状腺結節613例について検討し，組織学的に橋本病を示した92例中40例（43.37％）に乳頭癌を認め，橋本病所見のなかった症例（521例中131例，25.14％）に比較して有意に高いことを報告した．また，Consortiら[12]は甲状腺が全摘された甲状腺結節404例について検討した結果，甲状腺結節に橋本病を併存した69例中25例（36.23％）に乳頭癌を認め，橋本病を併存しなかった335例中76例（22.69％）に比較して有意に高い（$p<0.05$）ことを報告している．

　Bolら[15]は甲状腺結節を有する590例を対象に穿刺吸引細胞診を実施した結果，鑑別困難および悪性・悪性の疑いの出現頻度はそれぞれ甲状腺自己抗体陽性例のほうが陰性例より有意に高いことを報告した．このうち悪性・悪性の疑い61例，鑑別困難31例，良性14例の計106例の甲状腺が全摘されているが，乳頭癌は甲状腺自己抗体陽性197例中26例（13.20％）に認められ，陰性393例中27例（6.87％）に比較して有意に高かった．一方，Anilら[38]は，直径1cmを超える囊胞以外の結節に穿刺吸引細胞診を施行し，悪性は甲状腺自己抗体陽性164例191結節中2結節（1.05％）で，陰性551例713結節中19結節（2.66％）と有意差を認めなかったと異なった結果を報告している．

### b．橋本病における結節診断

　Takashimaら[14]は，橋本病の超音波検査で178例中75例（42％）に結節を認め，60例（65結節）に超音波ガイド下穿刺吸引細胞診を実施，最終的に25例を外科的切除した結果を報告している．橋本病自体による偽結節は65結節例中22例（33.85％）に認められた．なお，橋本病自体による偽結節の低エコー部位の組織所見には2つのタイプがある．一方は著しい局所的リンパ球凝集と多数のリンパ濾胞形成によるもの，他方は局所的な甲状腺濾胞細胞の著明な好酸性変性とリンパ球浸潤である．内部エコー所見は高エコーを示した全例が良性，等エコーの13％および低エコーの36％が悪性であった．辺縁不整は，乳頭癌，悪性リンパ腫，橋本病偽結節の70％以上に，境界不明瞭は，乳頭癌，橋本病偽結節の約60％に，haloは，濾胞腺腫，腺腫様甲状腺腫の50％以上にそれぞれ認めたが，囊胞性変化および粗大石灰化の出現率はいずれも40％未満であった．砂粒小体は乳頭癌1例に，さらに粗大石灰化と微細石灰化の混在を30％の乳頭癌に認めた．Andersonら[13]は橋本病の偽結節は多彩な超音波像を示すこと，良性および悪性結節で認められるいずれの特徴とも重複していること，偽結節固有の超音波像はないことを報告した．さらに，Andersonら[39]はびまん性甲状腺腫の橋本病における良性結節と乳頭癌の超音波像を比較し，低エコー，微細石灰化，リング状石灰化それぞれに有意差を認め，橋本病で石灰化を認めた場合には穿刺吸引細胞診を施行することを勧めている．橋本病の有無による乳頭癌の超音波像を比較したこれまでの報告によれば，低エコー充実性，微細石灰化，形状不整，境界型低エコー帯欠如，縦横比>1，結節内血流増加の所見は同一であるが，橋本病に併存した乳頭癌では非橋本病例の乳頭癌に比較して砂粒小体の頻度が有意に低く[9,38]，粗大石灰化が有意に高い[9]，境界部低エコー部欠如所見の頻度が低い[38]など出現頻度に差異を認めたとの報告がある．

一方，橋本病の有無で乳頭癌の超音波検査所見に有意差を認めなかったとする Gull らの報告[11]，甲状腺自己抗体の存在は穿刺吸引細胞診における乳頭癌診断の偽陽性の原因にはならないとする Boi らの報告[13] がある．基本的には，橋本病の有無で超音波検査所見および穿刺吸引細胞診の結果は影響されないと考えられる．Thomas と Rutledge[40] のレビューによれば，結節を手術，試験的切除，穿刺吸引細胞診などで診断した 21,431 例中 2,710 例 (12.6%) が橋本病による偽結節であり，2,427 例 (11.3%) が甲状腺癌であった．橋本病による偽結節は甲状腺癌とほぼ同程度の頻度で認められることになる．

### c. 超音波検査の重要性

Takashima ら[14] は橋本病で超音波ガイド下穿刺吸引細胞診を行った 65 結節中触知できたのは 24 結節（平均直径 2.4 cm）のみで，残り 41 結節（平均直径 1.5 cm）は触知できないと報告している．Erdogan ら[16] の報告もほぼ同様で，橋本病の超音波検査で認めた単結節 392 例中 190 例 (48.47%) および多結節 91 例中 16 例 (17.59%) のみが触知可能であった．したがって，橋本病における結節診断には超音波検査が不可欠である．橋本病の超音波検査所見は甲状腺全体の内部エコーの低下，不均一性，小結節化 (micronodulation)[41] などである．橋本病で出現する結節の 33.85% に偽結節[14] を認めるため，鑑別診断上留意が必要である．

## 主要な臨床研究論文の紹介

### a. 橋本病における結節の超音波診断
▼ Takashima S et al, 1992 [14]

Thyroid nodules associated with Hashimoto thyroiditis：assessment with US. Radiology 1992；**185**：125-130

【目的】橋本病で検出される結節の超音波検査所見を評価・解析する．

【方法】橋本病 178 例中 75 例 (42%) に結節を認めた．75 例中 60 例（65 結節）に対して超音波ガイド下穿刺吸引細胞診を実施（単結節は 49 例）．65 結節中 41 例は触知不可能であった．65 結節中 27 個（25 例）は診断が確定し，7 例に外科的手術を実施．手術適応の内訳は 1 例が副甲状腺腫瘍，1 例は乳頭癌，5 例は LT$_4$ 抑制治療で結節が退縮しなかった症例である．さらに，橋本病で検出された甲状腺結節で外科的に診断確定された 44 例の結節を追加し計 109 結節について超音波検査所見を検討した．44 結節中 25 例は触知可能．18 例は非腫瘍性結節（3 例は橋本病の偽結節，15 例は腺腫様甲状腺腫），26 例は悪性リンパ腫．

【結果】61 例の良性結節例では圧迫感は 1 例も認められず，逆に，31 例の悪性リンパ腫中 13 例 (42%)，乳頭癌 10 例中 1 例，未分化癌全例で圧迫感を認めた．内部エコー像は高エコーを示す全例で良性，等エコーの 16 例中 2 例が悪性，低エコー 22 例中 8 例が悪性，13 例が良性，1 例は診断不能．超音波検査所見と組織所見との関係では，腺腫様過形成の著明な低エコー部分は病理所見で大きな濾胞よりも正常から小さい濾胞構造が主体であり，被膜形成が乏しく，結節内にリンパ球の浸潤が散在性に認められた．橋本病による偽結節の病理所見には 2 つのタイプがあり，ひとつは著しい局所的リンパ球凝集と多数のリンパ濾胞形成，他方は局所的甲状腺濾胞細胞の重度な好酸性変性とリンパ球浸潤がある．超音

表2　橋本病で検出される結節の超音波所見

| 超音波所見 | 濾胞腺腫 | 乳頭癌 | 悪性リンパ腫 | 腺腫様甲状腺腫 | 橋本病による偽結節 | 未分化癌 |
|---|---|---|---|---|---|---|
| 低エコー | 7/14例(50%) | 7/10例(70%) | 31/31例(100%) | 12/24例(50%) | 16/25例(64%) | 1/1例 |
| 辺縁不整 | 5/14例(36%) | 8/10例(80%) | 28/31例(90%) | 11/24例(46%) | 18/25例(72%) | 1/1例 |
| 境界不明瞭 | 5/14例(36%) | 6/10例(60%) | 1/31例(3%) | 12/24例(50%) | 16/25例(64%) | 1/1例 |
| Halo | 8/14例(57%) | 1/10例(10%) | 2/31例(6%) | 12/24例(50%) | 3/25例(12%) | 0/1例 |
| 囊胞性変化 | 1/14例(7%) | 0/10例(0%) | 2/31例(6%) | 9/24例(38%) | 2/25例(8%) | 0/1例 |
| 粗大石灰化 | 1/14例(7%) | 3/10例(30%) | 3/31例(10%) | 4/24例(17%) | − | 1/1例 |
| 砂粒小体 | − | 1/10例(10%) | − | − | − | − |
| 粗大石灰化＋微細石灰化 | − | 3/10例(30%) | − | − | − | − |

波検査所見を表2に示す．

### ▼ Ohmori N et al, 2007 [9]

Ultrasonic findings of papillary thyroid carcinoma with Hashimoto's thyroiditis. Intern Med 2007；**46**：547-550

【目的】橋本病に併存する乳頭癌の超音波検査所見の特徴を検討する．

【方法】2,167例を対象に超音波検査所見と甲状腺自己抗体の関係を後ろ向きに検討した．乳頭癌は最終的に病理組織により診断した．

【結果】甲状腺自己抗体陽性523例中29例（5.5%）に乳頭癌を認めたが，甲状腺自己抗体陰性1,644例中54例（3.3%）の乳頭癌の頻度に比較して有意（$p<0.05$）に高い．橋本病で検出された乳頭癌の粗大石灰化の頻度は非橋本病例で検出された乳頭癌に比較して有意（$p=0.00064$）に高く，砂粒小体の出現頻度は有意（$p<0.0001$）に低い．橋本病で検出された乳頭癌は非橋本病例で検出された乳頭癌に比較して，形状不整，境界不明瞭が多く，低エコー，石灰化が少ない傾向を示したが，統計学的に有意差を認めず．また，境界低エコー帯の欠如，カラードプラによる血流所見についても有意差は認めなかった．

【結論】橋本病例は非橋本病例よりも乳頭癌の検出頻度が有意に高い．橋本病を伴う乳頭癌の超音波検査所見は非橋本病例の乳頭癌に比較して，砂粒小体の頻度が少なく，粗大石灰化の頻度が多い．

### ▼ Anderson L et al, 2010 [39]

Hashimoto Thyroiditis：part2. sonographic analysis of benign and malignant nodules in patients with diffuse Hashimoto thyroiditis. AJR Am J Roentgenol 2010；**195**：216-222

【目的】びまん性甲状腺腫を示す橋本病で検出された良性結節と悪性結節の超音波像を比較する．

【方法】びまん性甲状腺腫を示す橋本病で検出された結節で，穿刺吸引細胞診および外科的切除を実施した 82 例を対象に超音波検査所見を解析した．

【結果】69 例は良性で，内訳は 35 例が橋本病による結節性甲状腺腫，32 例は過形成結節，2 例が濾胞腺腫である．13 例が悪性（乳頭癌 12 例，悪性リンパ腫 1 例）．良性結節と悪性結節の超音波検査所見の比較では，低エコー（18.2% vs. 63.6%，$p=0.0006$），微細石灰化（0% vs. 39%，$p=0.0001$），リング状石灰化（1.4% vs. 15.4%，$p=0.0001$）に有意差を認めたが，充実性，内部エコー，境界低エコー帯（halo）欠如，粗大石灰化，境界不明瞭，分葉状，血流増加については有意差がなかった．．

【結論】びまん性甲状腺腫を示す橋本病における良性結節と悪性結節の超音波検査所見は，一般住民における超音波検査所見と一般的には同じである．びまん性甲状腺腫を示す橋本病の結節で悪性所見にいかなる石灰化所見が加われば穿刺吸引細胞診が勧められる．

### b. 超音波診断による橋本病と甲状腺の関係

▼ Boi F et al, 2005 [15]

High prevalence of suspicious cytology in thyroid nodules associated with positive thyroid autoantibodies. Eur J Endocrinol 2005；**153**：637-642

【目的】穿刺吸引細胞診が施行された甲状腺結節に対して後ろ向き研究を行い，甲状腺自己免疫と甲状腺癌の関係を検討する．

【方法】超音波ガイド下穿刺吸引細胞診が行われた孤立性結節を持つ連続した 590 例が対象．197 例が甲状腺自己抗体陽性，393 例が甲状腺自己抗体陰性．細胞診の結果は良性（class Ⅲ），鑑別困難（class Ⅲ），悪性の疑いあるいは悪性（class Ⅴ）に分類．

【結果】甲状腺自己抗体陽性例と陰性例における穿刺吸引細胞診の診断結果の比較では，class Ⅲ（28.9% vs. 21.4%，$p<0.05$）と class Ⅳ（18.8% vs. 9.2%，$p<0.01$）とそれぞれ甲状腺自己抗体陽性群で有意に高く，逆に class Ⅱ（52.3% vs. 69.5%，$p<0.001$）の頻度は有意に低い．甲状腺自己抗体陽性例で class Ⅳの出現するリスクが高く，オッズ比 2.29（95%CI：1.39〜3.76）であった．106 例の甲状腺手術群では class Ⅳの 61 例中 54 例（88.5%）が甲状腺癌で，甲状腺癌陽性予測的中率は甲状腺自己抗体陽性群 96.4% vs. 陰性群 81.8%と有意差を認めない．class Ⅲと細胞診断した結節は甲状腺自己抗体陰性 22 例中 6 例が甲状腺癌，陽性 9 例全例が良性結節で，全体として class Ⅲの 19.3%が甲状腺癌である．class Ⅱ結節の 14 例に甲状腺癌を認めない．組織学的に診断された甲状腺癌（大部分は乳頭癌）の頻度は甲状腺自己抗体陽性結節 197 例中 27 例（13.7%）と陰性結節 393 例中 33 例（8.4%）に比較して有意（$p=0.044$）に高い．

【結論】甲状腺自己抗体陽性は無作為抽出結節の悪性の疑いあるいは悪性の細胞診の高いリスクとなる．また甲状腺自己抗体は穿刺吸引細胞診の class Ⅳの偽陽性の原因にはならない．

▼ Gul K et al, 2009 [11]

The association between thyroid carcinoma and Hashimoto's thyroiditis：the ultrasonographic and histopathologic characteristics of malignant nodules. Thyroid 2009；**20**：873-878

【目的】甲状腺癌と橋本病との関連の有無と橋本病における悪性腫瘍の超音波診断につい

て検討する.

【方法】対象は，2005〜2008年に甲状腺結節に対して甲状腺全摘を行った613例．全摘の理由は，①穿刺吸引細胞診で悪性または悪性の疑い（$n=215$例），②2回の穿刺吸引細胞診でいずれも検体不適正かつ超音波検査で悪性の疑い（$n=12$），③大きな甲状腺腫（$n=185$），④超音波検査で悪性の疑い（$n=22$），⑤中毒性結節性甲状腺腫（$n=154$），⑥共存する副甲状腺腺腫および患者の希望（$n=25$）である．術前の超音波検査所見と術後の組織病理学的特徴を橋本病の有無で比較検討した．橋本病の診断は病理組織学的特徴に基づき行った．超音波検査所見は腫瘍径，数，エコーレベル（等エコー，低エコー，高エコー，無エコー），内部エコー［充実性（囊胞部分が25％未満），混合（囊胞部分が25〜74％），囊胞（囊胞部分75〜100％）］，微細石灰化，粗大石灰化および境界部低エコー帯（halo）の有無，辺縁の規則性（明瞭あるいは不明瞭）を記載した．穿刺吸引細胞診は，1 cmを超える結節と1 cm以下でも低エコー域，充実性，微細石灰化，辺縁不明瞭，halo欠如の少なくとも1つがあれば実施した．穿刺吸引細胞診の所見は，良性（benign），検体不適正（inadequate），悪性の疑い（suspicious for malignancy），悪性（malignant）に分類した．また，手術ではじめて診断されるか，術前の細胞診で良性と診断されていたのに病理組織学的診断で甲状腺癌と診断されたものを甲状腺偶発癌と定義した．

【結果】
①甲状腺癌の頻度の比較：92例が橋本病と診断され，うち42例（45.7％）に甲状腺癌を認め，非橋本病521例中151例（29％）の甲状腺癌の出現頻度に比較して有意（$p=0.001$）に高かった．一方，甲状腺癌193例中42例（21.8％）に橋本病を認めた．

②細胞診の結果：術前の細胞診断の「悪性」と「悪性の疑い」を合わせた外科的手術適応を示す細胞診の頻度は，橋本病で有意（$p<0.001$）に高い．しかしながら，細胞診断で良性にもかかわらず手術を実施した症例の頻度は橋本病のない症例のほうが高い．細胞診の診断と術後の組織診断の結果は橋本病例と非橋本病例でそれぞれ悪性（90.9％ vs. 97.7％，$p=0.34$），悪性の疑い（44.2％ vs. 48.2％，$p=0.39$），検体不適正（40.2％ vs. 57.1％，$p=0.50$）と差異を認めないが，良性例における偶発癌の頻度は橋本病で有意に高い（33.3％ vs. 13.0％，$p=0.004$）

③乳頭癌の超音波検査所見の比較：橋本病の有無による乳頭癌の超音波検査所見を比較すると，等エコー＋高エコー（橋本病例乳頭癌の21.5％ vs. 非橋本病例乳頭癌の34.1％），低エコー（78.5％ vs. 65.9％）および充実性（97.3％ vs. 100％），粗大石灰化（16.8％ vs. 9.8％，$p=$ N.S.），孤立性結節（39.0％ vs. 27.8％，$p=$ N.S.），微細石灰化（68.5％ vs. 70.7％，$p=$ N.S.），辺縁不明瞭（66.4％ vs. 78.0％，$p=$ N.S.），halo欠如（83.9％ vs. 92.7％，$p=$ N.S.）とも有意差はなかった．線維化による高エコーのバンドが70例（76.1％）に認められ，中等度低エコーは18例（19.6％），軽度の低エコーは4例（4.4％）に認めた．

④組織病理学の比較：非橋本病例では，乳頭癌131例（86.8％），濾胞癌10例（6.6％），Hürthle cell carcinoma 5例（3.3％），髄様癌5例（3.3％），橋本病例では乳頭癌40例（95.2％），濾胞癌1例（2.4％），悪性リンパ腫1例（2.4％）であった．腫瘍サイズ，皮膜浸潤，血管浸潤，リンパ節転移，甲状腺外浸潤，多中心性について比較したが，橋本病の有無では病理組織学的特徴に有意差を認めなかった．

【結論】橋本病と甲状腺癌の関連性が示唆された．橋本病は甲状腺癌の発生の素因である可能性がある．橋本病の存在は甲状腺癌患者における悪性結節の超音波検査所見や病理組

織学的所見への影響を認めないことから，橋本病患者における甲状腺癌の結節の診断は非橋本病症例と同様に行うべきと考えられた．

### c．手術例における甲状腺結節の甲状腺癌の頻度と橋本病の併存頻度の検討
▼ Consorti F et al, 2010 [12]

Risk of malignancy from thyroid nodular disease as an element of clinical management of patients with Hashimoto's thyroiditis. Eur Surg Res 2010；**45**：333-337

【目的】慢性リンパ球性甲状腺炎（CLT）と乳頭癌の関係について多くの研究が行われてきたが，その臨床的管理については最近のガイドラインにも具体的に記載されていない．それまで不明確であった CLT に合併する甲状腺結節の悪性リスクについて検討する．

【方法】甲状腺全摘症例 404 例を後向きに分析．橋本病は組織診断による．非特異的甲状腺炎は少ない散在性のリンパ球浸潤，TILs（tumor-infiltrating lymphocytes）は TPOAb 陰性で腫瘍内の線維被膜内腫瘍周囲のリンパ球浸潤と定義して，乳頭癌の出現頻度を比較した．

【結果】CLT を認めた 69 例（17.1％）中 25 例（36.23％）に乳頭癌を認めたが，non-CLT 群 335 例中 76 例（22.69％）の乳頭癌の併存率に比較して有意（$p<0.026$）に高く，リスク比＝1.6（95％CI：1.21〜1.94）であった．乳頭癌併存率は CLT 69 例中 25 例（36.23％），甲状腺炎を認めない 290 例中 67 例（23.10％），および TILs あるいは非特異的甲状腺炎 45 例中 9 例（20％）と各群間に有意差は認められないが，甲状腺炎を認めない群と TILs あるいは非特異的甲状腺炎群とは同じ乳頭癌頻度であり，CLT 群で乳頭癌の頻度は両者に比べて高い傾向を認めた．CLT に合併する乳頭癌と non-CLT にみられる乳頭癌では，TNM 分類・リンパ節転移・腫瘍径に有意差はないが，多中心性発生の頻度が前者で有意に高い．

【結論】CLT でみられる結節の乳頭癌のリスク比は 1.6 倍であり，多中心性発生が多いため全摘を考慮すべきである．

## 文　献

1) Dailey ME, Lindsay S：Relation of thyroid neoplasms to Hashimoto Disease of the thyroid gland. Arch Surg 1955；**70**：291-297
2) Shands WC：Carcinoma of the thyroid in association with struma lymphomatosa（Hashimoto's disease）. Ann Surg 1960；**151**：675-682
3) Chesky VE et al：Cancer of the thyroid associated with Hashimoto's disease：an analysis of forty-eight cases. Am Surg 1961；**28**：678-685
4) Hirabayashi RN, Lindsay S：The relationship thyroid carcinoma and chronic thyroiditis. Surg Gynecol Obstet 1965；**121**：243-252
5) Ott RA et al：The incidence of thyroid carcinoma in Hashimoto's thyroiditis. Am Surg 1987；**53**：442-445
6) Repplinger D et al：Is Hashimoto's thyroiditis a risk factor for papillary thyroid cancer? J Surg Res 2008；**150**：49-52
7) Volpé R：Autoimmune thyroiditis. Werner & Ingbar's The Thyroid, 5th Ed, Ingbar SH, Braverman LE（eds）, Lippincott, Philadelphia, p1266-1289, 1986（Chapter 55）
8) Holm LE et al：Cancer risks in patients with chronic lymphocytic thyroiditis. N Engl J Med 1985；**312**：601-604
9) Ohmori N et al：Ultrasonographic findings of papillary thyroid carcinoma with Hashimoto's thyroiditis. Intern Med 2007；**46**：547-550

10) Mukasa K et al：Prevalence of malignant tumors and adenomatous lesions detected by ultrasonographic screening in patients with autoimmune thyroid diseases. Thyroid 2010；**21**：37-41
11) Gul K et al：The association between thyroid carcinoma and Hashimoto's thyroiditis：the ultrasonographic and histopathologic characteristics of malignant nodules. Thyroid 2009；**20**：873-878
12) Consorti F et al：Risk of malignancy from thyroid nodular disease as an an element of patients with Hashimoto's thyroiditis. Eur Surg Res 2010；**45**：333-337
13) Anderson L et al：Hashimoto thyroiditis：part 1. sonographic analysis of the nodular form of Hashimoto thyroiditis. AJR Am J Roentgenol 2010；**195**：208-215
14) Takashima S et al：Thyroid nodules associated with Hashimoto thyroiditis：assessment with US. Radiology 1992；**185**：125-130
15) Boi F et al：High prevalence of suspicious cytology in thyroid nodules associated with positive thyroid autoantibodies. Eur J Endcorinol 2005；**153**：637-642
16) Erdogan M et al： Dermographic, clinical, laboratory, ultrasonographic, and cytological features of patients with Hashimoto's thyroiditis：results of university hospital of 769 patients in Turkey. Endocrine 2009；**36**：486-490
17) Marshall SF, Meissner WA：Struma lymphomatosa（Hashimoto's disease）. Ann Surg 1955；**14**：737-746
18) Pollock W, Sprong DH Jr：The rationale of thyroidectomy for Hashimoto's thyroiditis. West J Surg Obstet Gynecol 1958；**66**：17-20
19) Schlicke CP et al：Carcinoma in chronic thyroiditis. Surg Gynecol Obstet 1960；**111**：552-556
20) Crile G：Struma lymphomatosa and carcinoma of the thyroid. Surg Gynecol Obstet 1978；**147**：350-352
21) Holmes HB et al：Hashimoto's thyroiditis and its relationship to other thyroid fisease. Surg Gynecol Obstet 1977；**144**：887-890
22) Marceri DR et al：Autoimmune thyroiditis：pathophysiology and relationship to thyroid cancer. Laryngoscope 1986；**96**：82-86
23) McKee RF et al：Thyroid neoplasia coexistent with chronic lymphocytic thyroiditis. Br J Surg 1993；**80**：1302-1304
24) Sclafani AP et al：Hashimoto's thyroiditis and carcinoma of the thyroid：optimal management. Laryngoscope 1993；**103**：845-849
25) Shih M-L et al：Thyroidectomy for Hashimoto's thyroiditis：complications and associated cancers. Thyroid 2008；**18**：729-734
26) Clark OH et al：Hashimoto's thyroiditis and thyroid cancer：indication for operation. Am J Surg 1980；**140**：65-71
27) Kini SR et al：Problems in the cytologic diagnosis of the cold thyroid nodule in patients with lymphocytic thyroiditis. Acta Cytol 1981；**25**：506-512
28) Carson HJ et al：Incidence of naoplasia in Hashimoto's thyroiditis：a fine-needle aspiration study. Diagn Cytopathol 1996；**14**：38-42
29) Okayasu I et al：Is focal chronic autoimmne thyroiditis an age-related disease? differences in incidence and severity between Japanese and British. J Pathol 1991；**163**：257-264
30) Okayasu I et al：Racial and age-related differences in incidence and severity of focal autoimmune thyroiditis. Am J Clin Pathol 1994；**101**：698-702
31) Okayasu I et al：Association of chronic lymphocytic thyroiditis and thyroid papillary cancer. Cancer 1995；**76**：2312-2318
32) Weaver DK et al：Surgical thyroid disease：a survey before and after iodine prophylaxis. Arch Surg 1966；**92**：796-801
33) Harach HR et al：Thyroid carcinoma and thyroiditis in an endemic goiter region before and iodine prophylaxis. Acta Endocrinol 1985；**108**：55-60
34) Williams ED et al：Thyroid cancer in iodine rich area：a histopathological study. Cancer 1977；**39**：215-222
35) Cuello C et al：Geographic pathology of thyroid carcinoma. Cancer 1969；**23**：230-239
36) Bacher-Stier C et al：Incidence and clinical characteristics of thyroid carcinoma after iodine prophylaxis in an endemic goiter country. Thyroid 1997；**7**：733-741
37) Burgess JR et al：The changing incidence and spectrum of thyroid carcinoma in Tasmania（1978-1998）

during a transition from iodine sufficiency to iodine deficiency. J Clin Endocrinol Metab 2000 ; **85** : 1513-1517

38) Anil C et al : Hashimoto's thyroiditis is not associated with increased risk of thyroid cancer in patients with thyroid nodules : a single-center prospective study. Thyroid 2010 ; **20** : 601-606

39) Anderson L et al : Hashimoto thyroiditis : part 2. sonographic analysis of benign and malignant nodules in patients with diffuse Hashimoto thyroiditis. AJR Am J Roentgenol 2010 ; **195** : 216-222

40) Thomas CG Jr, Rutledge RG : Surgical intervention in chronic (Hashimoto's) thyroiditis. Ann Surg 1981 ; **193** : 769-776

41) Yeh H-S et al : Micronodulation : ultrasonographic sign of Hashimoto thyroiditis. J Ultrasound Med 1996 ; **15** : 813-819

42) Cooper DS et al : Revised American Thyroid Association management guidelines for patients with thyroid nodules and differentiated thyroid cancer. Thyroid 2009 ; **19** : 1167-1214

43) Sing B et al : Coexisten Hashimototo's thyroiditis with papillary thyroid carcinoma : impact on presentation, management, and outcome. Surgery 1999 ; **126** : 1070-1077

44) Jonklaas J et al : Endogenous thyrotropin and triiodothyronine concentrations in individuals with thyroid cancer. Thyroid 2008 ; **18** : 943-952

45) Haymart MR et al : Higher serum TSH in thyroid cancer patients occurs independent of age and correlates with extrathyroidal extension. Clin Endocrinol (Oxf) 2009 ; **71** : 434-439

46) Fiore E et al : Lower levels of TSH are associated with a lower risk of papillary thyroid cancer in patients with thyroid nodular disease : thyroid autonomy may protective role. Endocr Relat Cancer 2009 ; **16** : 1251-1260

47) Jin J et al : The utility of preoperative serum thyroid-stimulating hormone level for predicting malignant nodular thyroid disease. Am J Surg 2010 ; **199** : 294-298

48) Boelaert K et al : Serum thyrotropin concentration as a novel predictor of malignancy in thyroid nodules investigated by fine-needle aspiration. J Clin Endocrinol Metab 2006 ; **91** : 4295-4301

49) Wirtschafter A et al : Expression of the RET/PTC fusion gene as a marker for papillary carcinoma in Hashimoto's thyroiditis. Laryngoscope 1997 ; **107** : 95-100

50) Rhoden KJ et al : RET/pqpillary thyroid cancer rearrangement in nonneoplastic thyrocytes : follicular cells of Hashimoto's thyroiditis share low-level recombination events with a subset of papillary carcinoma. J Clin Endocrinol Metab 2006 ; **91** : 2414-2423

51) Kang D-Y et al : High prevalence of RET, RAS and ERK expression in Hashimoto's thyroiditis and in papillary thyroid carcinoma in the Korean population. Thyroid 2007 ; **17** : 1031-1037

52) Unger P et al : Expression of p63 in papillary thyroid carcinoma and in Hahsimoto's thyroiditis : a pathologic link. Hum Pathol 2003 ; **34** : 764-769

53) Larson SD et al : Increased incidence of well-differentiated thyroid cancer associated with Hashimoto's thyroiditis and the role of the PI3L/AKT pathway. J Am Coll Surg 2007 ; **204** : 764-773

54) Nikiforova MN et al : Prevalence of RET/PTC rearrangements in Hashimoto's thyroiditis and papillary thyroid carcinomas. Int J Surg Pathol 2002 ; **10** : 15-22

55) Sadow PM et al : Absence of BRAF, NRAS, KRAS, HRAS mutations, and RET/PTC gene rearrangements distinguishes dominant nodules in Hashimoto thyroiditis from papillary thyroid carcinomas. Endocr Pathol 2010 ; **21** : 73-79

56) Cyniak-Magierska A et al : Assessment of RET/PTC1 and RET/PTC3 rearrangements in fine-needle aspiration biopsy specimens collected from patients with Hashimoto's thyroiditis. Thyroid Res 2011 ; **4** : 5

# 5 妊婦に合併した結節性病変

## ポイント

- 妊娠中の甲状腺結節の診断は，原則として非妊婦と同様である．超音波検査，穿刺吸引細胞診は，妊娠中でも安全に施行できる．
- アイソトープを用いた検査は禁忌である．CT などの放射線被曝検査も原則として回避する．
- 第 2 三半期（理想的には 19～22 週）での甲状腺手術は，ほぼ安全に施行できるが，良性結節や分化癌であれば，ほとんどの症例で産後まで手術の待機が可能である．

## ステートメント

1. 妊娠中には，既存の甲状腺結節は大きくなり，新しい甲状腺結節の出現頻度も増す． EL3
2. 妊娠中の甲状腺結節の診断は，原則として非妊婦と同様である．超音波検査，穿刺吸引細胞診は，妊娠中でも安全に施行できる．アイソトープを用いた検査は禁忌である．CT などの放射線被曝検査も原則として回避することが推奨される． コンセンサス グレードA
3. 妊娠中に発見された甲状腺分化癌の予後は，非妊娠時の分化癌の予後と変わらないという報告が多い． EL3
4. 第 2 三半期（理想的には 19～22 週）での甲状腺手術はほぼ安全に施行できるが，分化癌であれば，ほとんどの症例で産後まで手術の待機が可能である． EL3
5. 分化癌以外の悪性腫瘍は，悪性度と予後に応じ症例ごとに対応を検討する． コンセンサス

## ステートメントの根拠

1. 妊娠中の甲状腺は，甲状腺刺激作用を持つヒト絨毛性ゴナドトロピン（hCG）や他の成長因子，負のヨウ素バランスなどが関係し，生理的にも腫大する．また，妊娠中は良性腫瘍の進展が促進され，癌の発生が促される可能性がある[1]．さらに，高濃度のエストロゲンおよびその受容体である ERα の関与も示唆されている[2]．妊娠中には，既存の甲状腺結節は大きくなり，新しい甲状腺結節の出現頻度も増す[3-5]．妊娠中の甲状腺癌の発生率は，10 万出産あたり 14.4 例で，妊娠中に 3.3 例，出産時に 0.3 例，産後 1 年以内に 10.8 例診断されたという報告がある[6]．

2　非妊婦と同様に非侵襲的な超音波検査のみで，悪性を除外できることも多い．穿刺吸引細胞診は，結節の良性悪性診断において極めて有用な検査であり，妊娠中でも安全かつ有用な検査である[6]．仮に甲状腺分化癌であっても，治療開始を産後まで待機できる症例がほとんどであるので，超音波検査所見，出産までの期間によっては，あえて細胞診検査を産後に行うことも選択肢になりうる．

3　TSH様作用を持つ$β$-hCGによる刺激，妊娠のもたらす免疫寛容など，妊娠中は甲状腺癌の発育，進展を促す可能性はある．しかしながら，妊娠中に有意なサイズ増大を認めた報告もあるものの，妊娠自体は，甲状腺分化癌の予後には影響しないといった報告が多い．妊娠中の甲状腺癌患者61例と，年齢調整した528例の非妊娠甲状腺癌患者の間に，組織型，大きさ，遠隔転移の有無，治療期間，再発率，生存率に差はなく[7]，また，妊娠関連の甲状腺癌患者（妊娠中129例＋産後1年以内466例）とそうでない患者（2,270例）の間に，診断時年齢，組織型，進行度，生存率に差はない[8]と報告されている．妊娠中に発見された甲状腺癌の予後が悪いというエビデンスはない[9〜11]が，妊娠中および産後1年以内の甲状腺癌が予後不良（15例中9例が遺残病変あり）[2]という報告もある．

4　甲状腺分化癌の手術のタイミングについては，次の2つの意見がある．
　①$β$-hCGが，甲状腺癌の増殖を促進する可能性があるので，出産後まで待たずに，第2三半期に行うべきである[12]．
　②妊娠中の甲状腺癌患者の予後は，非妊娠患者のそれと変わらないので，妊娠中の手術に関連した妊娠合併症と胎児死亡を避けるべく，手術は出産後に行うべきである[7]．
　妊娠中の手術合併症としては，自然流産，出血，麻酔合併症，早産などがある．器官形成期である第1三半期での手術は，胎児の麻酔薬曝露による催奇形性の影響，流産のリスクが問題となり[13]，第3三半期での手術は，早産のリスクを高める．よって，妊娠初期に診断された甲状腺癌は，妊娠22週までの第2三半期の早期〜中期に手術をすべきであるという主張は多い[4,14,15]．甲状腺機能正常の母体であれば，妊娠18週ころには，胎児甲状腺のホルモン合成が始まるので，妊娠中に甲状腺切除を行った結果，母体の甲状腺機能低下症が生じたとしても影響は少ない．もちろん，術後の機能低下を避けるべく，術直後からのホルモン補充が望ましい．妊娠中に手術を行う場合は，19〜22週が望ましく，遅くとも24週までには施行すべきとされている[16]．しかしながら，甲状腺手術に限定すれば，第2三半期における手術の安全性に関するエビデンスはあまりない．Herzonら[17]の6例，Dohertyら[4]の4例，Namら[18]の6例，Chongら[19]の2例は，胎児，母体合併症は報告されていない．古い報告ではあるが，Cunninghamら[20]は，5例中3例の胎児死亡を報告している．最近，妊婦に対する201例の甲状腺副甲状腺手術の合併症は，胎児側（胎児仮死，流産など）5.5％，母体側（帝王切開，子宮切除など）4.5％と報告された．非妊婦に対する甲状腺手術に比べ，手術合併症発生頻度も，良性甲状腺結節（27％ vs. 14％），甲状腺癌（21％ vs. 8％）で，ともに有意に高いとされている．ただし，人種や地域，外科医の経験の影響も大きく，主に第2三半期に手術されているようであるが，手術時の妊娠時期についての細かな記載はない[21]．MoosaとMazzaferriら[7]は，妊娠中の手術14例と出産後の手術47例を比較して，癌の進行はなかったため，出産後の手術を推奨している．同様にNamら[18]は，出産後に手術した9例と第2三半期に手術した

6例を比較し，出産後まで待機したグループでは，若干の腫瘍径増大を認めたものの，年齢，腫瘍径，診断時期，TNM分類に差はなく，術式，手術合併症，手術時間，入院期間，治療結果に差はなかったため，手術は出産後まで待機可能としている．Rosenら[15]は，第1三半期に診断がついた1.5cm以上の分化癌は第2三半期に手術を勧め，もし同意が得られなければ，TSH抑制療法を行う．1.5cm以下の分化癌および，第2三半期後期以降に診断された分化癌については，出産後の手術を勧める，としている．

5 甲状腺分化癌以外の妊婦甲状腺悪性腫瘍についてのエビデンスやガイドラインは皆無である．甲状腺未分化癌は，極めて生命予後が不良ではあるが，幸いにして妊娠可能年齢での罹患は極めて少ない．甲状腺の悪性リンパ腫も，化学療法，放射線療法が必要であるが，高齢者に多い．甲状腺髄様癌は，若年者にも発生し，乳頭癌や濾胞癌と同じように進行の遅いものから，非常に急速に進行するものまで様々である．また，RET 遺伝子を原因とした常染色体優性遺伝形式により多発性内分泌腺腫瘍症2A型，2B型，家族性甲状腺髄様癌などを呈する場合もある．多発性内分泌腺腫瘍症2B型は最も予後不良だが頻度は極めてまれである．多発性内分泌腺腫瘍症2A型，家族性甲状腺髄様癌は比較的腫瘍倍加時間が長く，非遺伝性のものと比べ予後良好であることが多いが，その性質はかなり多彩である．多発性内分泌腺腫瘍症2A型，多発性内分泌腺腫瘍症2B型において最も注意する点は，副腎褐色細胞腫の合併有無である．妊娠，出産を安全に行ううえで副腎検査は必須の検査であり，多発性内分泌腺腫瘍症2A型では副甲状腺機能異常による高カルシウム血症の有無もチェックが必要になる．遺伝子型と表現型の間に関連性があり，変異部位に応じた遺伝カウンセリングを含め，高度な専門知識と経験が必要とされるため，早い時期に専門家の手に委ねるのがよい．

## 解 説

### a. 生殖年齢における甲状腺癌の疫学，背景

甲状腺癌は女性に多く，欧米では男性のおよそ2.5倍以上と報告されている．国立がん研究センター(http://ganjoho.jp)が公開する2005年の日本での推計罹患数は，男性2,126人(粗罹患率3.4)に対し，女性7,093人(粗罹患率10.8)と3倍以上である．U.S. National Cancer Institute の SEER (Surveillance, Epidemiology and End Results)のレポート(http://seer.cancer.gov/)によれば，2003~2007年の間に新たに診断された女性の甲状腺癌の年齢中央値は47歳であり，子宮頸癌(48歳)とともに女性の固形癌発症年齢のなかでは最も若年である(乳癌は61歳)．甲状腺分化癌は，妊娠中に診断される癌としては，乳癌についで多く，100,000出産に3.6~14例と報告されている[18,19]．また，妊娠中あるいは出産後1年以内に診断される甲状腺癌は，生殖年齢の甲状腺癌の約10%にも達するという報告もある[18]．甲状腺癌の90%以上を占める分化癌(乳頭癌，濾胞癌)は，特に若年者で予後良好で，妊娠女性の大部分にあたると思われる45歳未満では，腫瘍の大きさ，リンパ節転移の有無，甲状腺外進展の有無を問わず，遠隔転移のない症例はUICC TNM分類にてStage I，遠隔転移のあるものでもStage IIに分類される．一部の悪性度の高い低分化癌(WHO分類)を除けば，20年生存率で95%以上が期待できる．さらに，腫瘍最大径1cm以下の微

小癌のうち，低危険度群にあたるものに関しては，非妊婦の状態であっても，直ちに手術を行わずに経過観察を選択することも可能である[22]．妊娠中に発見された甲状腺癌を疑う結節の診断・治療方針の決定には，甲状腺癌の生物学的特性を考慮しつつ，安全に妊娠を継続するための配慮が必要である．

### b．治療を妊娠中に行うかどうか

呼吸困難を起こしうるほどの著しい気道狭窄を伴う場合を除けば，良性結節の手術をあえて妊娠中に行う理由はない．さらに，悪性結節を疑っても，分化癌であれば，出産後の手術も多くのケースで容認される．Kuy ら[21] の手術合併症の報告を受けて，Holt[23] は，緊急性のない甲状腺・副甲状腺疾患の手術は産後まで待機することを提案している．妊娠中に発見された甲状腺分化癌の予後が特に悪いというエビデンスはない[9〜11]．甲状腺分化癌の生物学的特性を十分に説明し，妊娠中に癌に罹患したという不安を軽減するための配慮が必要である．妊娠中絶を勧める理由はなく，病状に対する理解が不十分なため妊娠中絶を選択されてしまうことを回避しなければならない．

## 主要な臨床研究論文の紹介

### ▼ Kung AW et al, 2002 [5]

The effect of pregnancy on thyroid nodule formation. J Clin Endocrinol Metab 2002；**87**：1010-1014

【目的】妊娠中の甲状腺結節の有病率について調査する．

【方法】第1三半期の中国人妊婦221例について，第1三半期，第2三半期，第3三半期および産後6週，産後3ヵ月の時点の，甲状腺超音波検査，甲状腺機能検査，尿中ヨウ素排泄測定を前向きに施行．

【結果】2mm 以上の甲状腺結節は，第1三半期で15.3％認め，5.4％は多発結節であった．甲状腺結節を認めた妊婦は，そうでない妊婦に比べ，高齢（32.6±4.5 vs. 30.0±4.7歳；$p<0.01$）で既往の妊娠回数が多かった（2.8±1.0 vs. 2.0±1.1；$p<0.02$）．主要な結節の体積は，第1三半期での中央値60（14〜344）mm$^3$ から第3三半期で65（26〜472）mm$^3$（$p<0.02$），産後6週で103（25〜461）mm$^3$（$p<0.005$），産後3ヵ月で73（23〜344）mm$^3$（$p<0.05$）と妊娠中に増大した．新しい結節は11.3％に出現し，産後3ヵ月の甲状腺結節有病率は，24.4％に上昇した．細胞診が施行された21例に悪性所見はなかった．

【結論】妊娠中には，既存の甲状腺結節は大きくなり，新しい甲状腺結節の出現頻度も増す．

【コメント】中国人妊婦を対象とした台湾からの報告で，妊娠中の良性結節の変化についての唯一の報告．妊娠中の結節出現の原因を，妊娠中のヨウ素不足に求める考え方もあるが，この研究では，結節が新しく出現したグループの尿中ヨウ素のほうがむしろ高値であった．

### ▼ Moosa M et al, 1997 [7]

Outcome of differentiated thyroid cancer diagnosed in pregnant women. J Clin Endocrinol Metab 1997；**82**：2862-2866

【目的】妊娠中に診断された甲状腺癌の予後を調査する．

【方法】61 例の妊娠合併甲状腺分化癌患者と年齢調整した 528 例の対照群とを後ろ向きに比較検討．

【結果】妊娠合併甲状腺癌例は 74％が無症候性であり，43％であった対照群より有意に高かった（$p<0.001$）が，それ以外の臨床所見，術式や術後の $^{131}$I 内用療法治療に関して，両群に差はなかった．妊娠合併甲状腺癌症例の 77％は，出産後に手術され，20％が第 2 三半期に手術された．妊娠合併例と対照群の間で，癌再発率（10 年：15％ vs. 21％，20 年：17％ vs. 26％，30 年：17％ vs. 31％，40 年：17％ vs. 33％），遠隔再発率（10 年：2％ vs. 2％，20 年：2％ vs. 3％，30 年：2％ vs. 4％），疾患特異死亡率（10 年：0％ vs. 0％，20 年：0％vs 1％，30 年：0％ vs. 3％）に差はなかった．妊娠合併例のなかで，出産後手術例と妊娠中手術例を比較すると，診断から手術までの期間が出産後手術例で長かった（16 ヵ月 vs. 1 ヵ月）が，予後に差はなかった．

【結論】妊娠合併甲状腺分化癌の予後は，年齢調整をした非妊娠合併例と差はなく，またほとんどの症例で出産後の待機手術が可能である．

【コメント】甲状腺分化癌の予後が，年齢と強い相関があることについて，議論の余地はない．一般的な妊娠可能年齢は，甲状腺分化癌の予後良好である年齢帯とほぼオーバーラップする．この年齢帯は，仮に遠隔転移が存在したとしても，多くは長期生存し，乳癌や子宮頸癌など他の悪性疾患の進行例よりはるかに良好な予後が期待できる．この論文でも，両群それぞれ 3％の診断時遠隔転移例を含むが，20 年の疾患特異死亡率は 1％以下と低率である．出産後まで手術を待機することの予後へのインパクトはほぼないか極めて低いと考えてよい．

### ▼ Nam KH et al, 2005 [18]

Optimal timing of surgery in well-differentiated thyroid carcinoma detected during pregnancy. J Surg Oncol 2005；**91**：199-203

【目的】妊娠中に診断された甲状腺分化癌の至適な手術時期を検討する．

【方法】妊娠中に診断された甲状腺分化癌 15 例を，出産後手術群（9 例）と第 2 三半期手術群（6 例）で，後ろ向きに比較検討．

【結果】両群間の年齢，腫瘍径，TNM 分類，診断時妊娠時期に差はなかった．出産後手術群において，手術待機中の TNM 分類の変化はなかったが，腫瘍径はわずかに増大した（range 0.0〜1.1 cm；Mean±SD 0.33±0.37 cm；$p=0.026$）．術式，手術時間，周術期合併症，在院日数，予後において両群に差はなかった．

【結論】ほとんどの妊娠合併甲状腺分化癌は，出産後まで手術を待機しうる．

【コメント】症例数が少ない後ろ向き研究である．全例が TNM 分類の Stage I かつ外科的根治術が施行されており，予後が極めて良好な集団が対象となっている．出産後手術群 9 例中 8 例が，第 1 三半期に診断された症例である点は特記すべきである．この 8 例において，わずかな違いではあるが,手術待機中の腫瘍の増大について言及しているが，超音波検査の計測誤差，再現性を考慮すると疑問は残る．

## ▼ Vannucchi G et al, 2010 [2)]

Clinical and molecular features of differentiated thyroid cancer diagnosed during pregnancy. Eur J Endocrinol 2010；**162**：145-151

【目的】妊娠が甲状腺分化癌の進行や予後に与える影響について検討する．同時に，腫瘍のERα発現との関連も調査する．

【方法】分化癌の診断時点と妊娠・出産の時期との関係により，Group 1（出産後1年以降に診断，47例），Group 2（妊娠中か出産後1年以内に診断，15例），Group 3（未産婦，61例）の間で予後を後ろ向きに比較検討．さらにそれぞれのGroupから得られた病理組織標本を用い，ERαの発現を免疫組織学的に検討した．

【結果】妊娠中に診断された甲状腺癌（Group 2）の予後は不良で，Group 1, 2, 3のpersistence diseaseはそれぞれ，4.2％（2例/47例），60％（9例/15例），13.1％（8例/61例）（$p<0.0001$）であった．ERαの過剰発現の頻度もGroup 2に有意に高く，それぞれ，31％（5例/16例），87.5％（7例/8例），0％（0例/14例）（$p=0.01$）であった．ステップワイズ・ロジスティック回帰分析では，甲状腺外浸潤（オッズ比：1.91，95％CI：0.95〜3.81，$p=0.066$），リンパ節転移（オッズ比：3.85，95％CI：1.01〜14.62，$p=0.048$），妊娠（オッズ比：15.88，95％CI：4.01〜62.77，$p=0.001$）と妊娠の与えるインパクトが高かった．

【結論】妊娠は，甲状腺癌の予後に悪影響を与え，ERαを介した増殖刺激が関与している可能性がある．

【コメント】甲状腺癌培養細胞において，エストロゲンがERαを介して，細胞増殖を促進するという報告がある．また，ERαが，甲状腺癌や胃癌，膀胱癌，肺癌などで発現しており，エストロゲンによる細胞内シグナル経路の活性化が，発癌に関与している可能性を言及している報告もある．しかしながら，甲状腺分化癌の予後とERαの関係に注目した報告は他にない．エストロゲンが甲状腺癌の発癌や伸展に与える影響については，さらなる研究を要する．

## ▼ Kuy S et al, 2009 [21)]

Outcomes following thyroid and parathyroid surgery in pregnant women. Arch Surg 2009；**144**：399-406；discussion：406

【目的】妊娠中の甲状腺および副甲状腺手術を臨床的，経済的側面から検討し，予後因子を検討する．

【方法】201例の妊娠患者と，年齢調整した非妊娠患者（31,155例）の甲状腺・副甲状腺手術について，胎児，母体合併症，手術合併症，院内死亡率，在院日数，医療費について後ろ向きに検討．

【結果】妊娠患者は，非妊娠患者と比べて，内分泌疾患の合併（15.9 vs. 8.1％；$p<0.001$），一般的合併症（11.4 vs. 3.6％；$p<0.001$）ともに高く，入院期間（2日 vs. 1日；$p<0.001$）は長く，医療費（\$6873 vs. \$5963；$p=0.007$）は高額であった．多変量解析では，妊娠患者の手術は，手術合併症が多く（オッズ比：2，$p<0.001$），入院期間が長く（0.3日延長，$p<0.001$），高額（\$300高額；$p<0.001$）であった．他に，外科医の経験（surgical volume），患者の人種，保険加入状況などが影響していた．

【結論】患者や外科医の社会的状況にもよるが，妊娠中の甲状腺・副甲状腺手術は，非妊娠中の甲状腺・副甲状腺手術に比べ，臨床的にも，医療経済的にも劣る．

【コメント】甲状腺・副甲状腺手術に限定した多数例での検討で，後ろ向き研究ではあるがインパクトは大きい．低所得層が多数含まれていることが想定されるが，201例の甲状腺・副甲状腺手術の合併症は，胎児側（胎児仮死，流産など）5.5%，母体側（帝王切開，子宮切除など）4.5%と非常に高い．非妊婦に対する甲状腺手術に比べ，手術合併症発生頻度も，良性甲状腺結節（27% vs. 14%），甲状腺癌（21% vs. 8%）ともに有意に高い．ただし，主には第2三半期に手術されているようであるが，妊娠のどの時期に手術が行われたかの詳細な記載はない．

## 文献

1) Yoshimura M, Hershman JM：Thyrotropic action of human chorionic gonadotropin. Thyroid 1995；**5**：425-434
2) Vannucchi G et al：Clinical and molecular features of differentiated thyroid cancer diagnosed during pregnancy. Eur J Endocrinol 2010；**162**：145-151
3) Walker RP et al：Nodular disease during pregnancy. Surg Clin North Am 1995；**75**：53-58
4) Doherty CM et al：Management of thyroid nodules during pregnancy. Laryngoscope 1995；**105**（3 Pt 1）：251-255
5) Kung AW et al：The effect of pregnancy on thyroid nodule formation. J Clin Endocrinol Metab 2002；**87**：1010-1014
6) Tan GH et al：Management of thyroid nodules in pregnancy. Arch Intern Med 1996；**156**：2317-2320
7) Moosa M, Mazzaferri EL：Outcome of differentiated thyroid cancer diagnosed in pregnant women. J Clin Endocrinol Metab 1997；**82**：2862-2866
8) Yasmeen S et al：Thyroid cancer in pregnancy. Int J Gynaecol Obstet 2005；**91**：15-20
9) Rosvoll RV, Winship T：Thyroid carcinoma and pregnancy. Surg Gynecol Obstet 1965；**121**：1039-1042
10) Hill CS Jr et al：The effect of subsequent pregnancy on patients with thyroid carcinoma. Surg Gynecol Obstet 1966；**122**：1219-1222
11) Hay ID：Nodular thyroid disease diagnosed during pregnancy：how and when to treat. Thyroid 1999；**9**：667-670
12) Vini L et al：Management of differentiated thyroid cancer diagnosed during pregnancy. Eur J Endocrinol 1999；**140**：404-406
13) Sam S, Molitch ME：Timing and special concerns regarding endocrine surgery during pregnancy. Endocrinol Metab Clin North Am 2003；**32**：337-354
14) Choe W, McDougall IR：Thyroid cancer in pregnant women：diagnostic and therapeutic management. Thyroid 1994；**4**：433-435
15) Rosen IB et al：Thyroid nodular disease in pregnancy：current diagnosis and management. Clin Obstet Gynecol 1997；**40**：81-89
16) Fanarjian N et al：Thyroid cancer in pregnancy. Laryngoscope 2007；**117**：1777-1781
17) Herzon FS et al：Coexistent thyroid cancer and pregnancy. Arch Otolaryngol Head Neck Surg 1994；**120**：1191-1193
18) Nam KH et al：Optimal timing of surgery in well-differentiated thyroid carcinoma detected during pregnancy. J Surg Oncol 2005；**91**：199-203
19) Chong KM et al：Thyroid cancer in pregnancy：a report of 3 cases. J Reprod Med 2007；**52**：416-418
20) Cunningham MP, Slaughter DP：Surgical treatment of disease of the thyroid gland in pregnancy. Surg Gynecol Obstet 1970；**131**：486-488
21) Kuy S et al：Outcomes following thyroid and parathyroid surgery in pregnant women. Arch Surg 2009；**144**：399-406；discussion：406
22) Ito Y et al：An observation trial without surgical treatment in patients with papillary microcarcinoma of the thyroid. Thyroid 2003；**13**：381-387
23) Holt EH：Care of the pregnant thyroid cancer patient. Curr Opin Oncol 2010；**22**：1-5

# 6 小児の甲状腺結節・甲状腺癌

## ポイント

- 小児の甲状腺癌はまれであるが、成人に比べて小児では甲状腺結節のなかで癌の占める割合が高い。
- 小児の甲状腺癌は頸部リンパ節転移、遠隔転移の頻度が高く、治療後の再発率も高いが、生命予後はよい例が多い。

## ステートメント

1. 小児の甲状腺癌の頻度は低いが、小児の甲状腺結節のなかで癌の占める割合は成人のそれよりも高い。 EL3
2. 小児の甲状腺癌では頸部リンパ節転移や遠隔転移の頻度が高い。 EL3
3. 小児の甲状腺癌は治療後に頸部リンパ節に再発する率が高い。 EL3
4. 小児の甲状腺癌は一般に生命予後はよい。 EL3
5. 小児の甲状腺結節の良性悪性鑑別には超音波検査、穿刺吸引細胞診が有用である。小児において甲状腺結節を発見した場合には、頸部リンパ節について超音波検査で入念に観察すべきである。 EL3 グレードB

## ステートメントの根拠

1. ドイツでの Tumor Registry in Wurzburg によると成人の甲状腺癌の発症率は 6.9/10 万人/年であるが、10 歳未満の小児では 0.02、10～14 歳では 0.04、15～19 歳では 0.14 で、20 歳未満の甲状腺癌は全体の 2.8％を占めるに過ぎない[1]。米国からの報告では 5 歳未満で 0.01/10 万人/年、5～9 歳で 0.09、10～14 歳で 0.44、15～19 歳で 1.60 である[2]。小児に甲状腺結節を認めた場合に結節のなかで癌の占める割合は 26.4％と報告されている[3]。分化癌のうち乳頭癌（濾胞型乳頭癌を含む）が 78.1～91.0％を占める[2,4～6]。

2. Zimmerman ら[7]は 1946 年～1975 年にメイヨークリニックで治療された 17 歳未満の乳頭癌 58 例と成人の乳頭癌 981 例の診療録を調査し、診断時の頸部リンパ節転移が成人の 35％に比較して小児では 90％と有意 ($p<0.0001$) に高頻度であることを報告した。また診断時の遠隔転移も小児に有意 (7％ vs. 2％, $p=0.022$) に高頻度であった。欧米からの他の報告でも小児甲状腺癌の診断時に頸部リンパ節転移は 39～78％、遠隔転移は 6～25％

にみられている[2,4,5,8,9].

**3** Grigsbyら[8]は20歳以下の乳頭癌37例,濾胞型乳頭癌16例,濾胞癌3例について,48例に甲状腺全摘,4例に亜全摘,4例に葉切除を施行し,甲状腺全摘の46例には$^{131}$Iによるアブレーションを行った.その後8～178ヵ月で19例(34%)に再発を認めたと報告している.再発がみられた症例は全例診断時にリンパ節転移あるいは肺転移を認めていた症例で,再発の有無と術式や術後のアブレーションの有無とは関係がないと報告している.Dinauerら[4]は21歳以下の乳頭癌137例について,84例に全摘,29例に亜全摘,21例に葉切以下の手術を行い,うち80例に$^{131}$Iによるアブレーションを行ったあとの5～168ヵ月(中央値16ヵ月)で21例(15%)に頸部リンパ節再発を,6～168ヵ月(中央値26ヵ月)で6例(4%)に遠隔転移をきたしたと報告している.Hayら[9]によると術後10年,20年,30年の各累積再発率は22%,27%,30%であった.Zimmermanら[7]の報告では30年での頸部リンパ節再発は小児で31%であり,成人の8%に比べて有意($p<0.001$)に多かった.しかし,術後の遠隔転移の頻度は小児,成人間に差がなかった.多発結節例,診断時に頸部リンパ節転移または遠隔転移のある例,腫大した頸部リンパ節を触知する例,腫瘍径が2 cmを超える例では再発のリスクが高いことも報告されている[4].

**4** 小児乳頭癌の疾患特異的生存率は5年,15年,30年でそれぞれ98%,97%,91%との報告がある[2].Hayら[9]は20年では100%生存しているが,30年を過ぎると甲状腺以外の悪性腫瘍による死亡例が増加してくることを指摘し,術後の$^{131}$I内用療法との関連を示唆している.男性,原発腫瘍の周囲組織への浸潤が高度な例,乳頭癌以外の組織型,診断時に遠隔転移のある例,非手術例では生命予後が悪いことが報告されている[2,6].

**5** 小児の甲状腺結節に対する超音波検査では結節の形状不整,内部低エコー,微細石灰化,結節内部の血流信号増加,甲状腺被膜下の結節,頸部リンパ節の腫大と内部構造の変化が癌に有意に高頻度にみられる所見であると報告されている[10,11].これらの超音波検査所見は成人において悪性を示唆する所見と同じである.小児ではリンパ節転移の頻度が高いので,特にリンパ節腫大の有無について入念に観察すべきである.小児における穿刺吸引細胞診による良性悪性鑑別についてのメタ解析[12]の結果では,良性悪性鑑別の感度は94%(信頼区間86～100%),特異度81%(信頼区間72～91%)であった.また,正診率,陽性的中率,陰性的中率はそれぞれ83.6%,55.3%,98.2%であった.

## 解　説

### a. 小児の甲状腺癌の発症頻度

小児期発症の甲状腺癌は甲状腺癌全体の約3%を占めるまれなものである[1].思春期以降に比べて15歳未満の小児では特に頻度が低い[1,2].しかし,甲状腺結節のなかで癌の割合をみると成人の5%に比べて小児では約26%であるので相対的な頻度は高い[3].欧米からの報告では乳頭癌が最も多く,次に濾胞型乳頭癌,濾胞癌が多い.これらが小児甲状腺癌の大部分を占めている[2,4~6].

超音波検査やCTが広く普及している今日，検診などで画像検査を受ける機会がある成人では偶然に甲状腺癌を発見されることが多い．小児ではこのような機会は少なく，触知可能な頸部結節や腫大した転移リンパ節を契機に診断に至る例が多い．小児甲状腺癌の診断に超音波検査，穿刺吸引細胞診が有用である点は成人と同じである．超音波検査では結節の形状不整，内部が低エコー，結節内部の血流信号の増加，微細石灰化，甲状腺被膜下の結節，リンパ節腫大や内部構造の変化の所見が悪性を示唆する所見として有用であると報告[10,11]されているが，これらの所見は成人でも悪性を示唆する超音波検査所見である．12編の論文のメタ解析[12]の結果では小児における穿刺吸引細胞診の良性悪性鑑別の感度は94％（信頼区間86〜100％），特異度81％（信頼区間72〜91％）で，正診率，陽性的中率，陰性的中率はそれぞれ83.6％，55.3％，98.2％であった．

### b．頸部リンパ節転移と再発，予後

小児の甲状腺癌は診断時にすでに頸部リンパ節に転移している頻度が高く，周囲への浸潤の程度も成人に比べると高い．また，肺への遠隔転移を伴う頻度も高い[2,4,5,7〜9]．また，治療後の頸部リンパ節再発も成人に比べて高頻度であることが知られている[4,8,9]．しかし，生命予後は良好な例が多く20年生存率は100％近くの報告が多い[2,9]．

欧米の報告では甲状腺全摘，リンパ節郭清と$^{131}$I内用療法が標準的な治療として推奨されている[13,14]．しかし，$^{131}$I内用療法に伴う晩期合併症のリスクもあるので適応は慎重に検討する必要がある．治療後は生涯にわたる経過観察が必要である．

## 主要な臨床研究論文の紹介

### ▼ Zimmerman D et al, 1988[7]

Papillary thyroid carcinoma in children and adults: long-term follow-up of 1039 patients conservatively treated at one institution during three decades. Surgery 1988；**104**：1157-1166

【目的】小児における乳頭癌の臨床像，予後について成人例と比較する．

【対象】1946年から1975年に初回手術を受けた17歳未満の甲状腺乳頭癌58例．対照は同期間に治療された981例の成人の甲状腺乳頭癌．

【方法】診断時の腫瘍径，頸部リンパ節転移の有無，遠隔転移の有無，術式，術後の再発，予後について小児と成人で比較した．追跡期間の中央値は小児27.6年，成人19.5年．

【結果】診断時の腫瘍径は小児3.1±1.7cm，成人2.1±1.7cmで有意（$p<0.001$）に小児が大きかった．頸部リンパ節転移は小児の90％にみられ，成人の35％に比べ有意（$p<0.0001$）に高頻度であった．診断時の遠隔転移も小児に有意に高頻度であった（7％ vs. 2％，$p=0.022$）．術式については小児では成人に比べて全摘が多く，リンパ節郭清の範囲も広かった．AGESスコアは小児1.06±1.04で成人の2.45±1.75に比べて有意に良好であった．術後の頸部リンパ節再発は小児では31％であり，成人の8％に比べて有意（$p<0.001$）に高頻度であった．術後の遠隔転移の頻度には小児，成人間に差がなかった．30年の全死亡率は小児6.9％（予測値2.9％），成人42.7％（予測値43.8％）で，予測値と比較すると小児，成人の死亡率に差はなかった．

【結論】小児の乳頭癌は成人に比較してリンパ節や肺への転移が多く術後の再発も多いが生命予後は良好である．

### ▼ Hogan AR et al, 2009 [2]

Pediatric thyroid carcinoma：incidence and outcomes in 1753 patients. J Surg Res 2009；**156**：167-172

【目的】小児甲状腺癌の予後と予後予測因子を検討する．

【対象】1973 年から 2004 年の間に Surveillance, Epidemiology, and Endo Results（SEER）registry に登録された 20 歳未満の甲状腺癌の 1,753 例．

【方法】甲状腺癌の発症率，診断時の年齢，性別，組織型，診断時の転移の有無，治療，生存率，予後因子を調べた．

【結果】1 年あたりの発症率は 10 万人に対し 0.54 であった．平均年齢は 15.9 歳で，10 歳未満は 5.4％，15 歳以上が 74.0％を占めた．男女比は約 1：4．組織型では乳頭癌が 60.3％，濾胞型乳頭癌が 22.5％，濾胞癌が 9.5％，髄様癌が 5.0％を占めた．7.6％の症例で診断時に遠隔転移を認めた．所属リンパ節転移は 46.4％に認めた．96.7％の症例は手術され，術式が判明した例の 85.5％が甲状腺全摘であった．52.1％の症例は何らかの放射線治療を受けた．平均生存期間は 30.5 年，疾患特異的平均生存期間は 31.5 年であった．乳頭癌の 5 年，15 年，30 年の生存率はそれぞれ 98％，97％，91％であった．診断時に遠隔転移のあった症例，手術を受けなかった症例は有意に生存率が低かった．生命予後不良因子は，男性，乳頭癌以外の組織型，診断時に遠隔転移のある例，非手術例であった．

【結論】小児期，青年期の甲状腺癌はまれであり，乳頭癌が最も多い．乳頭癌では予後は良好なことが多い．

### ▼ Hay ID et al, 2010 [9]

Long-term outcome in 215 children and adolescents with papillary thyroid cancer treated during 1940 through 2008. World J Surg 2010；**34**：1192-1202

【目的】小児乳頭癌の生命予後について，$^{131}$I 内用療法の有無や他病死との関係について検討する．

【対象】1940 年から 2008 年に手術された 3〜20 歳（中央値 16 歳）の乳頭癌 215 例．

【方法】手術時の腫瘍径，頸部リンパ節転移の有無，遠隔転移の有無，治療法，術後の再発，生存率を調べた．観察期間は 0.6〜64.5 年，中央値は 28.7 年．

【結果】腫瘍径は 0.1〜9.5 cm，中央値 2.2 cm．手術時，6％に遠隔転移を認めた．頸部リンパ節転移は 78％に認めた．83％に全摘もしくは準全摘が施行されており，片葉切除以下の症例は 13％であった．疾患特異的生存率は術後 20 年で 100％，30〜50 年で 98％であった．術後 5 年，10 年，20 年，30 年の再発率はそれぞれ 20％，22％，27％，30％であった．1969 年以前の症例で，両葉切除例に比べて片葉切除例で有意に局所再発が多かった（6％ vs. 35％，$p＝0.0009$）．1950 年からは 35％の症例に対して術後 $^{131}$I が投与されたが，局所再発の頻度には影響しなかった．術後 30 年以降は全死因を含めた生存率は予測値より低くなった．甲状腺以外の悪性腫瘍が死因になる例が多く，これらの例の 73％には $^{131}$I が投与されていた．

【結論】小児乳頭癌は，術後再発は多いが生命予後は一般によい．$^{131}$I 内用療法を行ったあと 30 年以降に甲状腺以外の悪性腫瘍のために生存率が低くなる．術後の $^{131}$I 内用療法は

遠隔転移のある症例，非根治手術例などに限るべきである．

### ▼ Corrias A et al, 2010 [11]

Diagnostic features of thyroid nodules in pediatrics. Arch Pediatr Adlesc Med 2010；**164**：714-719

【目的】小児の甲状腺結節において良性悪性鑑別の指標になる所見について検討する．

【対象】18歳未満で径1cm以上の甲状腺結節を持つ120例．自己免疫性甲状腺疾患，血液疾患，腫瘍性疾患や放射線照射の既往のある例は除外した．年齢は2.5～16.9歳（中央値12.3歳），女性90例，男性30例．

【方法】頸部身体所見，圧迫症状の有無，甲状腺機能，超音波検査所見，細胞診所見，および手術例では病理診断を調査した．

【結果】120例中114例が甲状腺機能正常，6例が機能性結節で手術後の病理診断は濾胞腺腫5例，Hürthle細胞腺腫1例であった．甲状腺機能正常例のうち手術により最終的に悪性と診断された19例とその他の95例を比較すると，悪性例に頸部リンパ節を触知する頻度が有意に高かった（68.4% vs. 26.3%，$p<0.001$）．圧迫症状も悪性例に有意に高頻度であった（47.4% vs. 15.8%，$p=0.004$）．悪性例と非悪性例の超音波検査所見の比較では微細石灰化（47.4% vs. 5.3%，$p<0.001$），結節内の血流信号増加（47.4% vs. 23.1%，$p=0.01$），リンパ節の異常所見（73.7% vs. 3.2%，$p<0.001$）の頻度が悪性例に有意に高かった．細胞診の感度は100%，特異度83.3%，正診率は89.1%であった．手術を受けた63例の病理診断は乳頭癌14例，濾胞癌3例，髄様癌2例，腺腫様結節33例，濾胞腺腫8例，Hürthle細胞腺腫2例，良性奇形腫1例で，全症例の16%が癌であった．

【結論】小児の甲状腺結節症例では頸部リンパ節腫大の有無に注意すべきである．超音波検査では微細石灰化，血流信号の増加，リンパ節の異常所見が悪性を疑わせる所見である．細胞診を行うことで，高い正診率での良性悪性鑑別が可能である．

## 文　献

1) Luster M et al：Thyroid cancer in childhood：management strategy, including dosimetry and long-term results. Hormones（Athens）2007；**6**：269-278
2) Hogan AR et al：Pediatric thyroid carcinoma：incidence and outcomed in 1753 patients. J Surg Res 2009；**156**：167-172
3) Niedziela M：Pathogenesis, diagnosis and management of thyroid nodules in children. Endocr Rel Cancer 2006；**13**：427-453
4) Dinauer CA et al：Clinical features associated with metastasis and recurrence of differentiated thyroid cancer in children, adolescents and young adults. Clin Endocrinol 1997；**49**：619-628
5) Farahati J et al：Characteristics of differentiated thyroid carcinoma in children and adolescents with respect to age, gender, and histology. Cancer 1997；**80**：2156-2162
6) Shapiro NL, Bhattacharyya N：Population-based outcomes for pediatric thyroid carcinoma. Laryngoscope 2005；**115**：337-340
7) Zimmerman D et al：Papillary thyroid carcinoma in children and adults：long-term follow-up of 1039 patients conservatively treated at one institution during three decades. Surgery 1988；**104**：1157-1166
8) Grigsby PW et al：Childhood and adolescent thyroid carcinoma. Cancer 2002；**95**：724-729
9) Hay ID et al：Long-term outcome in 215 children and adolescents with papillary thyroid cancer treated during 1940 through 2008. World J Surg 2010；**34**：1192-1202

10) Lyshchik A et al：Diagnosis of thyroid cancer in children：value of gray-scale and power Doppler US. Radiology 2005；**235**：604-613
11) Corrias A et al：Diagnostic features of thyroid nodules in pediatrics. Arch Pediatr Adlesc Med 2010；**164**：714-719
12) Stevens C et al：Pediatric thyroid fine-needle aspiration cytology：a meta-analysis. J Pediatr Surg 2009；**44**：2184-2191
13) Dinauer CA et al：Differentiated thyroid cancer in children：diagnosis and management. Curr Opin Oncol 2008；**20**：59-65
14) Waguespack SG, Francis G：Initial management and follow-up of differentiated thyroid cancer in children. J Natl Comprehensive Cancer Network 2010；**8**：1289-1300

# VI
# 代表的医療機関における わが国の臨床データ

## ❶ 隈病院

　最初に2007年の隈病院における手術症例の内訳，手術症例中の甲状腺悪性腫瘍の組織型別頻度を示す．次に2007年初診症例で手術を施行した症例における超音波診断成績，穿刺吸引細胞診診断成績を示す．乳頭癌，髄様癌，未分化癌，悪性リンパ腫については超音波検査と穿刺吸引細胞診でほぼ満足できるレベルで診断可能である．問題は濾胞癌，濾胞腺腫，腺腫様結節および腺腫様甲状腺腫を含む濾胞性病変の鑑別診断である．そこで，次に手術症例における濾胞性病変の鑑別診断成績を示す．実際には，臨床的に良性と診断された濾胞性病変症例の大多数は手術をされない．臨床の場においては濾胞性病変のなかから濾胞癌の可能性が高い症例を選び出して手術を勧めることになる．そこで，非手術症例を含むデータを提示する．最後に，細胞診にて良性と診断され手術をされなかった濾胞性病変の長期予後についての成績を紹介する．

### a．2007年手術症例における検討
1) 手術症例 2,108例の内訳（再発手術を含む）

| 甲状腺悪性腫瘍 | 55.7% |
|---|---|
| 甲状腺良性腫瘍 | 21.5% |
| バセドウ病 | 6.9% |
| 副甲状腺機能亢進症 | 5.4% |
| 乳腺疾患 | 7.2% |
| その他 | 3.3% |

　甲状腺腫瘍手術症例中の悪性腫瘍の割合は72.2％であった．ただし，臨床的頻度では甲状腺良性腫瘍は甲状腺悪性腫瘍の10～20倍高頻度である．かなり選択して手術がなされている．手術を受けた良性腫瘍の手術に至った理由は，①濾胞癌など悪性腫瘍が疑われた，②圧迫症状をきたした，③機能性結節，④縦隔甲状腺腫，あるいは⑤美容的理由で患者が手術を希望した症例，である．

2) 甲状腺悪性腫瘍の病理組織型（再発手術を含む）

| 乳頭癌 | 91.1% |
|---|---|
| 濾胞癌 | 2.7% |
| 髄様癌 | 2.9% |
| 未分化癌 | 0.4% |
| 悪性リンパ腫 | 2.3% |
| その他 | 0.5% |

　最近の隈病院における濾胞癌の頻度は3％程度である．なお，この年は髄様癌の頻度は2.9％と高かったが，通常は1～1.5％である．

3) 2007年初診の手術症例における診断成績
①手術症例における超音波診断成績（隈病院式超音波クラス分類）

| 甲状腺悪性腫瘍 | 975例（70.7%） |
|---|---|
| 甲状腺良性腫瘍 | 404例（29.3%） |
| 合計 | 1,379例 |

甲状腺腫瘍の隈病院式超音波診断においては，日常的によく遭遇する甲状腺結節性病変について，個々の結節ごとに悪性の可能性の高さに応じてクラス1（良性）からクラス5（悪性）にクラス分類する．クラス3か4か迷う所見の場合には3.5などの中間値を付けることを容認している．びまん性硬化型乳頭癌など特殊な超音波像を呈する少数の症例はこの単純なクラス分類に合致しない．前出の表のようにクラス4以上では極めて悪性の率が高い．弱点はクラス3とされる症例が多いことであるが，これは穿刺吸引細胞診との組み合わせによって，臨床的にはかなり克服される．なお，このクラス分類は以前に当院で超音波検査を普及させた横澤保医師の指導のもとに森田新二検査技師長および宮内が相談して開発した方式である．1995年から臨床に用いられており，その詳細は文献[1,2]に記載しており，このクラス分類を用いた最近の診断成績は文献[3]に報告している．

②手術症例における穿刺吸引細胞診診断成績

| 超音波クラス分類 | 症例数 | 悪性症例数 | 悪性率（％） |
|---|---|---|---|
| 5 | 59 | 59 | 100.0 |
| 4.5 | 249 | 248 | 99.6 |
| 4 | 348 | 338 | 97.4 |
| 3.5 | 138 | 112 | 82.4 |
| 3 | 310 | 164 | 53.4 |
| 2.5 | 166 | 29 | 17.6 |
| 2 | 100 | 19 | 19.0 |
| 1 | 7 | 0 | 0.0 |
| ND | 12 | 6 | 50.0 |

ND：検査施行せず

　「甲状腺癌取扱い規約（第6版）」における甲状腺細胞診の判定区分では，「悪性」「悪性の疑い」「鑑別困難」「正常あるいは良性」の4段階となっている．当院では以前より悪性の可能性を示すクラス分類を採用しており，超音波クラス分類と同様にクラス3か4か迷う所見の場合にはクラス3.5などと中間値で報告することも容認してきた．現在は取扱い規約の判定区分と従来のクラス分類を併記している．クラス2.5以下は良性，3および3.5は鑑別困難，4は悪性の疑い，5は悪性に相当する．ただし，甲状腺癌取扱い規約（第6版）以降はこの影響を受けてクラス2.5やクラス3.5との報告が減少している．上の表のようにクラス3.5とされた症例が実際に癌である確率はクラス2より明らかに高値である．現行規約の判定区分は，濾胞性病変のなかから濾胞癌の可能性が高い症例を選別するための参考資料を提供するうえで不十分であり，再考が必要である．

③手術症例における病理組織型別診断成績

| 穿刺吸引細胞診クラス | 症例数 | 悪性症例数 | 悪性率（％） |
|---|---|---|---|
| 5 | 785 | 785 | 100.0 |
| 4.5 | 1 | 1 | 100.0 |
| 4 | 72 | 72 | 100.0 |
| 3.5 | 8 | 6 | 75.0 |
| 3 | 134 | 49 | 36.6 |
| 2.5 | 26 | 3 | 11.5 |
| 2 | 259 | 26 | 10.0 |
| PS | 12 | 5 | 41.7 |
| ND | 82 | 28 | 34.7 |

PS：標本不良，ND：他院で施行済みなどの理由で検査施行せず

手術症例における穿刺吸引細胞診の診断成績は，前出の表のように乳頭癌では極めて良好である．髄様癌では偽陰性がやや多く，未分化癌，悪性リンパ腫では少なくとも大部分の症例でこれらを疑うことが可能である．しかし，濾胞癌については54％が疑い，45％が良性との判定であり，診断成績は不良であった．穿刺吸引細胞診で濾胞癌を診断することはできないとの否定的な記述が多いが，実際には約1/3の症例は濾胞癌をかなり疑うことができ，約1/3の症例は良性悪性の境界所見，約1/3の症例は良性と判定されるというのが専門的な施設での成績であろう．

| 良性腫瘍症例数 | 特異度（％） | 疑い率（％） | 過剰診断率（％） |
|---|---|---|---|
| 415 | 76.8 | 20.6 | 2.6 |

手術をされた症例からみると，上表のように術前に穿刺吸引細胞診でクラス3とされたのは20.6％，癌の疑い，癌と診断されたのは2.6％とややこれらの頻度が高い．しかし，甲状腺腫瘍の大多数を占める穿刺吸引細胞診で良性と判断された症例は手術をされないので，この数字は強いバイアスがかかった数字である．

### b．手術を施行した濾胞性結節（濾胞性病変）における検討

穿刺吸引細胞診などで診断が容易な乳頭癌，髄様癌，未分化癌，悪性リンパ腫を除いた濾胞性病変のなかから濾胞癌を選び出すことが臨床の場における大きな問題である．

症例数：427例，うち濾胞癌23例，良性腫瘍404例．

### 1）手術症例における超音波診断成績（隈病院式超音波クラス分類）

| 超音波クラス分類 | 症例数 | 濾胞癌数 | 濾胞癌率（％） |
|---|---|---|---|
| 5 | 0 | 0 | 0.0 |
| 4.5 | 1 | 0 | 0.0 |
| 4 | 11 | 2 | 18.2 |
| 3.5 | 29 | 5 | 17.2 |
| 3 | 155 | 12 | 7.7 |
| 2.5 | 137 | 1 | 0.7 |
| 2 | 81 | 3 | 3.7 |
| 1 | 1 | 0 | 0.0 |
| ND | 6 | 0 | 0.0 |

ND：検査施行せず

超音波クラス3.5，4とされた症例では濾胞癌の頻度は17〜18％であり，逆にみると濾胞癌の83％は超音波クラス3ないし4とされていた．

| 超音波タイプ | 症例数 | 濾胞癌数 | 濾胞癌率（％） |
|---|---|---|---|
| 充実性 | 312 | 22 | 7.1 |
| 混合性 | 96 | 1 | 1.0 |
| 囊胞性 | 12 | 0 | 0.0 |
| ND | 7 | 0 | 0.0 |

ND：検査施行せず

濾胞癌の大部分は超音波タイプとしては充実性腫瘍であった．

| 超音波多発性 | 症例数 | 濾胞癌数 | 濾胞癌率（%） |
|---|---|---|---|
| 単発性 | 207 | 11 | 5.3 |
| 多発性 | 220 | 12 | 5.5 |

腫瘤が単発か多発かは特に差はない．

### 2）血清 Tg 値

| Tg 値 | 症例数 | 濾胞癌数 | 濾胞癌率（%） |
|---|---|---|---|
| ≧ 1,000 ng/mL | 56 | 5 | 9 |
| < 1,000 ng/mL | 340 | 17 | 5 |

手術症例からみると血清 Tg 値が 1,000 ng/mL 以上の症例に少し濾胞癌の率が高い．後述するように非手術例を含むとこの傾向はもっと顕著となる．

### 3）穿刺吸引細胞診

| 穿刺吸引細胞診クラス | 症例数 | 濾胞癌数 | 濾胞癌率（%） |
|---|---|---|---|
| 3.5 | 3 | 1 | 33 |
| 3 | 97 | 12 | 12 |
| 2.5 | 26 | 3 | 12 |
| 2 | 240 | 7 | 3 |
| PS | 7 | 0 | 0 |
| ND | 54 | 0 | 0 |

濾胞癌症例の大部分は穿刺吸引細胞診でクラス 2.5，3，3.5 とされていた．しかし，23 例中の 7 例（30.4%）はクラス 2 良性と判定されていた．

### 4）手術症例における濾胞癌と良性腫瘍の比較

| 項目 | 濾胞癌 | 良性腫瘍 | 有意差 |
|---|---|---|---|
| 男性：女性 | 4：19 | 71：333 | $p = 0.982106$ |
| ≧ 4cm：< 4cm | 10：13 | 237：166 | $p = 0.147395$ |
| Tg ≧ 1,000：< 1,000 | 5：17 | 51：323 | $p = 0.234347$ |
| 単発性：多発性 | 11：12 | 196：208 | $p = 0.948739$ |
| 充実性：混合性 | 22：1 | 290：95 | $p = 0.025581$ |
| 超音波クラス ≧ 3：< 3 | 19：4 | 177：221 | $p = 0.000364$ |
| 穿刺吸引細胞診 ≧ 3：< 3 | 13：10 | 87：256 | $p = 0.001170$ |

手術をされた濾胞性病変においては，濾胞癌の可能性が高い因子は超音波クラス 3 以上，穿刺吸引細胞診クラス 3 以上，および充実性腫瘍であった．

### c．非手術例を含む濾胞性病変における検討

濾胞性病変の症例の大部分は実際には手術をされない．手術症例はすでに選択された症例であるのでこれの検討では不十分である．実際の臨床の場では穿刺吸引細胞診などで容易に診断される乳頭癌，髄様癌，未分化癌，悪性リンパ腫などを除いた濾胞性病変のなか

から濾胞癌の可能性の高い症例を選び出すことが行われている．そこで非手術例を含む濾胞性結節 6,908 例の検討を以下に示す．

1）超音波診断

| 超音波クラス | 症例数 | 手術症例数 | 濾胞癌数 | 濾胞癌率（%） |
|---|---|---|---|---|
| 5 | 25 | 0 | 0 | 0 |
| 4.5 | 50 | 1 | 0 | 0 |
| 4 | 131 | 11 | 2 | 1.5 |
| 3.5 | 205 | 29 | 5 | 2.4 |
| 3 | 1052 | 155 | 12 | 1.1 |
| 2.5 | 1222 | 137 | 1 | 0.1 |
| 2 | 3137 | 81 | 3 | 0.1 |
| 1 | 750 | 1 | 0 | 0 |
| ND | 336 | 6 | 0 | 0 |

2）血清 Tg 値（5,309 症例．Tg 抗体陽性症例を除外している）

| Tg 値 | 症例数 | 手術症例数 | 濾胞癌数 | 濾胞癌率（%） |
|---|---|---|---|---|
| ≧ 1,000ng/mL | 192 | 56 | 5 | 2.6 |
| < 1,000ng/mL | 5,117 | 340 | 17 | 0.3 |

3）穿刺吸引細胞診

| 穿刺吸引細胞診クラス | 症例数 | 手術症例数 | 濾胞癌数 | 濾胞癌率（%） |
|---|---|---|---|---|
| 3.5 | 5 | 3 | 1 | 20.0 |
| 3 | 290 | 97 | 12 | 4.1 |
| 2.5 | 123 | 26 | 3 | 2.4 |
| 2 | 3,741 | 240 | 7 | 0.2 |
| 1 | 2 | 0 | 0 | 0 |
| PS | 94 | 7 | 0 | 0 |
| ND | 2,415 | 54 | 0 | 0 |

PS：標本不良，ND：検査施行せず

4）濾胞性結節における検査成績と手術で確認された濾胞癌の頻度の比較

　非手術例を仮に良性と仮定して上記の 1) 2) 3) のデータをまとめると下記のとおりになる．すなわち，超音波クラス 3 以上のものは 3 未満のものに比べ濾胞癌である可能性が 16.3 倍であり，穿刺吸引細胞診クラス 3 以上のものは 3 未満のものに比べ濾胞癌の可能性が 14.7 倍である．血清 Tg 値が 1,000ng/mL 以上のものはそれ以下のものの 8.6 倍，超音波での腫瘍径が 4cm 以上のものはそれ以下のものより 8.0 倍濾胞癌の可能性が高い．

| 項目 | 比較 | 濾胞癌の頻度 | Odds Ratio |
|---|---|---|---|
| 超音波クラス | ≧ 3 vs < 3 | 1.3% vs 0.08% | 16.3 |
| 穿刺吸引細胞診クラス | ≧ 3 vs < 3 | 4.4% vs 0.3% | 14.7 |
| Tg（ng/mL） | ≧ 1,000 vs < 1,000 | 2.6% vs 0.3% | 8.6 |
| 超音波での腫瘍径（cm） | ≧ 4cm vs < 4cm | 1.6% vs 0.2% | 8.0 |

### d. 経過観察症例の検討
1) 超音波検査と穿刺吸引細胞診で濾胞性病変と診断され 1 年以上経過観察されたあとで手術を受けた 125 症例の検討

| 症例群 | 症例数 | 良性 | 悪性 | 悪性率（%） |
|---|---|---|---|---|
| 1 年以上経過観察後手術群 | 125 | 117 | 8* | 6.4 |
| 診断後 1 年以内に手術群 | 320 | 283 | 37 | 11.6 |

＊：この 8 例の内訳は，微少浸潤型濾胞癌 5 例，乳頭癌 3 例

　経過観察後に何らかの理由で手術となった群のほうが，意外にも，診断後直ちに手術を受けた群より癌が含まれる率は低かった．このことは超音波検査と穿刺吸引細胞診で濾胞性病変と診断された症例の大部分は良性病変であることを示している．

### 2) 穿刺吸引細胞診にて良性濾胞性結節と診断された症例の長期追跡調査
　触診による穿刺吸引細胞診にて良性と診断され手術を受けなかった 532 例の患者を 9〜11 年後に追跡調査した[4]．134 例が呼び出しに応じ，超音波ガイド下細胞診を受け，このうちの 11 例が手術を受けた．1 例 (0.7%) が濾胞癌と判明し，2 例に大きい結節の近傍に微小な乳頭癌が認められた．濾胞癌の症例では腫瘍が増大していた．

　すべての濾胞癌を術前に確実に診断することは現時点では不可能である．濾胞癌の可能性が高い症例を選んで手術を勧める．判断項目は，①穿刺吸引細胞診と，②超音波検査所見が主要項目であり，参考項目として③血中 Tg 値 (1,000 ng/mL 以上)，④腫瘍径 (4 cm 以上) があげられる．

### ■文献
1) Yokozawa T et al：Thyroid cancer detected by ultrasound-guided fine-needle aspiration biopsy. World J Surg 1996；**20**：848-853
2) 横澤　保，廣川満良（監修），宮内　昭：甲状腺・副甲状腺超音波診断アトラス，ベクトルコア，東京，2007
3) Ito Y et al：Techniques in thyroidology：ultrasonographic evaluation of thyroid nodules in 900 patients：comparison among ultrasonographic, cytological, and histological findings. Thyroid 2007；**17**：1269-1276
4) Kuma K et al：Fate of untreated benign thyroid nodules：results of long-term follow-up. World J Surg 1994；**18**：495-499

## ❷ 伊藤病院

手術前に悪性と診断がついていなかった症例の検討（2007～2008年度の症例）

### a. 腫瘍性疾患の内訳

2007年1月から2008年12月末までに伊藤病院で手術を行った症例は3,333例であった．

#### 1）最終病理組織所見による手術症例の内訳

| | |
|---|---|
| 悪性腫瘍 | 1,842例（55.3%） |
| 良性腫瘤 | 859例（25.8%） |
| バセドウ病 | 369例（11.1%） |
| 副甲状腺機能亢進症 | 106例（3.2%） |
| その他 | 157例（4.7%） |

#### 2）悪性腫瘍の分類（再発も含む）

| | |
|---|---|
| 乳頭癌 | 1,660（90.1%） |
| 濾胞癌 | 145（7.9%） |
| 髄様癌 | 27（1.5%） |
| 未分化癌 | 9（0.5%） |
| その他 | 1（0.1%） |

### b. 手術前に悪性の診断がついていなかった症例の術前検査結果と病理診断

対象：2007年1月から2008年12月末までに伊藤病院で手術を行った症例は3,333例．そのうち結節性甲状腺腫で術前に悪性の診断のつかなかった初回手術症例は995例（女性813例，男性182例）．年齢は12～82歳（中央値52歳）．

○施行した術前検査

| | | |
|---|---|---|
| 超音波検査 | 施行例 | 994例 |
| | 未施行 | 1例 |
| 穿刺吸引細胞診 | 施行例 | 740例 |
| | 未施行例 | 255例 |

○術前診断

| | |
|---|---|
| 腺腫様甲状腺腫 | 717例 |
| 濾胞性腫瘍 | 278例 |

○最終病理診断（偶発微小乳頭癌は除いた）

| 腺腫様甲状腺腫 | 629 例 |
| --- | --- |
| 濾胞腺腫 | 234 例 |
| 濾胞癌 | 108 例 |
| 　微少浸潤型 | 90 例 |
| 　広汎浸潤型 | 18 例 |
| その他 | 24 例 |
| 　乳頭癌 | 14 例 |
| 　髄様癌 | 3 例 |
| 　硝子化索状線維 | 3 例 |
| 　橋本病 | 2 例 |
| 　その他悪性 | 2 例 |

・偶発的乳頭癌は除いてある．術前に評価された結節に対する診断である．
・好酸性細胞型濾胞癌は濾胞癌に分類した．
・硝子化索状線維は良性としたが，濾胞腺腫には含めていない．その他悪性とは腎細胞癌の転移，肉腫（発生母地は不明）がそれぞれ1例あった．

### 1）検査別での検討
#### ①術前の総合的診断

　超音波検査所見，穿刺吸引細胞診所見，臨床経過および臨床所見を総合的に判断し，手術前の最終診断としている．これらのなかでは穿刺吸引細胞診所見を重視している．手術術式は，評価すべき病変がある側の葉切除は最小限行い，対側葉になんらかの病変がみられる場合には全摘術を行う場合もある．

| 術前診断＼病理診断 | 悪性（％） | 良性 | 総計 |
| --- | --- | --- | --- |
| 腺腫様甲状腺腫 | 42 (5.8) | 675 (94.2) | 717 |
| 濾胞性腫瘍 | 85 (30.8) | 193 (69.2) | 278 |
| 総計 | 127 | 868 | 995 |

| 術前診断＼病理診断 | 腺腫様甲状腺腫 | 濾胞腺腫 | 微少浸潤型濾胞癌 | 広汎浸潤型濾胞癌 | その他[悪性] | 総計 |
| --- | --- | --- | --- | --- | --- | --- |
| 腺腫様甲状腺腫 | 547 (76.3) | 126 (17.5) | 32 (4.5) | 3 (0.4) | 9[7] (1.3) | 717 |
| 濾胞性腫瘍 | 82 (29.5) | 108 (38.8) | 58 (20.9) | 15 (5.4) | 15[12] (5.4) | 278 |
| 総計 | 629 | 234 | 90 | 18 | 24[19] | 995 |

括弧内は％

　手術前の診断ではまず良性（腺腫様甲状腺腫）と考えて手術に臨んだ717例中42例（5％以上）が悪性腫瘍であった．これら42例のうち10例で細胞診が行われていなかった．20例が細胞診所見も超音波検査所見も腺腫様甲状腺腫と判断したが，全例，微少浸潤型濾胞癌であった．残りの12例では穿刺吸引細胞診所見では良性であったが，超音波検査では濾胞性腫瘍ないしは悪性と診断された．最終的に過形成（腺腫様甲状腺腫）病変であった症例は76％であり，24％は腫瘍性病変であった．

　手術前の診断で濾胞性腫瘍としたものの193例（67％）が良性であったが，そのうち108例は濾胞腺腫であった．過形成（腺腫様甲状腺腫）病変であった症例は82例（29％），71％が良性悪性問わず腫瘍性病変であった．

②術前検査
　○超音波検査

| 病理診断<br>超音波診断 | 悪性（％） | 良性（％） | 計 |
|---|---|---|---|
| 過形成（腺腫様甲状腺腫） | 76（9.2） | 752（90.8） | 828 |
| 悪性・濾胞性腫瘍 | 50（30.1） | 116（69.9） | 166 |
| 未施行 | 1 |  | 1 |

| 病理診断<br>超音波診断 | 悪性 | 良性 | 総計 |
|---|---|---|---|
| 腺腫様甲状腺腫 | 76（9.2） | 752（90.8） | 828 |
| 甲状腺癌 | 30（52.5） | 28（47.5） | 58 |
| 濾胞性腫瘍 | 20（18.5） | 88（81.5） | 108 |
| 総計 | 126 | 868 | 994 |

| 病理診断<br>超音波診断 | 腺腫様甲状腺腫 | 濾胞腺腫 | 微少浸潤型濾胞癌 | 広汎浸潤型濾胞癌 | その他[悪性] | 総計 |
|---|---|---|---|---|---|---|
| 腺腫様甲状腺腫 | 589（71.1） | 158（19.1） | 56（6.9） | 7（0.8） | 18[13]（2.1） | 828 |
| 甲状腺癌 | 18（35.5） | 10（16.1） | 16（32.3） | 10（9.7） | 4[4]（6.5） | 58 |
| 濾胞性腫瘍 | 22（20.4） | 66（61.1） | 17（15.7） | 1（0.9） | 2[2]（1.9） | 108 |
| 総計 | 629 | 234 | 89 | 18 | 24[19] | 994 |
| 未施行 |  |  | 1 |  |  |  |

　　超音波のみの診断では，腺腫様甲状腺腫と判断されていた症例828例中の76例（9.2％）が悪性であった．そのうち63例（83％）が濾胞癌であり，広汎浸潤型は7例（9％）を占めた．
　　一方，超音波診断が悪性ないし濾胞性腫瘍と診断された166例中50例（30％）が悪性であった．そのうち44例（88％）が濾胞癌であり，広汎浸潤型は11例（22％）を占めた．
　　濾胞癌の診断において，超音波検査が有用であることが示されたが，術前超音波検査で腺腫様甲状腺腫と診断された微少浸潤型濾胞癌症例56例のうち，細胞診が行われていたものが50例で，細胞診所見は鑑別困難30例（60％），良性20例（40％）であった．術前超音波検査で腺腫様甲状腺腫と診断された広汎浸潤型濾胞癌7例では全例に穿刺吸引細胞診が行われており，穿刺吸引細胞診所見は鑑別困難6例，良性1例であった．
　　以上から，超音波検査所見で腺腫様甲状腺腫と思われる場合でも，1回は穿刺吸引細胞診を行うことが望ましい．

　○穿刺吸引細胞診
　　対象例のうち，手術前2年間に当院で穿刺吸引細胞診が行われていたものは740例（74.4％）であった．

| 病理診断<br>穿刺吸引細胞診 | 悪性（％） | 良性（％） | 計 |
|---|---|---|---|
| 鑑別困難 | 74（31.9） | 158（68.1） | 232 |
| 良性 | 42（8.3） | 463（91.7） | 505 |
| 不適 | 0 | 3 | 3 |
| 未施行 | 11（4.3） | 244（95.7） | 255 |

| 病理診断<br>穿刺吸引細胞診 | 腺腫様甲状腺腫 | 濾胞腺腫 | 微少浸潤型濾胞癌 | 広汎浸潤型濾胞癌 | その他[悪性] | 総計 |
|---|---|---|---|---|---|---|
| 良性 | 359（71.1） | 102（20.2） | 29（5.7） | 5（1） | 10[7]（2） | 505 |
| 鑑別困難 | 57（24.6） | 98（42.2） | 53（22.8） | 12（5.2） | 12[10]（5.2） | 232 |
| 不適 | 3 | 0 | 0 | 0 | 0 | 3 |
| 未施行 | 210（82.4） | 34（13.3） | 8（3.1） | 1（0.4） | 2[2]（0.8） | 255 |
| 総計 | 629 | 234 | 90 | 18 | 24[19] | 995 |

穿刺吸引細胞診で良性とされていたものの90％以上は病理診断にても良性であった．穿刺吸引細胞診で良性とされた症例のうち病理診断が悪性であった41例のうち34例（83％）は濾胞癌であった．そのうち5例は広汎浸潤型濾胞癌であったが，超音波診断で濾胞性腫瘍，癌の疑いであったため手術適応となった．

穿刺吸引細胞診診断が鑑別困難症例232例のうち病理診断で悪性であったものは，75例（33％）であり，そのうち65例（87％）は濾胞癌であった．濾胞腺腫と濾胞癌を合わせると163例（70％）が濾胞性腫瘍であった．

穿刺吸引細胞診を行わなかった症例は過去に穿刺吸引細胞診を行い，超音波検査でも腺腫様甲状腺腫の診断であったために再検査をしていなかった．過去の穿刺吸引細胞診所見の報告様式が現在と異なるため，混同しないことにした．ちなみに未施行例の8例（3.1％）が濾胞癌であった．

○穿刺吸引細胞診と超音波検査（特に濾胞癌の診断について）

対象例における悪性疾患のほとんどは濾胞癌であった．濾胞癌の診断について穿刺吸引細胞診と超音波検査の診断について調べた．

**両検査の所見別の濾胞癌の頻度**

| 超音波検査<br>穿刺吸引細胞診 | 腺腫様甲状腺腫 | 濾胞性腫瘍 | 計 |
| --- | --- | --- | --- |
| 鑑別困難 | 36/145 (24.8%) | 30/88 (34.1%) | 66/233 (28.3%) |
| 良性 | 21/438 (4.8%) | 13/67 (19.4%) | 34/505 (6.7%) |
| 計 | 57/583 (9.8%) | 43/155 (27.7%) | 255 |

**両検査の所見別の広汎浸潤型濾胞癌の頻度**

| 超音波検査<br>穿刺吸引細胞診 | 腺腫様甲状腺腫 | 濾胞性腫瘍 | 計 |
| --- | --- | --- | --- |
| 鑑別困難 | 7/145 (4.8%) | 6/88 (6.8%) | 13/233 (5.6%) |
| 良性 | 1/438 (0.2%) | 4/67 (6.0%) | 5/505 (1.0%) |
| 計 | 8/583 (1.4%) | 10/155 (6.5%) | 255 |

穿刺吸引細胞診良性・超音波検査腺腫様甲状腺腫はまず良性であろうと考えられた症例であるが，約5％は濾胞癌が含まれていた．濾胞癌全体でみると21％の症例が術前にはまず良性であろうと考えられていたことになる．

濾胞癌でも予後不良である広汎浸潤型では穿刺吸引細胞診良性・超音波検査腺腫様甲状腺腫でも1例，0.2％に認められたが，ほぼ穿刺吸引細胞診か超音波検査のどちらかでその疑いをもっていたことになる．

広汎浸潤型濾胞癌の予後は悪いものの，日々の診療で，それを診断する努力・工夫を励行しているわけではなく，濾胞性腫瘍（腺腫）を探し出すという姿勢がよい結果をもたらしているものと考える．

濾胞癌の診断には穿刺吸引細胞診・超音波検査結果を相補的に取り入れていく必要がある．

### c．手術をしないで経過をみた濾胞性腫瘍の予後

大部分の甲状腺結節の患者は手術せずに外来通院している．これらの症例のうち，濾胞癌がどのくらい潜んでいるのであろう．手術をしない濾胞性腫瘍症例の予後を見極めるの

は困難である．2の項で検討した995症例のうち，497例は初診後2年以上経ってから手術を行っている．初診時に手術を選択せずに経過観察の方針になった症例である．

### 1）初診後経過年数
#### ①穿刺吸引細胞診所見（不適例3例を除く）

| 細胞診所見<br>初診後年数 | 良性 | 鑑別困難 | 未施行 | 総計 |
|---|---|---|---|---|
| 2年以内 | 243（48.9） | 156（31.4） | 98（19.7） | 497 |
| 2年から5年以内 | 142（55.9） | 49（19.3） | 63（24.8） | 254 |
| 5年から10年以内 | 54（49.5） | 10（9.2） | 45（41.3） | 109 |
| 10年以上 | 66（50） | 17（13.5） | 49（36.8） | 132 |
| 総計 | 505 | 232 | 255 | 992 |

#### ②濾胞癌症例

| 細胞診所見<br>初診後年数 | 良性<br>濾胞癌症例 | 鑑別困難<br>濾胞癌症例 | 未施行<br>濾胞癌症例 | 総計 |
|---|---|---|---|---|
| 2年以内 | 21（30.9） | 43（63.2） | 4（5.9） | 68 |
| 2年から5年以内 | 11（45.8） | 12（50） | 1（4.2） | 24 |
| 5年から10年以内 | 0 | 3（100） | 0 | 3 |
| 10年以上 | 4（30.8） | 7（53.8） | 2（15.4） | 13 |
| 総計 | 36 | 65 | 7 | 108 |

### 2）手術前診断
#### ①初診後2年以内に手術

| 病理診断<br>術前診断 | 腺腫様<br>甲状腺腫 | 濾胞腺腫 | 微少浸潤型<br>濾胞癌 | 広汎浸潤型<br>濾胞癌 | その他悪性 | 総計 |
|---|---|---|---|---|---|---|
| 腺腫様甲状腺腫 | 233（73.6） | 61（19.2） | 16（5） | 2（0.6） | 5[4]（1.6） | 317 |
| 濾胞性腫瘍 | 51（28.1） | 69（37.9） | 37（20.3） | 13（7.7） | 11[10]（6） | 181 |
| 総計 | 284 | 130 | 53 | 15 | 16[14] | 498 |

#### ②初診後2年以降に手術

| 病理診断<br>術前診断 | 腺腫様<br>甲状腺腫 | 濾胞腺腫 | 微少浸潤型<br>濾胞癌 | 広汎浸潤型<br>濾胞癌 | その他悪性 | 総計 |
|---|---|---|---|---|---|---|
| 腺腫様甲状腺腫 | 314（78.5） | 65（16.2） | 16（4） | 1（0.3） | 4[2]（1） | 400 |
| 濾胞性腫瘍 | 31（32） | 39（40.2） | 21（21.6） | 2（2.1） | 4[3]（4.1） | 97 |
| 総計 | 345 | 104 | 37 | 3 | 8[5] | 497 |

経過観察の方針から手術となった理由は，①徐々に増大してきた，②穿刺吸引細胞診所見の変化（良性から鑑別困難），の2つの理由がほとんどであった．全例，手術までの間に遠隔転移をきたした症例はなかった．

広汎浸潤型濾胞癌は83％が2年以内に手術がなされていたが，"2から5年以内"に1例，"10年以上"に2例認めた．

穿刺吸引細胞診は手術を勧める時点での所見であり，初診時の穿刺吸引細胞診ではないが，初診時の穿刺吸引細胞診で良性であっても，増大傾向などの変化がある場合には繰り返し穿刺吸引細胞診を行う必要はある．

"2年以内に手術"と"2年以上経過観察したあと手術"では手術前診断別では術後病理診断の分布はほぼ同様な結果であった.

以上から，経過観察を行っても，初診後比較的早期に手術を行っても濾胞癌の発見率は大きな差はなく，単回の検査ですり抜けた濾胞癌は経過観察，繰り返し検査を行うことで何とか拾い出せると思われた．経過観察して遠隔転移をきたすことは少ないことが想像されるが，広汎浸潤型も経過観察例に含まれていたことから症例数を重ねることで遭遇する可能性があることを明記しておく.

### d. 付録
#### 1）血清 Tg

| 血清 Tg（ng/mL） | 腺腫様甲状腺腫 | 濾胞腺腫 | 微少浸潤型濾胞癌 | 広汎浸潤型濾胞癌 | その他 | 総計 |
|---|---|---|---|---|---|---|
| ～100 | 163（68.4） | 44（18.5） | 18（7.6） | 5（2.1） | 8（3.4） | 238 |
| 101～300 | 113（75.3） | 30（20） | 3（2） | 3（2） | 1（0.7） | 150 |
| 301～500 | 72（58.5） | 31（25.2） | 17（13.8） | 1（0.8） | 2（1.6） | 123 |
| 501～1,000 | 87（54.4） | 41（25.6） | 19（11.9） | 6（3.8） | 7（4.3） | 160 |
| 1,000～ | 128（58） | 61（27.6） | 26（11.8） | 3（1.3） | 3（1.3） | 221 |
| nd | 8（88.9） | 1（11.1） | 0 | 0 | 0 | 9 |
| TgAb positve | 58（61.7） | 26（27.7） | 7（7.4） | 0 | 3（1.1） | 94 |
| 総計 | 629 | 234 | 90 | 19 | 24 | 995 |

手術前約3～4週間前の血中 Tg 値の分布では一定の傾向はみられず，高値であるものが必ずしも濾胞癌であることを示唆するものではなかった．

広汎浸潤型濾胞癌だけに特化しても，Tg 値は診断の参考にはならなかった．

#### 2）腫瘍径

| 腫瘍径 | 腺腫様甲状腺腫 | 濾胞腺腫 | 微少浸潤型濾胞癌 | 広汎浸潤型濾胞癌 | その他 | 総計 |
|---|---|---|---|---|---|---|
| 2cm 以下 | 23（41.8） | 20（36.4） | 5（9.1） | 4（7.3） | 3（5.4） | 55 |
| 2～4cm | 138（53.5） | 66（25.6） | 37（14.3） | 7（2.7） | 10（3.9） | 258 |
| 4～6cm | 268（64.6） | 103（24.8） | 31（7.5） | 5（1.2） | 8（1.9） | 415 |
| 6cm < | 200（74.9） | 45（16.9） | 17（6.4） | 2（0.7） | 3（1.1） | 267 |
| 総計 | 629 | 234 | 90 | 19 | 24 | 995 |

腫瘍径において，大きいほど過形成である比率が増えるものの，一定の傾向は認められなかった．

濾胞癌，広汎浸潤型濾胞癌に特化しても一定の傾向はなかった．

3) 超音波検査所見（単発性・嚢胞変性）
①単発性

| 病理診断 / 単発性 | no | yes |
|---|---|---|
| 腺腫様甲状腺腫（$n=639$） | 411（65.3%） | 218（34.7%） |
| 濾胞腺腫（$n=234$） | 113（48.3%） | 121（51.7%） |
| 濾胞癌（$n=107$） | 51（47.7%） | 56（52.3%） |
| 　微少浸潤型（$n=89$） | 38（42.7%） | 51（57.3%） |
| 　広汎浸潤型（$n=18$） | 13（72.2%） | 5（27.8%） |

②嚢胞性

| 病理診断 / 嚢胞性 | 0 | < 20 | 20 < |
|---|---|---|---|
| 腺腫様甲状腺腫（$n=639$） | 280（44.5%） | 299（47.6%） | 50（7.9%） |
| 濾胞腺腫（$n=234$） | 169（72.2%） | 63（26.9%） | 2（0.9%） |
| 濾胞癌（$n=107$） | 79（73.8%） | 25（23.4%） | 3（2.8%） |
| 　微少浸潤型（$n=89$） | 65（73%） | 22（24.7%） | 2（2.3%） |
| 　広汎浸潤型（$n=18$） | 14（77.8%） | 3（16.7%） | 1（5.5%） |

## ❸ 野口病院

### a. 野口病院 2009 年手術症例の内訳

1) 手術症例 1,393 例（術前術中診断による分類）

| 疾病名 | 手術症例数 | % |
|---|---|---|
| 甲状腺悪性腫瘍 | 686 | 49.0 |
| 甲状腺良性腫瘍 | 282 | 20.1 |
| バセドウ病 | 220 | 15.7 |
| 副甲状腺機能亢進症 | 51 | 3.6 |
| 縦隔腫瘍 | 6 | 0.4 |
| 耳鼻咽喉科疾患他 | 114 | 8.1 |
| その他 | 42 | 3.0 |
| 計 | 1401 | 100.0 |

2) 甲状腺悪性腫瘍の病理組織型（術前術中良性で術後病理にて悪性の症例を含む）

| 病理組織診断 | 手術症例数 | % |
|---|---|---|
| 乳頭癌 | 600 | 81.1 |
| 濾胞癌 | 23 | 3.1 |
| 髄様癌 | 8 | 1.1 |
| 未分化癌 | 3 | 0.4 |
| 悪性リンパ腫 | 12 | 1.6 |
| リンパ節転移などの転移 | 90 | 12.2 |
| その他 | 3 | 0.4 |
| 計 | 740 | 100.0 |

## b. 2007年度 超音波での腫瘍最大径3cm以上の単発性結節性病変の検討

2007年4月から2008年3月に当院初診で超音波検査を行った症例のうち，超音波での腫瘍最大径が3cm以上の乳頭癌を除く単発性結節性病変を指摘された366例を後ろ向きに検討した．

性別は男性56例，女性310例で年齢は10〜91歳で平均53.7歳．

### 1）術前超音波による診断

| 超音波診断 | 症例数 | % |
| --- | --- | --- |
| 腺腫様結節 | 196 | 53.6 |
| 濾胞腺腫 | 123 | 33.6 |
| 嚢胞 | 41 | 11.2 |
| 濾胞癌 | 2 | 0.5 |
| 他の悪性腫瘍疑い | 4 | 1.1 |
| 計 | 366 | 100.0 |

### 2）穿刺吸引細胞診による診断

| 穿刺吸引細胞診診断 | 症例数 | % |
| --- | --- | --- |
| 良性 | 353 | 96.4 |
| 鑑別困難（濾胞癌可能性） | 1 | 0.3 |
| 悪性（濾胞癌） | 1 | 0.3 |
| 検体不適性 | 11 | 3.0 |
| 計 | 366 | 100.0 |

野口病院での良性結節性病変の手術適応は原則，①気管・食道の圧排所見のあるもの，②機能性結節，③腫瘍が縦隔に進展，④腫瘍径が大きいあるいは増大傾向，⑤悪性が否定できない，⑥美容上の問題や患者の希望，である．

### 3）単発性結節性病変の腫瘍径別にみた手術群と経過観察群の比較

| 超音波計測による腫瘍最大径 | 手術群症例数 | 経過観察群症例数 | 手術症例数÷経過観察症例数 | 計 |
| --- | --- | --- | --- | --- |
| 30〜39mm | 69 | 143 | 0.48 | 212 |
| 40〜49mm | 47 | 25 | 1.88 | 72 |
| 50〜59mm | 32 | 12 | 2.67 | 44 |
| 60mm以上 | 31 | 7 | 4.43 | 38 |
| 計 | 179 | 187 | 0.96 | 366 |

術前診断は，超音波検査（カラードプラ法），穿刺吸引細胞診を基本にシンチグラフィ，血清Tg値などを加味して総合的に診断を行った．

治療方針の決定はこれらの結果をもとに患者の希望を最優先に考えて行い，179例で手術が施行され，187例が経過観察となった．

4）単発性結節性病変 187 例の病理組織学的診断

| 病理組織学的診断 | 症例数 | % |
|---|---|---|
| 濾胞腺腫 | 121 | 67.6 |
| 腺腫様結節 | 44 | 24.6 |
| 嚢胞 | 3 | 1.7 |
| 濾胞癌 | 10 | 5.6 |
| その他 | 1 | 0.6 |
| 計 | 179 | 100.0 |

病理組織学診断では，濾胞癌は 10 例（5.6％）であった．濾胞癌の標本での計測による腫瘍径は 40.1±14.1 mm（22～68 mm），微少浸潤型 8 例，広汎浸潤型 2 例（30 mm，46 mm）であった．

5）術前超音波診断と病理組織診断の関係（図 1）

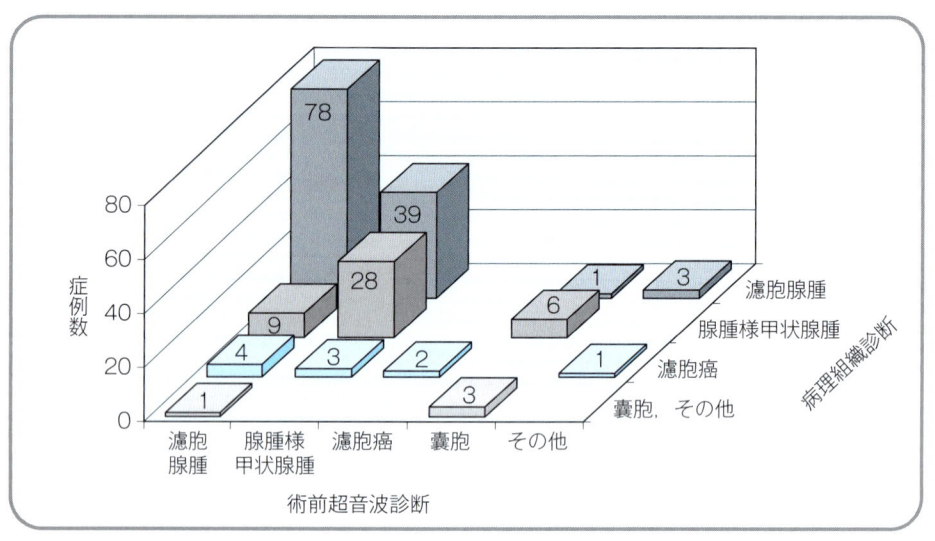

図 1

術前超音波で濾胞腺腫と診断した 92 例中 78 例（85％）は病理診断で濾胞腺腫であったが，濾胞癌は 4 例（4％）に認めた．術前超音波で腺腫様結節と診断した 70 例中 3 例（4％）は病理診断にて濾胞癌であった．術前超音波で濾胞癌と診断した 2 例はいずれも病理診断にて濾胞癌であった．

術前穿刺吸引細胞診で濾胞癌と診断した 1 例は病理診断にて濾胞癌であったが，鑑別困難（濾胞癌可能性）と診断した 1 例は病理診断にて濾胞腺腫であった．

術前遠隔転移を有する症例はなく，術前超音波と穿刺吸引細胞診より濾胞癌を疑い得た症例は濾胞癌 10 例中 3 例のみ．

c. 2007 年度 超音波での腫瘍最大径 2.0～2.9 cm の単発性結節性病変の検討

2007 年 4 月から 2008 年 3 月に当院初診で超音波検査を行った症例のうち，超音波での腫瘍最大径が 2.0～2.9 cm の乳頭癌を除く単発性結節性病変を指摘された 289 例を後ろ向き

に検討した．性別は男性 34 例，女性 255 例で年齢は平均 57.1±15.6 歳．

67 例で手術が施行され，222 例が経過観察となった（手術症例数÷経過観察症例数＝0.30）．

| 病理組織学的診断 | 症例数 | % |
|---|---|---|
| 濾胞腺腫 | 34 | 50.7 |
| 腺腫様結節 | 25 | 37.3 |
| 濾胞癌 | 3 | 4.4 |
| その他 | 5 | 7.5 |
| 計 | 67 | 100.0 |

病理組織学診断では，濾胞癌は 3 例（4.4％）であり，30 mm 以上と比べて濾胞癌の発見される割合に有意差はない．3 例とも微少浸潤型であった．

## ❹ がん研有明病院頭頸科（癌専門施設）

### a. 2005〜2008 年　全手術症例の内訳（再発・二次例を含む）

|  | n | % |
|---|---|---|
| 甲状腺悪性腫瘍 | 578 | 86.5 |
| 甲状腺良性腫瘍 | 68 | 10.2 |
| バセドウ病 | 2 | 0.3 |
| 副甲状腺機能亢進症 | 18 | 2.7 |
| その他 | 2 | 0.3 |
| 計 | 668 |  |

癌専門病院の特性として，悪性腫瘍の占める割合が高く，良性腫瘍の手術は 10.2％にとどまっていた．

### b. 2005〜2008 年　甲状腺悪性腫瘍初取扱い例の病理組織型

|  | n | % |
|---|---|---|
| 乳頭癌 | 409 | 83.6 |
| 濾胞癌 | 30 | 6.1 |
| 髄様癌 | 11 | 2.2 |
| 未分化癌 | 37 | 7.6 |
| その他 | 2 | 0.4 |
| 計 | 489 |  |

再発・二次例は除く．
未分化癌には，非手術例を含む．
無症候性微小乳頭癌で非手術経過観察を選択した症例は含まない．
悪性リンパ腫は原則，化学療法科で治療されるため含まない．

濾胞癌は全症例の 6.1％を占めた．非手術例を含むとはいえ，未分化癌の頻度が異様に高い．

### c. 2005〜2008年 手術した乳頭癌の術前診断（偶発癌を除く）
1）超音波診断

| 超音波診断 | n | % |
| --- | --- | --- |
| 癌 | 385 | 97.2 |
| 癌疑い | 2 | 0.5 |
| 境界 | 5 | 1.3 |
| 良性 | 4 | 1.0 |
| 施行せず | 2 | — |
| 計 | 398 | |

2）穿刺吸引細胞診

| 穿刺吸引細胞診 | n | % |
| --- | --- | --- |
| 癌 | 344 | 92.4 |
| 癌疑い | 16 | 4.0 |
| 鑑別困難 | 5 | 1.3 |
| 良性 | 5 | 1.3 |
| 判定不能 | 2 | 0.5 |
| 施行せず | 26 | — |
| 計 | 398 | |

3）総合診断

| 癌 | 癌疑い | 良性 |
| --- | --- | --- |
| 382 (96.0%) | 10 (2.5%) | 6 (1.5%) |

　乳頭癌の診断成績は良好で，超音波と穿刺吸引細胞診を合わせると，98％以上の正診率であった．

### d. 2005〜2008年 手術した濾胞癌の術前診断（M1症例9例30％は除く）
1）超音波診断

| 超音波診断 | n | % |
| --- | --- | --- |
| 癌 | 1 | 5.3 |
| 癌疑い | 6 | 31.6 |
| 境界 | 2 | 10.5 |
| 良性 | 10 | 52.6 |
| 施行せず | 2 | — |
| 計 | 21 | |

2）穿刺吸引細胞診

| 穿刺吸引細胞診 | n | % |
| --- | --- | --- |
| 癌 | 1 | 6.7 |
| 癌疑い | 0 | 0 |
| 鑑別困難 | 4 | 26.7 |
| 良性 | 10 | 66.7 |
| 判定不能 | 0 | 0 |
| 施行せず | 6 | — |
| 計 | 21 | |

3）総合診断

| 癌 | 癌疑い | 良性 |
|---|---|---|
| 2（9.5%） | 8（38.1%） | 11（52.4%） |

　当院の濾胞癌はM1症例が30%と非常に多く，それを除くと，術前診断の正診率は低い．広汎浸潤型やリンパ節転移陽性例では主に超音波検査により癌を疑うことができていた．
　穿刺吸引細胞診では濾胞性腫瘍を良性寄りに診断しているケースが目立った．

### e. 手術した良性結節の術前診断（腺腫11例，腺腫様甲状腺腫57例）

1）超音波診断

| 超音波診断 | n | % |
|---|---|---|
| 癌 | 0 | 0 |
| 癌疑い | 4 | 5.9 |
| 境界 | 7 | 10.3 |
| 良性 | 57 | 83.8 |
| 施行せず | 0 | — |
| 計 | 68 | |

2）穿刺吸引細胞診

| 穿刺吸引細胞診 | n | % |
|---|---|---|
| 癌 | 4 | 8.2 |
| 癌疑い | 1 | 2.0 |
| 鑑別困難 | 9 | 18.4 |
| 良性 | 31 | 63.3 |
| 判定不能 | 4 | 8.2 |
| 施行せず | 19 | — |
| 計 | 68 | |

3）総合診断

| 良性 | 良性疑い | 悪性（疑い） |
|---|---|---|
| 48（70.6%） | 13（19.1%） | 7（10.3%） |

　偽陽性症例には炎症性（梗塞性）の結節（1例は反回神経麻痺あり），well-differentiated tumor, unknown malignant potentialに相当する穿刺吸引細胞診陽性例などがあった．

### f. 手術された濾胞性病変の種類と超音波診断

| 超音波診断 | 腺腫様甲状腺腫 | 腺腫 | 微少浸潤型濾胞癌 M0 | 微少浸潤型濾胞癌 M1 | 広汎浸潤型濾胞癌 M0 | 広汎浸潤型濾胞癌 M1 |
|---|---|---|---|---|---|---|
| 悪性 | 0 | 0 | 0 | 0 | 1 | 7 |
| 悪性の疑い | 1 | 3 | 3 | 0 | 3 | 1 |
| 境界 | 4 | 3 | 1 | 0 | 1 | 0 |
| 良性 | 52 | 5 | 7 | 0 | 3 | 0 |
| 計 | 57 | 11 | 11 | 0 | 8 | 8 |

超音波診断にて境界以上の病変における濾胞癌率は 17/28 = 68%，M1 を除くと 9/20 = 45%．

濾胞癌のうち超音波で境界以上と診断し得たのは 17/27 = 63%，M1 を除くと 9/19 = 47%．

境界以上でも他検査（肺 CT や骨シンチなどによる遠隔転移の除外）の結果をみて手術していない症例あり．

### g. 手術された濾胞性病変の種類と穿刺吸引細胞診

| 穿刺吸引細胞診 | 腺腫様甲状腺腫 | 腺腫 | 微少浸潤型濾胞癌 M0 | 微少浸潤型濾胞癌 M1 | 広汎浸潤型濾胞癌 M0 | 広汎浸潤型濾胞癌 M1 |
|---|---|---|---|---|---|---|
| 悪性 | 1 | 3 | 0 | 0 | 1 | 1 |
| 悪性の疑い | 1 | 0 | 0 | 0 | 0 | 0 |
| 鑑別困難 | 7 | 2 | 2 | 0 | 2 | 4 |
| 良性 | 26 | 3 | 6 | 0 | 4 | 0 |
| 判定不能 | 4 | 0 | 0 | 0 | 0 | 0 |
| 計 | 39 | 8 | 8 | 0 | 8 | 5 |

濾胞癌のうち穿刺吸引細胞診で鑑別困難以上と診断されたのは 11/21 = 52%，M1 を除くと 6/16 = 38%．

良性のうち，悪性の疑い以上のケースはすべて乳頭癌の疑い．

### h. 手術された濾胞性病変の種類と臨床的因子

|  | 腺腫様甲状腺腫 | 腺腫 | 微少浸潤型濾胞癌 | 広汎浸潤型濾胞癌 M0 | 広汎浸潤型濾胞癌 M1 | 良・悪性間 p |
|---|---|---|---|---|---|---|
| 男性：女性 | 12：45 | 5：6 | 1：11 | 5：4 | 4：5 | NS |
| 年齢 | 56 ± 14 | 46 ± 13 | 60 ± 15 | 53 ± 20 | 60 ± 7 | NS |
| 腫瘍径（mm） | 56 ± 24 | 40 ± 16 | 42 ± 21 | 53 ± 25 | 44 ± 32 | NS |
| Tg（ng/mL） | 599 ± 1022 | 353 ± 353 | 1561 ± 3646 | 5474 ± 14838 | 19697 ± 25702 | < 0.05 |
| TSH（μU/mL） | 1.07 ± 0.94 | 2.21 ± 2.09 | 1.04 ± 0.51 | 0.91 ± 0.44 | 0.75 ± 0.49 | NS |
| 橋本病 無：有 | 41：16 | 8：3 | 8：4 | 9：0 | 7：2 | NS |
| 増大傾向 無：有 | 51：6 | 11：0 | 10：2 | 8：1 | 9：0 | NS |
| 甲状腺癌家族歴 無：有 | 54：3 | 10：1 | 12：0 | 9：0 | 9：0 | NS |
| 単発：多発 | 14：43 | 9：2 | 4：8 | 6：3 | 4：5 | NS |
| 触診 良性：悪性の疑い | 51：6 | 6：5 | 10：2 | 3：6 | 0：9 | < 0.05 |
| 超音波 良性：境界以上 | 52：5 | 5：6 | 7：4 | 3：5 | 0：8 | < 0.05 |
| 穿刺吸引細胞診 良性：境界以上 | 30：9 | 5：5 | 6：2 | 4：3 | 0：5 | NS |

Tg，触診所見，超音波検査所見が有意差あり．M1 を除外しても，有意差は残る結果に．

### i. 非手術例を含む検討（2008年杉谷初診甲状腺濾胞性病変患者）

乳頭癌，未分化癌，髄様癌などと診断された症例は除く．
微小結節（超音波上の最大腫瘍径≦1cm）は除く．

#### 1）総数

| | 非手術例 | 手術例 | | | 計 |
| --- | --- | --- | --- | --- | --- |
| | | 腺腫様甲状腺腫（AG） | 濾胞腺腫（Ad） | 濾胞癌（FTC） | |
| | 99 | 8 | 5 | 4 | |
| 計 | 99（85%） | 17（15%） | | | 116 |

#### 2）超音波診断

| 超音波診断 | n | 非手術 | 手術 | AG | 濾胞腺腫 | 濾胞癌 | 濾胞癌率 | オッズ比 |
| --- | --- | --- | --- | --- | --- | --- | --- | --- |
| 悪性 | 0 | 0 | 0 | 0 | 0 | 0 | | |
| 悪性の疑い | 8 | 6 | 2 | 0 | 1 | 1 | 13.6% | 12.4 |
| 境界 | 14 | 7 | 7 | 2 | 3 | 2 | | |
| 良性 | 94 | 86 | 8 | 6 | 1 | 1 | 1.1% | |

#### 3）穿刺吸引細胞診

| 穿刺吸引細胞診 | n | 非手術 | 手術 | AG | 濾胞腺腫 | 濾胞癌 | 濾胞癌率 | オッズ比 |
| --- | --- | --- | --- | --- | --- | --- | --- | --- |
| 悪性 | 2 | 0 | 2 | 0 | 2 | 0 | | |
| 悪性の疑い | 0 | 0 | 0 | 0 | 0 | 0 | 10.0% | 5.0 |
| 鑑別困難 | 8 | 5 | 3 | 0 | 2 | 1 | | |
| 良性 | 46 | 39 | 7 | 5 | 1 | 1 | 2.0% | |
| 判定不能 | 5 | 3 | 2 | 2 | 0 | 0 | | |
| 施行せず | 55 | 52 | 3 | 1 | 0 | 2 | | |

#### 4）Tg（ng/mL）

| Tg | n | 非手術 | 手術 | AG | 濾胞腺腫 | 濾胞癌 | 濾胞癌率 | オッズ比 |
| --- | --- | --- | --- | --- | --- | --- | --- | --- |
| ≧1,000 | 5 | 2 | 3 | 0 | 1 | 2 | 40.0% | 21.1 |
| <1,000 | 108 | 94 | 14 | 8 | 4 | 2 | 1.9% | |

#### 5）腫瘍径

| 腫瘍径 | n | 非手術 | 手術 | AG | 濾胞腺腫 | 濾胞癌 | 濾胞癌率 | オッズ比 |
| --- | --- | --- | --- | --- | --- | --- | --- | --- |
| ≧4cm | 26 | 17 | 9 | 5 | 2 | 2 | 7.7% | 3.5 |
| <4cm | 90 | 82 | 8 | 3 | 3 | 2 | 2.2% | |

　非手術例を仮にすべて良性と仮定すると，超音波検査で境界以上，穿刺吸引細胞診で鑑別困難以上，Tg 1,000 ng/mL以上，腫瘍径4cm以上の症例で，濾胞癌率が高い．
　ただし，これらの条件に該当する症例がすべて手術されているわけではなく，超音波で悪性を疑われたケース（乳頭癌疑いのケースが多い）や穿刺吸引細胞診で濾胞性腫瘍が疑われた場合でも，総合的診断により良性の可能性が高いと判断した場合には，経過観察を勧める場合がある．

濾胞癌の可能性が否定できない場合でも，肺CTや骨シンチグラフィ，PETなどを行って遠隔転移が明らかでない場合には経過観察としているケースもある．

また，Tg値や腫瘍径（のみ）による手術適応決定は行っておらず，総合的に良性と判断した場合には，腫瘍径が大きい場合や縦隔進展している場合などでも，特に患者が希望しないかぎり手術は勧めていない．

逆に術前診断によって，腺腫様甲状腺腫と考えられた場合でも，増大傾向，圧迫症状などから患者が手術を希望したものについては手術を行っている．また，機能性結節は原則的に手術適応としている．

以上のような状況から考えて，非手術例のなかに濾胞癌が含まれている可能性は否定できない．

非手術経過観察とした濾胞性病変の実数把握は困難であるが，1993年の筆者の赴任以降，1,000例を超えると推定される．

うち，4例が痛恨の症例．

①遠隔転移発生2例

[症例1] 59歳女性，超音波診断　良性（2.0 cm，一部嚢胞性，多発），穿刺吸引細胞診　良性，Tg 250 ng/mL．6年後，大腿骨転移（Tg 5,300 ng/mL）

[症例2] 45歳女性，超音波診断　境界（2.0 cm，充実性，単発），穿刺吸引細胞診　良性，Tg 2,500 ng/mL．4年後　大腿骨転移（Tg 4,000 ng/mL）

②未分化転化2例

[症例3] 66歳男性，超音波診断　濾胞癌（4.0 cm，充実性），穿刺吸引細胞診　良性，特発性血小板減少性紫斑病あり手術勧めず．6年後，未分化転化

[症例4] 56歳女性，超音波診断　良性（2.5 cm，半ば嚢胞性，多発），穿刺吸引細胞診せず．1年後，未分化転化．手術標本中に濾胞型乳頭癌の成分あり

4例とも，6ヵ月～1年ごとの経過観察を勧めていたが，症例4を除き，受診が途絶えていた．

ほかに濾胞腺腫を疑って手術を行い，病理検査により，腺腫様甲状腺腫と診断された1例がのちに遠隔転移を生じた．

## ❺ 名古屋大学医学部附属病院乳腺・内分泌外科

　名大病院の甲状腺手術件数は隈病院，伊藤病院，野口病院と比較すると桁違いに少ない．もともと甲状腺疾患で受診する数が少ないことに加え，1年間に可能な手術件数に上限があり限られた枠内でどのような疾患を手術対象とするか選択しなければいけないため，手術適応に医学的理由以外のバイアスがかかる．そのため手術件数，病理結果などを算出しても参考にならないと考え，最近の手術件数は簡単なデータにとどめ，その代わり過去の症例をできるだけ掘り起こしたものを提示する．

### a. 最近の甲状腺手術件数

|  | 良性甲状腺腫 | バセドウ病 | 甲状腺癌 |
|---|---|---|---|
| 2007年 | 3 | 3 | 47 |
| 2008年 | 3 | 5 | 46 |

　乳腺・内分泌外科として診療しているため，最近は乳癌症例の増加に伴い，そのぶん甲状腺良性疾患の手術件数を減らさなくてはいけなくなっている．

　良性甲状腺腫の最終病理診断によると，2007年と2008年の6例のうち濾胞腺腫は2例であった．同じ期間の濾胞癌は1例．良性甲状腺腫，バセドウ病の術式はほとんどが甲状腺全摘術で，甲状腺腫が大きく圧迫症状の治療目的の手術であった．小さい濾胞性腫瘍で確定診断を目的とする手術は皆無だった．

　濾胞性腫瘍で確定診断をかねて葉切除術を行う症例は他院へ紹介しており，そのなかに術後病理で微少浸潤型濾胞癌と診断された症例が散見された．

### b. 過去の濾胞性腫瘍について

　30年間の濾胞性腫瘍と考えられる症例のうち，濾胞癌と診断されたものについて，現時点で把握できる情報をまとめてみた．

#### 1）濾胞性腫瘍の選び方

　カルテ記録によると1970年代ころまでは結節性甲状腺腫という術前診断だけで手術が行われた症例が多く，術中に良性と判断されたものの術式は核出術が多かった．この場合の病理診断は腺腫となっており，濾胞腺腫なのか腺腫様甲状腺腫かの判断は難しい．1980年ころからなるべく核出術は行わず周囲の非腫瘍部も切除する葉切除術を行う方針に変更されたため，腺腫様甲状腺腫という病理診断名が多くなっていた．これ以降の濾胞腺腫という診断はおそらく正しいと考え，記録がはっきりしている1978年以降の症例を対象とし，術式が葉切除術以上で，永久病理診断が濾胞腺腫あるいは濾胞癌であったものを選んだ．術前診断は時期により画像診断の精度が大きく異なるので，濾胞性腫瘍を疑って手術されたものが母数ではない．あくまで術後の永久病理診断と術式のみで選択した．

　手術当時の病理診断で濾胞癌と診断されていたものは33例あり，この33例を当院病理医にWHOの基準で改めて見直してもらった．手術当時濾胞癌と診断されていた33例中，見直しにより，濾胞型乳頭癌，低分化癌，濾胞腺腫と診断が訂正されたものが7例あった．

さらに手術当時の診断は濾胞癌というだけで広汎浸潤型や微少浸潤型の記載がなかったため，今回濾胞癌と診断された26例を原発巣で広汎浸潤型濾胞癌と微少浸潤型濾胞癌に分類してもらった．26例中6例は初回手術が他院で行われ，遠隔転移が生じて当院で残存甲状腺全摘術を行った症例のため原発巣の評価はできなかった．同じ時期に濾胞腺腫と診断されたものは304例だった．

名古屋大学　1978年～2008年　濾胞性腫瘍330例

| | 濾胞癌 ||||||| 濾胞腺腫 |
|---|---|---|---|---|---|---|---|
| | 26例（7.8%） ||||||| 304例（92.1%） |
| 原発巣 | 不明 | 微少浸潤型 |||広汎浸潤型 || 再発なし（大部分は不明） |
| | 6 (1.8%) | 18 (5.5%) |||2 (0.6%) || |
| | 再発あり | 再発なし（不明含む） | 初回Op時転移あり | 後日再発あり | 初回Op時転移あり | 後日再発あり | |
| | 6 (4) | 14 (0) | 2 (0) | 2 (1) | 1 (1) | 1 (1) | 304 (?) |

括弧内は死亡数

　濾胞癌26例のうち初回手術が他院で行われた6例の初回術式はすべて葉切除術で，初回手術後4年から26年後に遠隔転移がみつかったため大量 $^{131}$I 内用療法を目的として残存甲状腺全摘術を当院で行った．6例のうち5例に残存甲状腺内に濾胞癌の病巣があり，そのうち1例は広汎浸潤型で残り4例は微少浸潤型の所見であった．微少浸潤型の4例はいずれも1cm以下の病巣だった．遠隔転移病巣が，初回手術時に切除された腫瘍が遠隔転移したのか，残存甲状腺内の濾胞癌が遠隔転移したのかはわからない．残存甲状腺内に濾胞癌を認めない1例にも残存甲状腺内に濾胞腺腫レベルの病変が複数存在した．これら6例のうち4例は原病死していた．

　初回手術の原発巣が濾胞癌と確認できた20例のうち微少浸潤型と診断されたものは18例だった．再発を認めていない症例は14例で，2例は初回手術時から遠隔転移を認めた．初回手術時に転移はなかったものの，後日再発・転移を認めた微少浸潤型の症例は2例で，このうち1例が原病死した．初回手術の原発巣が広汎浸潤型と診断されたものは2例だった．1例は初回手術時にすでに遠隔転移があった．他の1例は後日再発を認め，2例とも原病死していた．

　濾胞腺腫と診断されていた304例については経過観察がされていないので，このうち何例に転移がみつかり濾胞癌と診断が変更になったものがあるかは不明である．また，微少浸潤型と診断され再発なしと判断したなかに古い症例で経過観察が途中から不明となっているものもあり，再発を把握できていない可能性もある．

### 2）今回のデータからの考察

　濾胞腺腫と濾胞癌を合わせた濾胞性腫瘍の最終病理診断で濾胞癌は10%未満であった．このうち広汎浸潤型は濾胞性腫瘍全体に占める割合は1%程度であった．広汎浸潤型の予後は悪かった．微少浸潤型で転移・再発するものは，20例中初回手術時に転移を認めた2例と，初回手術後に再発した2例の4例なので，当院のデータからの推測では20%程度となる．広汎浸潤型と微少浸潤型を合わせても，転移・再発した濾胞癌症例は，濾胞癌と病理診断された症例の30%くらいである．濾胞癌は濾胞性腫瘍の10%未満なので，濾胞性腫瘍全体に占める生命を脅かす濾胞性腫瘍は数%と推察される．遠隔転移が判明してから残

存甲状腺全摘術となった6例に関しては，初回手術時の病理診断は確認できていないが良性と告知されていたものが多い．6例の母数となる濾胞腺腫の手術件数はまったく不明だが，当院が愛知県内で唯一の大量$^{131}$I内用療法可能施設なので，愛知県内で遠隔転移が確認された甲状腺濾胞癌はコンサルトされる可能性が高い．30年間での濾胞腺腫の愛知県内での手術件数を考えると，遠隔転移をきたす濾胞癌はおそらく非常に低い頻度（1％以下？）と推測される．再発していない微少浸潤型と，濾胞腺腫を足した95％以上は手術により治癒するが，95％のうちのごく少数（1％以下？）は再発・転移が判明して濾胞癌と診断が変更になる可能性がある．濾胞性腫瘍の手術適応基準をゆるくすると，良性の占める割合が高くなり悪性の占める割合が減少すると考えられる．

　濾胞性腫瘍で手術を勧めるのは，良性悪性の診断がつかないためだが，濾胞性腫瘍のなかで生命をおびやかす濾胞癌（広汎浸潤型と微少浸潤型で再発してくるもの）は，多く見積もって5％程度と推測する．広汎浸潤型と転移のある微少浸潤型は明らかに悪性と術前診断可能のことが多いため，良性悪性の鑑別が難しい濾胞性腫瘍で再発するものは5％よりかなり少ないと考えられる．

　この5％を多いと考えれば，全例に手術を勧めることになる．また，手術したおかげで治った患者がたくさんおり95％が再発していないのだと考えれば積極的に手術を勧めることとなる．逆に，95％は良性という数字を重要視すれば手術より経過観察を積極的に勧めることとなる．実際の対処は医師個人の考えにより異なるのでどれが正しいとは言えないが，手術治療を勧める場合は，手術に伴うリスクも説明すべきである．

# VII
# 海外のガイドラインについて

## ❶ 海外の甲状腺結節取扱いガイドラインの状況

　甲状腺結節に関する海外の主なガイドラインは，3つあげられる．米国甲状腺学会（ATA）からのもの[1]，米国臨床内分泌医会（AACE），イタリア臨床内分泌学会（AME），欧州甲状腺学会（ETA）の3つの学会が共同で出しているもの[2]，National Comprehensive Cancer Network（NCCN）から出ているもの[3] である．それぞれのタイトルが，Management Guidelines for Patients with Thyroid Nodules and Differentiated Thyroid Cancer，Medical Guidelines for Clinical Practice for the Diagnosis and Management of Thyroid Nodules，guidelines version 1 2011 Thyroid Cancer であるように，本ガイドラインの目的である甲状腺結節を見たときの診断および治療の進め方が中心に書かれているのは，AACE/AME/ETA のガイドラインであり，米国甲状腺学会のガイドラインは甲状腺結節も記述されているが多くは甲状腺癌に対して，NCCN はほとんど甲状腺癌の治療に関するものとなっている．

　海外のガイドラインも本ガイドラインもこれまでに発表されたエビデンスに基づいて作成されているので当然共通するところは多いが，日本人と欧米人の甲状腺結節の違いに起因するためか，いくつかの相違点がみられる．これらのガイドラインに加えて，2008 年にベセスダ診断システムが発表された[4,5]．甲状腺結節の取扱いにおいて今後世界的に重要な位置を占めていくことが予想される．ベセスダ診断システムについては，Ⅱ-3-C「穿刺吸引細胞診分類について」で記述されているので，ここでは上記3つの主要なガイドラインを紹介する．

## ❷ 主なガイドラインの紹介

　日本人と欧米人では甲状腺結節の性質が必ずしも同一ではない．海外の結節に関するガイドラインや論文を読む際はその点に注意する必要がある（Ⅰ-2「甲状腺結節性病変の疫学」参照）．日本人と欧米人における甲状腺結節の相違点のひとつは，甲状腺癌の組織型別頻度の相違で，欧米では濾胞癌の頻度が高いのに比較して，わが国では乳頭癌の比率が高い．このことが，細胞診で鑑別困難と出た場合の結節の取扱いの違いに関係している可能性がある．また，欧米では髄様癌の頻度がわが国より高い．このことが甲状腺結節に対するスクリーニングとしてのカルシトニン測定の推奨度に違いをもたらしている一因であろう．2つめの相違点として，機能性甲状腺結節（プランマー病）の頻度があげられる．米国（2〜22%）や欧州内陸部（20〜44%）に比し，わが国では非常に低い（0.5〜0.7%）．このことが，日本に比べ米国では甲状腺結節に対する甲状腺シンチグラフィの適応が広くなっている理由かもしれない．

　以下，結節の取扱い方について，本ガイドラインとの違いがみられる部分を中心に3つの主要なガイドラインを簡単に紹介する．

## ▼ 米国甲状腺学会（ATA）ガイドライン [1]

Cooper DS et al：Revised American Thyroid Association management guidelines for patients with thyroid nodules and differentiated thyroid cancer. Thyroid 2009；**19**：1167-1214

米国甲状腺学会から2009年に発表された甲状腺結節および甲状腺分化癌の取扱いガイドラインである．全編48ページにわたるものであるが，大きくThyroid Nodule Guidelines, Differentiated Thyroid Cancer（DTC）：Initial Management Guidelines, DTC：Long-Term Managementの3部に分かれており，本ガイドラインの狙いである甲状腺結節の取扱いについては，10ページ程度で癌の治療に関する記載が多い．このガイドラインにおける結節の取扱いの手順を説明する（図1）．

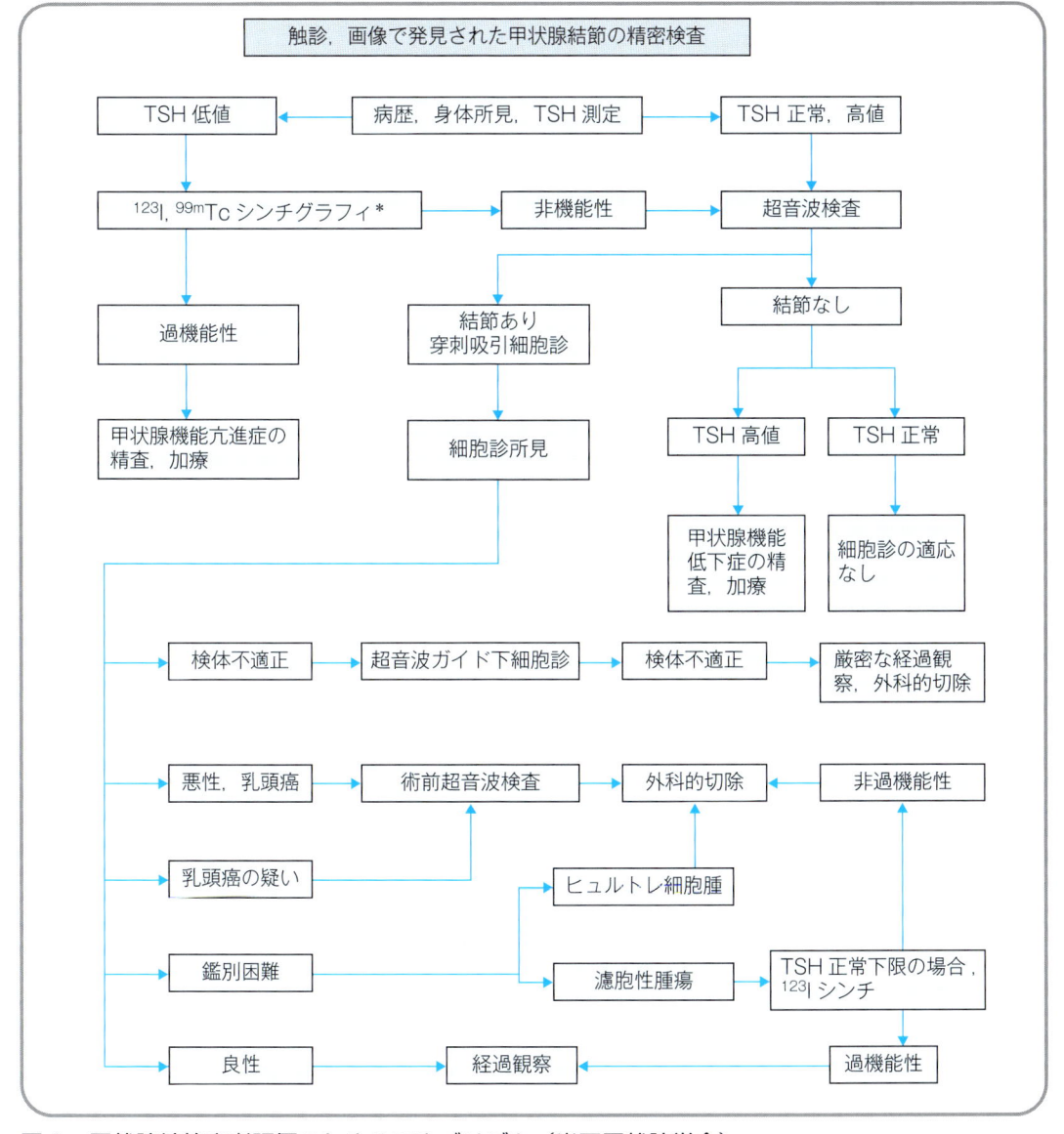

**図1 甲状腺結節患者評価のためのアルゴリズム（米国甲状腺学会）**
*取り込みが均一でない場合，囊腫の合併の有無を評価するために超音波検査を行う

表1 穿刺吸引細胞診の適応（米国甲状腺学会）

| 結節の超音波所見あるいは臨床的特徴 | 細胞診が推奨される結節の大きさ |
|---|---|
| 高リスク病歴[a] | |
| 悪性を疑う超音波所見のある結節[b] | ＞5mm，推奨グレードA |
| 悪性を疑う超音波所見のない結節[b] | ＞5mm，推奨グレードI |
| 異常な頸部リンパ節腫脹 | 全例[c]，推奨グレードA |
| 結節内に微細石灰化が存在 | ≧1cm，推奨グレードB |
| 充実性結節 | |
| ＋低エコー | ＞1cm，推奨グレードB |
| ＋等エコー，高エコー | ≧1～1.5cm，推奨グレードC |
| 充実，囊腫性 | |
| 悪性を疑う超音波所見がある[b] | ≧1.5～2.0cm，推奨グレードB |
| 悪性を疑う超音波所見がない | ≧2.0cm，推奨グレードC |
| 海綿状結節 | ≧2.0cm[d]，推奨グレードC |
| 純粋なシスト | 細胞診適応なし[e]，推奨グレードE |

[a] 高リスク病歴；1親等内に1人以上の甲状腺癌患者の存在，小児期の外部照射，小児期，思春期の電離放射線曝露，甲状腺癌のための片葉切除術後，PETスキャン上 [18]FDG 親和性がある，MEN2/FMTC に関連した RET 原遺伝子変異，カルシトニン値＞100pg/mL，多発性内分泌腫瘍，家族性甲状腺髄様癌
[b] 悪性を疑う所見；微細石灰化，低エコー，血流豊富，境界不明瞭，縦横比大
[c] 甲状腺結節の代わりに異常なリンパ節に細胞診を行ってもよい
[d] 細胞診を行わずに超音波による経過観察も可能
[e] 治療的穿刺を施行しない場合

①最初に TSH を測定し，TSH が低値であれば，放射性ヨウ素あるいはテクネシウムによるシンチグラフィを行う．甲状腺機能亢進状態にあれば，機能亢進に対する治療を行い，結節が機能性であれば，それ以上結節については細胞診などの評価を行わない．機能性結節は悪性の可能性はほとんどないという考えが基本にある．TSH が正常ないし高値，あるいは結節が非機能性の場合，細胞診を行う．細胞診の適応基準は本ガイドラインよりやや広い（表1）．

②細胞診の結果は，検体不適正，良性，鑑別困難，悪性の疑い，悪性に分けられている．検体不適正，良性，悪性の疑い，悪性が出た場合の治療方針は本ガイドラインと大差はないが，鑑別困難については大きく異なる．

③鑑別困難は，濾胞性腫瘍あるいは好酸性細胞腫瘍と報告される場合と，細胞異型あるいは意義不明の濾胞性病変と報告される場合があり，悪性のリスクは，前者で20～30％，後者で5～10％である．細胞診で鑑別困難と出た場合，TSH が正常でも低値であれば [123]I 甲状腺シンチグラフィを施行する．結節が機能性であれば経過観察とし，機能性でなければすべて半葉切除術を推奨している．これは，細胞診で鑑別困難の場合は組織診断しか確定診断はできないためである．超音波検査所見などから悪性が疑われる場合は，最初から全摘術を行う．

④髄様癌のスクリーニングに血清カルシトニンを測定することに関しては，現在米国ではペンタガストリンが入手できないこともあり，全例に測定することは賛成も反対もしないという立場をとっている．積極的に測定を推奨している欧州とは異なっている[6]．

### ▼ 米国臨床内分泌医会(AACE)/イタリア臨床内分泌学会(AME)/欧州甲状腺学会(ETA)ガイドライン[2]

Gharib H et al；AACE/AME/ETA Task Force on Thyroid Nodules：American Association of Clinical Endocrinologists, Associazione Medici Endocrinologi, and European Thyroid Association medical guidelines for clinical practice for the diagnosis and management of thyroid nodules. J Endocrinol Invest 2010；**33**(5 Suppl)：1-50

米国臨床内分泌医会(AACE)，イタリア臨床内分泌学会(AME)，欧州甲状腺学会(ETA)が共同で作成した甲状腺結節の診断および治療に対するガイドラインで，甲状腺結節の取扱いについて50ページに渡って詳しく書かれている．図2は，触診でわかる甲状腺結節の診断と治療の計画のフローチャートである．

①甲状腺結節が触知されるすべての症例でTSHを測定し超音波検査を行う．TSH低値患者あるいはヨウ素欠乏地域の多結節性甲状腺腫患者は甲状腺シンチグラフィを施行する．成人で機能性結節であれば，悪性の可能性が極めて低いため穿刺吸引細胞診は行わない．TSHが正常の場合は，低エコーで充実性の1cm以上の結節，あるいは1cm未満でも病歴，超音波検査所見から悪性を疑う所見があれば穿刺吸引細胞診を行う(図2)．

②穿刺吸引細胞診の結果は検体不適正，良性，濾胞性病変，悪性の疑い，悪性に分けられている．良性と診断された場合の対応法，すなわちLT₄による抑制療法，手術適応，エタノール注入療法，熱アブレーション，放射線治療について詳しい記載がある．悪性，悪

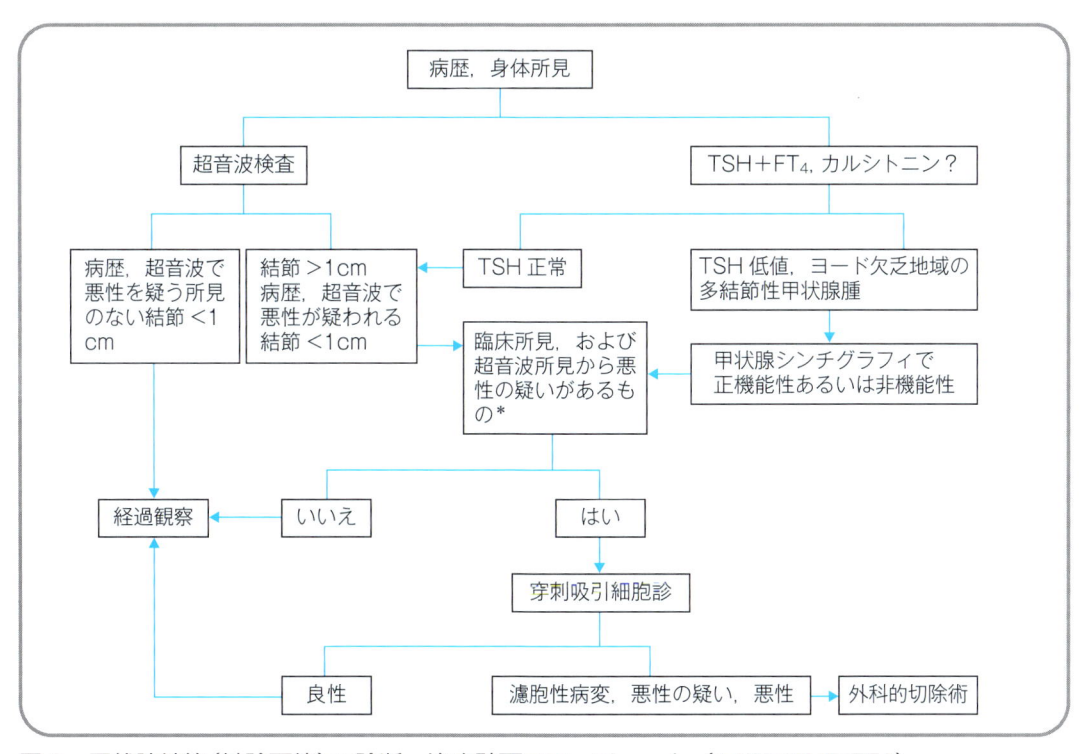

**図2 甲状腺結節(触診可能)の診断・治療計画フローチャート (AACE/AME/ETA)**

*①低エコーで充実性の1cm以上の結節，②病歴，検査所見から悪性の疑い(皮膜外への浸潤所見，頸部リンパ節転移の疑い，小児期，思春期における頸部放射線照射，一親等内に乳頭癌，髄様癌，多発性内分泌腫瘍症2型患者がいる，甲状腺癌の術後，高カルシトニン血症)があるすべての結節，③超音波で悪性あるいは悪性が疑われる1cm以下の結節

性の疑いの場合は基本的に外科的切除であり本ガイドラインと同様であるが，濾胞性病変に出た場合の対応に違いがみられる．

　③穿刺吸引細胞診で濾胞性病変の場合，良悪を細胞で見分けることはできないため，繰り返し穿刺吸引細胞診を行うことは勧めない．病歴，身体所見，超音波検査，分子マーカー，免疫学的マーカーは良悪の鑑別にある程度は参考になるものの，それほど確かなものではない．濾胞性病変の20%は悪性であり，外科的切除が勧められる．葉峡切除術か全摘術かは臨床所見および患者の選択によって決定する．凍結切片は通常は勧められないが，被膜が明確でない結節の場合や甲状腺癌であった場合に補塡全摘術のリスクを避けたい場合には有用であるかもしれない．超音波検査と穿刺吸引細胞診を含めて臨床的に良性と判断される症例については，急いで診断的手術を行わず経過観察することも可能である．

　④スクリーニングとして甲状腺結節全例に血清カルシトニンを測定することは有用と考えられる．特に手術前には，カルシトニン測定を推奨する．

## ▼ National Comprehensive Cancer Network（NCCN）ガイドライン

　Thyroid Cancer version 3. 2012　http://www.nccn.org/clinical.asp
　甲状腺癌のガイドラインで，癌と診断がついた場合のそれぞれの治療方針について詳しく書かれている．本ガイドラインに相当する部分は，結節の評価の項に記載されている．穿刺吸引細胞診断は，検体不適正，良性，意義不明の濾胞性病変，濾胞性腫瘍，悪性リンパ腫，悪性の疑い，悪性に分けられている．濾胞性腫瘍の場合は手術を行い，良性，微小浸潤型濾胞癌，広汎浸潤型濾胞癌のいずれかを診断する．意義不明の濾胞性病変の場合も，細胞診の再検ないし手術が推奨されている．

■文　献
1) Cooper DS et al：Revised American Thyroid Association management guidelines for patients with thyroid nodules and differentiated thyroid cancer. Thyroid 2009；**19**：1167-1214
2) Gharib H et al：AACE/AME/ETA Task Force on Thyroid Nodules：American Association of Clinical Endocrinologists, Associazione Medici Endocrinologi, and European Thyroid Association medical guidelines for clinical practice for the diagnosis and management of thyroid nodules. J Endocrinol Invest 2010；**33**（5 Suppl）：1-50
3) National Comprehensive Cancer Network guidelines　version 1　2011Thyroid Cancer Table of content
4) Baloch ZW et al：The National Cancer Institute thyroid fine needle aspiration state of the science conference：a summation. Cytojournal 2008；**5**：6
5) Baloch ZW et al：Diagnostic terminology and morphologic criteria for cytologic diagnosis of thyroid lesions：a synopsis of the National Cancer Institute Thyroid Fine-Needle Aspiration State of Science Conference. Diagn Cytopathol 2008；**36**：425-437
6) Pacini F et al：European consensus for the management of patients with differentiated thyroid carcinoma of the follicular epithelium. Eur J Endocrinol 2006；**154**：787-803

# 索 引

※太字の頁はその用語の主要頁を示す．

## 和 文

### あ

悪性（malignancy） **71**, 142, 175, 223, 271
悪性の疑い（malignancy suspected） **71**, 73, 75, **140**〜142, **144**, 175, 211, 219, 222, 223, 243, 260, 270〜272
悪性リンパ腫 4, 6, 25, 67, 69, 72, 73, 83, 84, 86, **91**, 95, 103, 105〜107, 112〜115, 217, 219, 220, 222, 223, 242, 244, 245, 272
アブレーション 113, 122, 148, 157, **158**, 159, 235, 271

### い

意義不明な異型（atypia of undetermined significance） **76**, 77, 79
異所性甲状腺 99
インフォームドコンセント 65, 76, 97, 153

### え

液状化検体細胞診（liquid-based cytology：LBC） **65**, 67, 69
エタノール注入療法（PEIT） 151, 188, 190〜192, 198〜**200**, 203, 271
エラストグラフィ 32, **54**〜58
円柱細胞亜型（乳頭癌）（columnar cell variant） 2

### か

核溝 2, 73, 78, 83, 87, **88**, 90, 91, 144, 145, 148, 195
拡散強調像（DWI） 101
核所見 2, 3, 5, 73, 75, 78, 83, **87**, 90, 91, 144
核内細胞質封入体 2, 73, 78, 83, **87**, 88, 90, 91, 144, 195
隔壁性細胞質内空胞 **87**, 90
家族性髄様癌 6, 126, 131
家族性大腸ポリポーシス（familial adenomatous polyposis：FAP） 8, **13**, 24
家族性非髄様癌性甲状腺癌（familial nonmedullary thyroid carcinoma：FNMTC） 8, **12**
褐色細胞腫 24, 125, **126**, 229

カラードプラ 32, 33, 35, **44**〜52, 221, 255
カルシトニン 2, 6, 60〜63, 67, 91, **125**〜128, 131, 132, 175, 194, 268, 270, 272
癌胎児性フィブロネクチン 132
鑑別困難（indeterminate） 14, **71**〜81, 94, 103, 105, 109, 132, 142〜147, 154, 155, 174, 219, 222, 243, 250, 251, 256, 260, 261, 268, 270
鑑別困難A群 71, 72, **74**, 75, 77, 81, 94, 95, 140, 143, 175
鑑別困難A-1群（良性の可能性が高い） 71, 72, 74, **75**, 81, 90, 94, 95, 140, 143, 175
鑑別困難A-2群（良性悪性の境界病変） 71, 72, 90, 95, 143
鑑別困難A-3群（悪性の可能性が高い） 71, 72, 75, 89, 94, 95, 140, 143, 175
鑑別困難B群 71, 72, **75**, 77, 81, 94, 95, 140, 141, 143, 144, 175

### き

奇怪な核 87, **89**
喫煙 **14**, 127
機能性甲状腺結節（autonomously functioning thyroid nodules：AFTN） 15, 48, 178, **198**, 199, 203, 268
境界部低エコー帯（halo） 29〜**31**, 32〜34, 38, 45, 46, 56, 59, 60, 62, 63, 208, 217, 223
境界不明瞭 **29**, 30, 32, 34, 35, 40, 51, 59, 60, 62, 63, 144, 208, 217, 219, 221, 222
巨大甲状腺腫 99

### く

偶然腫 **103**〜105
グレースケール断層像 29

### け

頸部リンパ節腫大 24, **25**, 27, 36, 153, 238
頸部リンパ節転移 27, 62, 211, 234〜**236**, 237
血清 CEA 125, 126
血清 Tg 高値 152
血清 TSH **117**, 118, 157, 159, 175
血清カルシトニン ☞ カルシトニン

血清サイログロブリン（Tg）　☞サイログロブリン
結節の増大傾向　152
血流形態　48
血流シグナル　44, **48**, 49, 51, 188
血流評価（ドプラ法）　**44**, 46
血流分布　31, 32, 44, **45**, 46, 48, 51, 52
検体不適正（inadequate）　71, 140, **175**, 223
原爆被爆　**16**, 25

## こ

高 CEA 血症　125, **126**
高細胞型乳頭癌　2, 86
好酸性細胞型濾胞性腫瘍　84, 86, **87**, 90
甲状腺癌
　——の死亡率　10
　——の発見率　10
　——の頻度　10
　——の罹患率　10
　——のリスクファクター　117
甲状腺癌取扱い規約　2, 71, **73**, 75, 94, 141, 157, 179, 191, 243
甲状腺機能異常　117, **118**, 229
甲状腺結節
　——の遺伝性・家族性　12
　——の性差　12
　——の超音波診断基準　34
　——の年齢による影響　12
　——の発見率　**8**, 9
甲状腺準全摘術　181
甲状腺全摘術　108, 113, 114, 121～123, 153, 156～158, **160**, 162, 181, 200, 201, 209, 223, 224, 235～237, 263～265
甲状腺中毒症　15, 114, 118, 169, 185, **198**～203, 206, 207
甲状腺ベッド　113
広汎浸潤型（widely invasive）濾胞癌　**5**, 29, 31, 35, 38, 39, 131, 132, 134, 135, 145, 155, 250～253, 256, 259, 264, 265
高分化腫瘍で悪性性格が不明確な腫瘍（well-differentiated tumor of uncertain malignant potential：WDT-UMP）　3
骨粗鬆症　159, 166, **169**, 170, 184
コメットサイン　30, 32, **33**, 48, 188, 190, 191
コロイド　30, 77, 83, **84**, 88～91, 141
コロイド凝血塊　33
コロイド結節　78, 209, 217
コロイド嚢胞（colloid cyst）　**29**, 33

## さ

サイログロブリン（Tg）　31, 67, 114, **120**～123, 131, 132, 143, 150～152, 154, 155, 158, 245, 246, 253, 255
索状構造　2, **86**
嗄声　24, **25**, 27, 35, 60, 61, 145, 153
砂粒小体　78, **84**, 90, 144, 145, 217, 219, 221

## し

シート状集塊　90
島状構造　2, **86**
島状集塊　91
縦隔内甲状腺腫　32, 99, 152, 153, 180, **181**
充実性結節　16, 24, 29, 30, 32, 51, **59**～63, 140, 141, 178, 179, 191, 193
充実性成分　**59**, 189
小児　**234**～237
自律性結節　**180**, 185
真性嚢胞　33, **191**～193
シンチグラフィ　32, 98, **112**～115, 117, 118, 175, 178, 183, 194, 198, 199, 201, 203, 208, 210, 255, 262, 268, 270, 271

## す

髄様癌　2, **6**, 24, 25, 27, 35, 61, 67, 72, 76, 81, 83, 84, 86, 87, 91, 92, 94, 95, 122, 125～128, 130～132, 144, 145, 152, 153, 208, 223, 229, 237, 238, 242, 244, 245, 261, 268, 270
ストレインイメージング（strain imaging）　54
スポンジ様所見　33

## せ

正常あるいは良性（normal or benign）　**71**, 140～142, 175, 243
世界超音波医学学術集会　54
穿刺吸引細胞診（fine-needle aspiration：FNA）　5, 14, 27, 29, 31, 35, 38, 50, 51, 56, **59**～69, 71, 75, 76, 78, 80, 83, 94, 97, 98, 103～105, 107, 109, 117～120, 125～128, 130, 140～148, 152～155, 161, 170, 175, 178, 179, 182, 183, 188～193, 195, 200, 210, 211, 217, 219～223, 227, 228, 234～236, 242～256, 258～262, 268, 270～272
　——所見の読み方　83
　——に必要なもの　67
　——の合併症　66
　——分類　71
穿刺操作　**65**～69
穿刺部位　65～**67**, 83, 88

腺腫様結節（adenomatous nodule）　2, 29, 30, **32**,
　　33, 39, 48, 52, 73, 77, 78, 122, 128, 141〜143, 154,
　　178, 179, 188, 238, 242, 256
腺腫様甲状腺腫（adenomatous goiter）　2, 13, 27,
　　29, 30, 32, 55, 83〜89, 113, 120, 133, 141, **178**, 179,
　　195, 206, 209, 211, 219, 220, 242, 249〜251, 259,
　　262, 263
先端巨大症　14

## そ

速度モード　45, **47**
続発性囊胞　191
組織弾性イメージング　30, **54**〜58
組織弾性評価　32, **54**, 55

## た

多結節性甲状腺腫（multinodular goiter）　14, 32,
　　112〜114, **178**〜185, 199, 205〜212, 271
縦横比大　**29**, 30
多発性内分泌腫瘍症2型　6, **24**, 25, 35, 61, 63, 126,
　　131, 229
単純囊胞　**189**, 191
単発性甲状腺結節　**178**, 179

## ち

チェルノブイリ原子力発電所事故　8, **13**, 16, 25
中毒性結節性甲状腺腫　112〜115, 205〜**207**, 223
超音波検査　5, 8〜10, **29**〜35, 175
　──の行い方　32
超音波診断基準　34

## て

低分化癌　**2**, 6, 83, 85, 86, 90, 91, 95, 106, 229, 263

## と

ドプラスペクトル解析法　47
ドプラ法　**44**〜47, 50, 55, 57, 200, 255
塗抹法　69
トリノ提言（Turin proposal）　5

## に

乳頭癌（papillary carcinoma）　2, 3, 5, 6, 12, 13,
　　15〜17, 24, 25, 27, 29〜32, 34, 35, 46, 54, 55, 60, 63,
　　67, 72, 73, 75, 78, 79, 81, 83〜91, 94, 95, 104, 105,
　　107, 108, 112, 113, 115, 119〜121, 123, 128, 130,
　　132, 133, 137, 143〜145, 148, 151〜155, **156**〜163,
　　179, 182, 188, 190, 192〜195, 202, 205〜224, 229,
　　234〜238, 242〜244, 247, 258, 260〜263, 268
乳頭癌亜型　2
乳頭癌濾胞型亜型（follicular variant）　143
乳頭状構造　5, 83〜**85**, 145
妊婦（妊娠）　14, **227**〜230

## の

囊胞性結節　59, 61, 140, 141, 193, 209
囊胞性病変　30, 32, **33**, 48, 62, 84, 120, 170, 174,
　　**188**〜195
囊胞成分を伴う結節　44, **188**, 191
囊胞内乳頭癌　**190**, 191, 194

## は

橋本病　55, 72, 73, 78, 86, 87, 97, 103, 105〜107, 113,
　　114, 117, 118, 120, 141, 205, **216**〜224
バスキュラリティ　48
バセドウ病　87, 93, 107, 113, 114, 117〜122, 198,
　　199, 200, **205**〜222, 263
バセドウ病併存甲状腺癌　206, **208**, 212
パパニコロウ分類　**71**, 73, 75, 77, 141
パルスドプラ　**44**, 47, 49
パワーモード　45, **47**
反回神経麻痺　**25**, 153, 160, 183, 200〜202, 259

## ひ

ビオチン含有クロマチン　88
微細顆粒状クロマチン　2, 73, 83, 87, **88**, 90, 144, 195
微少浸潤型（minimally invasive）濾胞癌　**5**, 29, 31,
　　35, 38, 39, 131, 132, 134, 135, 145, 155, 250, 251,
　　252, 253, 256, 259, 264, 265
微小乳頭癌（微小癌）　13, 108, 154, **156**, 157, 159,
　　161, 179, 183
非中毒性多結節性甲状腺腫　179, 180, **182**〜185
ヒト絨毛性ゴナドトロピン　227
被膜浸潤像　2, **4**, 5
肥満（BMI高値）　**14**, 26

## ふ

フィブリン網　30, **32**
副甲状腺機能亢進症　**125**, 126
副甲状腺ホルモン　67
プランマー病　**15**, 268
篩（・モルラ）型乳頭癌　2, 66, **85**, 87
分子マーカー診断　**130**〜133

## へ

米国甲状腺学会（ATA）ガイドライン　269
米国臨床内分泌医会（AACE）/イタリア臨床内分泌学会（AME）/欧州甲状腺学会（ETA）ガイドライン　6, 153, 169, 268, **271**
ベセスダ診断システム　**72**〜77, 80, 81, 144, 146, 147, 191, 192, 268
ペンタガストリン（刺激試験）　**125**〜127, 270

## ほ

傍空胞顆粒　89
放射性ヨウ素被曝　13
放射線体外照射　8, **13**
泡沫細胞　**88**〜90, 141

## み

未分化癌　2, **5**, 6, 13, 15, 17, 25, 27, 35, 67, 83〜**87**, 91, 99, 100, 103, 106, 112〜115, 122, 130〜132, 153, 157, 208, 220, 229, 242, 244, 245, 257, 261
脈管侵襲像　2, **4**

## む

無吸引穿刺法　68

## め

免疫染色　6, 91, 131〜**133**, 136

## よ

ヨウ素摂取量　**13**〜15, 17, 118, 170, 184, 199, 206, 207

## ら

ラテント癌　8, 10, 13, 14, 16, 205〜207

## り

立体的小濾胞　89, **90**
良性悪性の判別　36
良性結節　12, 16, 33, 37, 39, 42, 45, 49, 54, 56, 57, 59, 103, 121, 126, 145, **152**, 153, 166, 170, 171, 193, 194, 219〜222, 227, 230, 255, 259
リング状石灰化　**38**, 217, 219, 222
リンパ節郭清　99, 108, **156**〜158, 160, 162, 163, 209, 236

## る

類上皮細胞　5

## ろ

ロービーコロイド　83, **84**, 90
濾胞型乳頭癌　**2**, 3, 46, 73, 154, 234, 235, 237, 262, 263
濾胞癌（follicular carcinoma）　2, **4**〜6, 13, 15, 17, 27, 29〜32, 35, 36, 38, 39, 40, 44, 46, 49, 52, 54, 56, 71〜73, 75, 77, 78, 83, 85, 89〜91, 94, 95, 112〜115, 118〜122, 130〜136, 143〜145, 148, 151〜155, 159, 162, 179, 185, 194, 195, 205〜211, 218, 223, 229, 235, 237, 238, 242〜247, 249〜253, 256〜265, 268, 272
濾胞性腫瘍（follicular neoplams）　44, 46, 52, 56, 57, **71**〜81, 83〜91, 94, 95, 120〜122, 131, 140, 141, 143, 144, 148, 151〜154, 175, 207, 249〜251, 259, 261, 263〜265, 270, 272
濾胞腺腫（follicular adenoma）　**2**, 5, 27, 29, 31〜33, 35, 38〜40, 44, 46, 48, 49, 52, 56, 71, 77, 78, 83, 89, 94, 95, 112, 121, 122, 130〜136, 142〜145, 152, 192, 193, 195, 206, 209, 211, 219, 222, 238, 242, 249, 251, 256, 262〜265

# 欧　文

## A

AACE/AME/ETA ガイドライン　6, 153, 169, 268, **271**
acoustic radiation force impulse（ARFI）　55
AI（acceleration index）　46
angioinvasive carcinoma　5
*APC* 遺伝子　13
atypia of undetermined significance　76
autonomously functioning thyroid nodules（AFTN）　**15**, 48

## B

*BRAF* 変異　**130**, 137
B モード画像　**29**, 48

## C

Carney's complex　24
Cowden 症候群　8, **13**, 24
CT　30, 60, 61, **99**, 100, 101, 103, 105
Cushing 症候群　14
C 型肝炎　15

# 索 引

C 細胞　**6**, 126

## D
DWI　101

## F
FDG-PET/CT　30, 60, 61, 63, 64, 101, **103**〜109, 122
Framingham study　180

## H
halo　29, **31**, 46
honeycomb pattern　**59**, 63

## I
IGF-1 高値　14
¹³¹I 内用療法　97, 114, 115, 121, 122, 151, **156**〜159, 181〜185, 198, 199, **200**〜203, 209〜211, 231, 235〜237, 264, 265

## J
JPHC Study　13

## M
MALT リンパ腫　83, **91**
MR angiography（MRA）　101
MRI　30, 64, **99**〜101
mRNA 定量法　133
MTI（moving target indication）　47
multi-detector CT（MDCT）　100
multi-planar-reconstruction（MPR）　100

## N
National Comprehensive Cancer Network（NCCN）ガイドライン　272

## P
PEIT　188, 190〜192, 194, 195, 198, **200**
PI（pulsatility index）　**44**, 46, 49
PRF（pulse repetition frequency）　45
*PTEN* 遺伝子　13

PTEN 過誤腫腫瘍症候群（PHTS）　24

## R
Real-time Tissue Elastography®　**54**, 55
region of interest（ROI）　107
*RET* 遺伝子　126, **130**, 131, 229
rhTSH　**121**〜123, 158, 184
RI（resistance index）　**44**, 46, 49

## S
Shear Wave Elastography®　**55**, **56**, 57
spongiform pattern　**59**, 61, 63
standard uptake value（SUV）　**103**〜107

## T
Tg　114, **120**〜123, 143, 151〜155, 175, 180, 190, 245〜247, 253, 255, 260〜262
TgAb　**121**, 123, 175
The Bethesda system for reporting thyroid cytopathology　72
TI-RADS（Thyroid Imaging Reporting and Data System）　**36**, 42, 45
TNM 分類　**156**〜158, 224, 229, 231
TSH 受容体抗体（TRAb）　**114**, 184, 208, 210
TSH 抑制療法　121, 143, 156, 157, 159, **166**〜171, 181, 183〜185, 229

## U
US National Cancer Institute's Surveillance Epidemiology and End Results（SEER）　11

## V
Vmax　49

## W
well-differentiated tumor of uncertain malignant potential（WDT-UMP）　3
Werner 症候群　24
WFUMB　54
WHO 分類　**2**, 3, 5, 94,

**甲状腺結節取扱い診療ガイドライン 2013**

| | |
|---|---|
| 2013 年 8 月 15 日　第 1 刷発行 | 編集者　日本甲状腺学会 |
| 2019 年 9 月 20 日　第 4 刷発行 | 発行者　小立鉦彦 |
| | 発行所　株式会社 南 江 堂 |

〒113-8410　東京都文京区本郷三丁目 42 番 6 号
☎（出版）03-3811-7426　（営業）03-3811-7239
ホームページ https://www.nankodo.co.jp/
振替口座　00120-1-149

印刷・製本　真興社
装丁　太田公士（Ladybird）

© The Japan Thyroid Association, 2013

定価は表紙に表示してあります．
落丁・乱丁の場合はお取り替えいたします．

Printed and Bound in Japan
ISBN978-4-524-26943-3

本書の無断複写を禁じます．
**JCOPY**〈出版者著作権管理機構 委託出版物〉
本書の無断複写は，著作権法上での例外を除き禁じられています．複写される場合は，そのつど事前に，出版者著作権管理機構（電話 03-5244-5088，FAX 03-5244-5089，e-mail: info@jcopy.or.jp）の許諾を得てください．

本書をスキャン，デジタルデータ化するなどの複製を無許諾で行う行為は，著作権法上での限られた例外（「私的使用のための複製」など）を除き禁じられています．大学，病院，企業などにおいて，内部的に業務上使用する目的で上記の行為を行うことは私的使用には該当せず違法です．また私的使用のためであっても，代行業者等の第三者に依頼して上記の行為を行うことは違法です．